완화의학

류성곤 지음

Σ 시그마프레스

완화의학

발행일 | 2016년 9월 10일 1쇄 발행

지은이 | 류성곤
발행인 | 강학경
발행처 | ㈜ 시그마프레스
디자인 | 이상화
편집 | 문수진

등록번호 | 제10-2642호
주소 | 서울시 영등포구 양평로 22길 21 선유도코오롱디지털타워 A401~403호
전자우편 | sigma@spress.co.kr
홈페이지 | http://www.sigmapress.co.kr
전화 | (02)323-4845, (02)2062-5184~8
팩스 | (02)323-4197

ISBN | 978-89-6866-798-5

이 도서의 국립중앙도서관 출판예정도서목록(CIP)은 서지정보유통지원시스템 홈페이지(http://seoji.nl.go.kr)와 국가자료공동목록시스템(http://www.nl.go.kr/kolisnet)에서 이용하실 수 있습니다.(CIP제어번호 : CIP2016020761)

저자 서문

완화 치료는 질병의 완치를 목적으로 하지 않는다. 따라서 이전의 의료와는 다소 다른 개념의 치료이며 국내에는 생소한 영역이다. 완화 치료는 21세기에 들어 전 세계적으로 확대 보급되고 있으며 국내에서도 2015년부터 보건복지부의 적극적인 의지에 의해 서서히 기반을 구축하려는 시도가 시작되었다.

완화 치료에 대해 흥미를 갖게 된 것은 개인적인 경험 때문이었지만, 직업적으로도 대학병원에서 노인 정신과 전문의로 일하면서 점차 임종에 다가서는 환자에게 더 이상 해줄 것이 없는 개인적 무기력이 직접적인 계기가 되었다. 특히 암이나 내과적 질환이 악화되어 임종이 가까워지면서 타과로의 전과도 어렵고, 개인적인 무지함으로 인해 정신과적 처치 이외에는 더 이상 도움을 줄 수 없는 환자들을 보면서 벽에 부딪힘을 겪은 적이 많았다.

이러한 배경으로 완화 치료 공부를 목적으로 도쿄대학교 심료내과에 교환 교수로 방문하여 완화 치료의 체계와 술기를 공부하기 시작하였다. 처음에는 낯선 학문에 대한 경험을 개인적으로 활용할 목적으로 최신 논문과 관련 교과서를 공부하였고, 정리한 내용이 쌓여 가면서 나처럼 완화 치료에 관심은 있지만 관련 지식을 접할 수 없는 분들에게 도움이 되지 않을까 하는 생각으로 책을 출간하기로 결심하였다.

책을 쓰면서 최대한 최신 지견을 반영하고, 임상이나 정책 수립에 도움이 될 수 있는 실용적인 내용을 반영하려고 노력하였다. 아울러 영성 치료나 안락사와 같은 주제는 의도적으로 배제했다. 이는 특정 종교에서 비롯된 영역을 소개하는 것에 대한 부담감과 인간이 생명의 중단을 결정할 권한이 있는가 하는 철학적 문제에 대한 고민 때문이다.

끝으로 도쿄대학교에 초청을 해주시고 여러 편의를 봐주신 도쿄대학교 심료내과의 요시우치 가츠히로(吉內 一浩) 교수와, 1년간 같이 공부하면서 여러 조언을 해주신 이나다 슈지(稻田 修士) 선생, 그리고 이와세 아키라(岩瀨 哲) 박사에게 감사드린다. 또한 도쿄 유학 생활 동안 경제적, 심리적 지원을 아끼지 않으신 다케다과학재단(Takeda Scientific Foundation)에게도 깊은 감사를 드린다.

도쿄대학교 홍고 캠퍼스 연구실에서

저자 류성곤

차례

07 암 환자의 완화 치료

08 치매 환자의 완화 치료

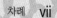

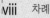

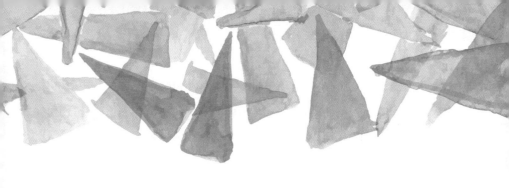

완화 치료의 정의

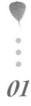

01

20세기에 접어들면서 의학의 발전에 힘입어 기존에 치료가 어렵다고 생각하던 질병에 대한 치료법이 속속 등장하면서 질병의 완치와 재활이 의학의 중요한 부분을 차지하고 있다. 따라서 생의 마지막까지 질병의 완치를 목적으로 한 치료를 시행하는 것이 미덕으로 여겨지게 되었고, 이러한 경향에 의해 과거처럼 치료가 어렵다는 이야기를 듣게 되면 퇴원하여 집에서 가족들의 수발을 받다가 사망하는 경우보다는 병원에서 마지막까지 투병을 하다가 사망하는 환자의 수가 많아지게 되었다. 하지만 대부분의 질환이 그러하듯이 질병의 마지막은 사망으로 끝나게 된다. 또한 이런 '가망이 없는 환자', '죽어가는 환자'는 의료적 치료의 실패라는 생각 때문에 어느 순간부터 '보고 싶지 않은 환자'가 되어 의사에게서 방치되고 적절한 도움을 받지 못한 채 마지막 순간을 맞이하는 경우가 많아지고 있다.

그러나 한편으론, 1970년대를 지나면서 죽음이란 인간의 손으로 어쩔 수 없는 자연의 섭리임을 자각하고, 암 환자를 중심으로 한 많은 환자가 적절한 도움 없이 고통 속에서 사망하게 되는 현실을 직면하면서 죽음으로의 '마지막 여정'을 보다 쉽고 편안하게 도와주는 것이 의료인의 사명이라고 생각하는 움직임이 시작되었다.

완화 치료는 palliative care를 일본에서 번역하여 사용하기 시작한 용어로, palliative는 고대 라틴어 palliativus에 어원을 둔다. 문자 그대로의 의미는 '망토로 감싸준다'는 뜻으로 기저 질환의 치료가 아닌 이에 의해 발생한 증상이나 상태를 완화하는 것이다. 중세 프랑스에서도 palliative라는 용어가 사용되었는데 이의 의미는 라틴어와 같다. 상기 단어를 기반으로 현재 사용되는 용어가 완화 치료다. 아울러 WHO(2014)에서의 완화 치료의 정의는 다음과 같다.

완화 치료란 삶에 위협적인 질병에 직면한 환자와 가족에 대해 삶의 질을 향상시키기 위한 접근이다. 통증과 기타 관련 문제, 신체적·정신 사회적·영적(spiritual) 문제를 비롯한 다양한 영역의 문제를 조기에 발견하고 정확한 평가 및 치료를 통해 문제를 예방하거나 고통을 덜어주는 것을 의미한다. 이와 관련한 세부 지침은 다음과 같다.

- 통증 및 기타 괴로운 증상을 완화한다.
- 삶과 죽음의 문제가 일반적 과정임을 확인시킨다.
- 의도적으로 죽음을 재촉하거나 연기하지 않는다.
- 환자의 치료에 정신적·영적 측면을 통합한다.
- 사망에 이를 때까지 가능한 능동적으로 도울 수 있는 지지 체계를 제

공한다.

- 가족에게 환자의 와상 기간 동안 또는 사망 이후 애도 반응 기간까지 적용할 수 있는 지지 체계를 지원한다.
- 환자 및 가족의 요구에 적합한 팀 체제로 접근한다. 필요시 애도 반응 에 대한 상담을 실시한다.
- 삶의 질을 향상시키며 질병의 경과에 긍정적인 영향을 미칠 수 있어야 한다.
- 화학 요법이나 방사선 치료와 같이 삶을 연장하려는 치료와 결합하여 질병 의 초기 과정부터 적용할 수 있다. 또한 괴로운 임상적 합병증을 관리하고 환자의 증상을 더 잘 이해하기 위한 검사도 포함된다.

요약하면, 완화 치료의 목적은 생명 연장이 아니다. 지금의 환자에게 가 장 필요한 것이 무엇인지를 고민하고 죽음에 직면한 환자 및 가족의 고통 과 괴로움을 덜어주기 위한 다양한 치료 방법을 고민하고 다각적인 치료 의 체계를 구축하는 것이라고 할 수 있다.

완화 치료의 역사

완화 치료의 역사는 호스피스에서 비롯한다. 호스피스란 라틴어인 hospitium에서 비롯된 말로 환대(hospitality)를 의미한다. 이 말은 중세 유 럽과 지중해 지역에서 여행자나 순례자가 쉴 수 있는 지역을 의미했다. 종 교적인 지시에 따라 건설되고 운영되면서 이러한 장소는 집으로부터 멀리 떠나 온 여행객이나 질병에 걸리거나 죽어가는 사람들을 위한 특별한 접 대와 보살핌을 제공하게 되었다. 호스피스는 잠시 동안 사라졌지만 19세 기부터 영국과 프랑스를 중심으로 종교적 사명에 따라 말기 환자를 관리하는 곳으로 다시 생겨났으며, 치유가 불가능하거나 궁핍한 사람들을 위해 숙소를 제공하거나 보살핌을 제공하기도 했다.

현대의 의미에서 호스피스라는 용어가 처음 사용된 것은 시슬리 손더스(Cicely Saunders)가 1967년 성 크리스토퍼 호스피스의 문을 연 것을 기원으로 하고 있다. 당시 눈부신 의학적 발전에 힘입어 많은 질병의 완치가 가능해졌지만 이로 인해 의료 체계가 완치될 수 없는 사람에게는 주의를 기울이지 않고 있음을 알게 되었고, 손더스(주 : 간호사 출신으로 이후에 사회사업을 공부함)는 이러한 위협에 대응하기 위해 의학을 공부하였다. 특히 무시되고 있는 말기 질환의 고통에 대해 공부를 지속하였고 성 크리스토퍼 호스피스를 설립한 후에도 환자를 지속적으로 보살피면서 환자가 겪는 고통이 다각적 원인에 의한다는 것을 알게 되었다. 따라서 이에 대응하는 심리적 · 정신적 · 영적 지지가 고통 받고 있는 환자와 보호자에게 필요함을 인식하였다. 이러한 관찰이 현대 호스피스와 완화 치료의 기본적 토대가 되었다.

'완화 치료'라는 용어는 1975년 캐나다의 외과 의사인 발포어 모웅(Balfour Mount)이 처음 사용하였다. 완화 의료의 아버지라고도 불리는 모웅 박사는 손더스 박사의 제자이기도 하다. 캐나다 퀘벡으로 돌아온 모웅 박사는 호스피스란 용어를 사용하지 말 것을 제안했다. 그 이유는 호스피스란 용어가 '궁핍'이란 의미를 함축하고 있기 때문이기도 하지만 시설에 입소하는 것을 의미하기 때문이었다. 모웅 박사는 왕립 빅토리아 병원에 병원을 기반으로 하는 포괄적인 서비스를 개발하였다. 완화 치료라는 이름하에 입원, 자문, 자택 관리 프로그램, 애도 반응의 관리와 지지를 포함하는 '완치를 목적으로 하지 않지만' 삶의 질을 향상시키기 위한 다양한 방안이 모색되고 적용되었다.

이러한 변화에 따라 초기 자원봉사 체계의 호스피스 운동이 최근에는 완화 치료라는 이름으로 의료적인 체계와 결합하면서 보건과 복지 영역의 중요한 부분으로 자리 잡고 있다.

우리나라에서는 1965년 3월 강릉 갈바리 의원(마리아의 작은 자매회)에서 임종자 간호를 시작한 것이 호스피스의 시초이며, 1991년에는 한국호스피스협회가 창립되어 말기 환자에 대한 다양한 도움이 지속되어 왔다.

최근에는 정부에서도 완화 치료의 중요성을 인정하여 2005년 국가 암 관리 사업 지원단을 창설하여 공공기관에서의 완화 치료를 격려하였으며, 2015년 암 환자를 대상으로 하는 완화 치료 전문병원 지정에 관한 고시를 하는 등 완화 치료에 대한 지원을 확대하고 있다. 하지만 완화 치료는 암 환자 등 특수한 질병에만 관련된 치료가 아니며 지역사회와의 연계가 필요한 치료이다. 따라서 향후 지역사회와의 연계를 통해 환자가 원하는 곳에서 편안히 임종을 맞을 수 있는 방안을 모색해야 한다. 또한 현재 혼용되는 완화 치료와 호스피스의 개념 정리가 좀 더 명확해져야 할 것으로 사료된다.

완화 치료의 체계

호주 건강관리연구(Health Services Research, 2014)에서는 자체적인 평가를 통해 선발한 신뢰할 만한 60여 개의 논문을 검토하였다. 이 중 공통된 부분을 추려서 발표한 완화 치료에 활용되는 서비스의 종류와 정의는 다음과 같다.

사례 관리

사례 관리(case management)란 비용 대비 효과를 증대하기 위해 의사소통과 가용자원 활용 등을 통해 각 개인이 필요로 하는 전반적인 요구에 부응하는 다양한 사항과 서비스 자원을 평가, 계획, 촉진, 지원하는 협동적 과정이다. 특히 사례 관리의 정의에서 개인의 요구에 부응한다는 내용에 주목할 필요가 있다. 사례 관리는 건강과 관련한 여러 요인 중 사회적 모델에 해당될 수 있다. 즉 생물학적, 의료적 요소들과 함께 건강 상태를 결정하는 사회적, 환경적 요인들을 관리하고 다양한 자원이 협동하여 환자의 건강과 안녕(well-being)을 향상시킬 수 있다.

자문 모델

자문 모델(consultation model)을 통해 증상의 평가와 치료에 대한 조언과, 치료 목적에 대한 의견 교환 등을 통하여 의료적 치료 방법의 결정에 도움을 받는다. 그 밖에도 실질적인 정신사회적 지지 제공, 도움의 조직화 및 지속적 관리 등을 제공한다. 필요할 경우 애도 과정에 필요한 서비스 등 환자를 돌보기 위해 필요한 다양하고 도움을 제공한다. 이러한 도움을 제공하기 위해 관련된 전문가의 조언을 받을 수 있는 것이 자문 모델의 핵심이다. 자문 내용을 치료에 반영할지 여부는 완화 치료팀 간의 협의가 필요하며, 자문을 제공한 전문가에게 일차적 책임이 따르는 것은 아니다.

건강 및 의료 네트워크

건강 및 의료 네트워크(Health and medical network)는 일반적으로 건강과 관련한 3개 이상의 조직이 참여할 때 구성된다(예 : 서비스 제공 기관, 관련 기관, 지역 행정기관 등). 이러한 조직은 정기적으로 환자의 요구에 부응할 수 있는 각각의 서비스 분야에 대해 토의하게 된다. 이러한 조직에는 병원, 보건소, 전문거점병원, 담당의사, 정신건강전문가, 기타 다양한 건강 관련 기관이 참여할 수 있다. 이러한 건강 또는 임상 네트워크를 통해 지역에 위치한 환자에게 질적으로 향상된 건강 관리를 제공하고 이와 관련한 비용 문제도 상의할 수 있다.

통합 치료

통합 치료(integrated care)란 진단, 치료, 케어, 재활, 건강 증진과 관련된 모든 영역을 투입, 전달, 관리하며 서비스를 조직하는 등 전 과정에 걸쳐 가용 자원을 협력하여 투입하는 것을 의미한다. 또한 통합이란 접근성, 서비스의 질, 사용자의 선택과 공급의 측면에서 향상을 목적으로 해야 하다.

연계 모델

연계 모델(liaison model)은 봉사자들을 활용하여 환자가 퇴원 이후에도 충분한 교육을 받을 수 있도록 하고, 일차 의료기관에서도 임상적 진료가 통합되어 시행될 수 있는 모델이다. 이 모델은 의료적 환경이 열악한 지역에서 효과를 발휘할 수 있으며 만성적 질환에 대한 치료적 역량이 통상적인 곳과는 다른 특수한 곳(예 : 교도소 등)에서 활용될 수 있다.

관리형 임상 네트워크

관리형 임상 네트워크(managed clinical network)란 일차, 이차, 삼차 의료 시스템의 의료 전문가와 완화 치료 관련 조직을 연결하는 것이다. 이는 기존에 존재하던 전문 직종이나 기관의 영역에서 벗어나 환자가 양질의 효과적인 서비스를 공평하게 제공받게 하기 위한 목적으로 구성된다. 하지만 관리형 임상 네트워크는 기존의 의료 전달 체계에서 지목되었던 다양한 문제가 재현될 수 있다. 즉 건강 관련 서비스 기관 간 조정에서의 알력과 저조한 협조뿐만 아니라 건강 전문가의 역할 조정, 효율성 증대와 관련된 문제, 공평한 서비스 재원의 제공, 환자 중심의 치료를 위해 제한된 자원을 활용하여 양질의 서비스를 제공해야 하는 문제 등이 발생할 수 있다.

국내의 의료 체계는 일부분 이러한 관리형 임상 네트워크로 관리되고 있는데 이와 관련된 기존 문제, 즉 환자의 대형병원 집중 현상 및 일차, 이차 의료 체계 내에 속해 있는 전문가의 전문성에 관한 소외 등의 문제가 재현될 가능성이 높다. 하지만 이러한 체계는 효율적으로 활용될 경우 적절한 상태에서 적절한 서비스를 좀 더 효율적으로 제공받을 수 있다는 장점이 있어 충분한 연구가 필요하다.

돌발 모델

의료 서비스가 낙후된 지역에서 완화 치료에 대한 수요가 간헐적으로 있을 수 있고 전문화된 치료가 필요할 수도 있다. 활용 가능한 지역 자원을 확인하고 이로 인한 의료 공백을 최소한으로 하기 위한 노력이 돌발 모델(pop-up model)이다. 즉 돌발적으로 발생하는 의료 수요를 관리하기 위해 지역 자원을 적정화하고 특별한 수요에 적절히 반응할 수 있게 하는지가 돌발 모델의 주요 핵심 과제이다.

보호 분담 모델

초믹(Chomik, 2005) 등은 보호 분담 모델(care share model)을 다음과 같이 정의하여 발표한 바 있다.

- 다양한 건강 전문가들이 환자의 보호와 관련하여 책임을 분담하고 협조하는 모델이다. 이는 추적 관찰한 자료를 상호 교환하고 전문영역 간에 기술과 지식을 공유하는 것을 기본으로 한다.
- 협의적 의미에서는 지역 임상의와 전문화된 기관 사이에 전달 체계를 구축하여 만성적 상태의 환자를 계획하에 이송 관리하는 것을 의미한다. 여기에는 좀 더 향상된 정보 교환이나 규격화된 퇴원, 의뢰 양식의 활용 등도 포함된다.
- 정신 건강의 경우 다양한 그룹의 임상가들이 지역사회를 기반으로 협조하고 운영 가능한 시스템을 조직하기 위해 체계적인 협조 체계를 구축하는 것이 중요하다.

완화 치료의 의료경제적 관점

짧은 역사에 비해 완화 치료는 폭발적으로 확대되고 있다. 미국의 경우 100병상 이상인 병원의 60% 정도가 완화 치료 프로그램을 시행하고 있으며 영국의 경우 모든 암 환자 치료 네트워크에 완화 치료 프로그램을 시행하도록 규정하고 있다.

이러한 완화 치료의 확장 이유로는 적절한 증상 관리, 보다 발전된 치료 계획 수립, 의학적으로 적절한 목표 설정 등 의료적 측면의 적절성도 중요하지만 의료경제적으로 말기 환자에 대한 의료비 지출의 감소 측면도 간과할 수 없다. 2003~2004년에 시행한 연구에 따르면(Elsayem A., 2004) 기존의 치료 방법을 유지하는 것에 비해 완화 치료를 시행할 경우 의료비를 최대 60%까지 절감할 수 있다고 보고하고 있다. 상기 연구에 따르면 완화 치료팀의 자문을 시행하는 것만으로도 전반적 의료 비용의 50% 정도가 절감 가능하다. 최근의 자료에서도 완화 치료 자문을 입원 후 6일 이내에 시행할 경우 전체 의료 비용을 14~24%까지 절감할 수 있다고 하였으며 자문을 시행한 기간이 늦어질수록 의료비용 절감 효과는 떨어지는 것으로 조사되었다(May P., 2015). 즉 기존의 치료 방식을 고수하는 것에 비해 환자에게 좀 더 안락하고 편안한 여생을 보내도록 도덕적으로 배려하면서 의료경제적 측면에서 비용을 절감할 수 있는 '일석이조'의 효과를 얻을 수 있음이 입증되면서 각국에서 완화 치료의 보급에 좀 더 힘을 쏟게 되었다.

일반적으로 호스피스는 죽어가는 말기암 환자의 삶의 마지막을 보살피는 가장 적절한 개입으로 알려져 있다. 하지만 호스피스의 경우에는 의료경제적 측면보다는 도덕적 측면에서의 개입이 전제가 되었기 때문에 실제 말기암 환자에 대한 의료경제적 기여는 별로 없는 것으로 보고되고 있다. 이와 달리 완화 치료의 개입은 상당한 비용 절감 효과를 거둘 수 있음이 다양한 논문에 의해 증명되고 있다.

2014년에 발표된 논문에 의하면 완화 프로그램을 시행환 환자는 그렇지 않은 환자군에 비해 1,128달러 정도의 의료비 절감 효과가 있었으며 입원 비용과 약물 치료 비용을 각각 57.8%, 32.2% 정도 절감할 수 있었다고 보고하고 있다(Wu C. et al., 2014). 기타 자료에 따르면 메디케어 이용 환자의 경우 완화 치료팀의 치료를 받을 경우 다른 환자에 비해 6,900달러를 절감할 수 있으며 치료 후 퇴원환자의 경우 4,098달러, 병원에서 사망한 환자의 경우 7,563달러를 절감할 수 있다고 하였다(Morrison R. S. et al., 2011). 이는 뉴욕 주에 한정하여 계산할 때 150병상 이상의 병원에서 완화 치료 프로그램을 충분히 활용한다면 연간 8,400만 달러에서 2억 5,200만 달러를 절감할 수 있는 금액이다.

우리나라와 유사한 의료보험 시스템을 운영하고 있는 일본의 경우 임종 직전에 사용되는 의료 비용은 지방에 위치할수록, 정부가 운영하는 병원일수록 높게 나타났으며, 완화 치료를 시행할 경우 일반적인 치료에 비해 32%의 비용을 절감할 수 있다고 한다(Morishima T., 2014).

국내의 연구보고에서도 유사한 결론을 살펴볼 수 있는데, 기존의 전통적 치료 방법을 고수하는 경우 완화 치료를 받는 경우에 비해 치료 비용이 250% 정도 높다고 알려져 있다. 건강보험정책연구원의 발표에 따르면 입원기간이 30일이 된 적극적 항암치료군의 진료비는 약 1,400만 원으로, 같은 기간 입원해서 완화 치료를 받은 말기암 환자군의 평균 진료비(약 530만원)보다 약 870만 원가량 많다고 보고하고 있다.

물론 완화 치료를 시행하는 것에 대한 우려도 적지 않으나 최근까지 발표된 자료에 따르면 완화 치료를 시행할 경우 기존 치료와 비교할 때 생명 단축이나 삶의 질 저하 등의 부정적 효과는 통계적으로 입증되지 않고 있다(Gomes B., 2013).

완화 치료의 전망

불행하지만 현재의 의료시장은 제로섬게임과 같다. 정부는 한정된 예산 내에서 많은 국민이 효과적인 치료를 받기를 원하고, 의료 소비자는 가장 적은 비용을 지불하면서 가장 많은 효과를 얻기를 바라며, 의료경영인은 병원경영을 위해 투자 대비 이득이 가장 높은 서비스를 제공하려고 한다. 이러한 효율성과 효과성을 가장 방해하는 대상이 바로 말기 환자이다.

즉 정부 입장에서는 많은 비용을 소모하면서 효과적인 치료를 기대하기 어렵고, 보호자를 비롯한 환자 입장에서는 적절한 보살핌을 받지 못하면서도 많은 의료 비용을 지급하게 되고, 병원경영자 입장에서는 병상 회전

율을 저해하고 많은 인력을 투입해야 하지만 수익을 낼 수 없기 때문에 말기 증상의 환자는 누구에게도 환영받을 수 없는 존재로 전락하게 된다.

죽음을 직면하고 통증과 심리적 불안정으로 고통을 받으면서도 적절한 보살핌이 필요한 말기 환자의 입장에서 이러한 상황은 받아들이기 어려운 것이 현실이다. 애초의 완화 치료는 의료경제적 개념을 근거로 시작한 움직임이 아니었다. 임종을 맞이하는 순간까지 환자의 인권을 존중해주고, 생의 마지막까지 인간의 존엄성을 유지하여 행복한 끝맺음을 할 수 있도록 도와주려는 의도였다. 다행히도 인도적인 목적과 의료경제적으로 효과적인 모델로 그 존재가치를 인정받게 된 완화 치료는 정부, 환자 및 보호자, 의료인 모두에게 혜택을 공유할 수 있는 새로운 해결책이 될 수 있고, 실제로 말기 환자에게 많은 도움을 줄 수 있는 방책이 될 것이다.

2015년 영국 에든버러에서 개최된 세계 건강 아카데미에서는 완화 치료에 대한 현재의 중요한 3대 추세를 토의하였다.

첫 번째는 세계적으로 이야기할 수 없는 질병(Non-Communicable Disease, NCD) 관리의 중요성에 대한 인식이 확대되고 있다는 점이다. 이는 전 세계적인 현상이며 NCD가 특히 빈곤층에 미치는 영향이 다른 계층에 비해 더욱 심각하다는 것이 문제가 되었다. 인류는 점차 더 오래 살게 되었고 이에 따라 질병을 앓는 기간도 길어지게 되었다. 하지만 인간의 사망률은 언제나 100%이며 어떠한 개입에 의해서도 이는 바뀌지 않는다. 다행히도 WHO에서 최근 완화 치료에 대한 인식이 높아짐에 따라 완화 치료를 기반으로 하는 전 세계적인 건강 관리의 변화가 발생할 것으로 예측하고 있다.

두 번째는 건강 관리라는 것은 매우 복잡하다는 점이다. 이러한 복잡성을 관리하기 위해 구조적 체계 확립이 필요하다. 완화 치료 역시 단순한 구조로, 하나의 단순 체계만으로는 운영될 수 없다. 즉 전반적 시스템의 활용 및 접근에 근거를 둔 관리 체계의 운영이 필요하다.

세 번째는 보건 체계의 구호이기도 한 '요람에서 무덤까지'에 걸맞은 새로운 지속 가능한 체계를 구축하는 것이다. 즉 접근성, 활용성, 적절성, 제공 가능성을 고려한 완화 의료 체계의 구축이 필요하다.

요약하면 말기 환자는 빈곤층에게 더 큰 사회경제적 어려움을 초래하게 되며 이를 관리하기 위한 시스템에 기반을 둔 새로운 관리 체계가 필요하고, 이러한 체계는 지속 가능한 완화 체계 구축에 의해 해결점을 모색할 수 있다는 의미이다.

효율성, 비용 대비 효과성 등의 시스템 구축에 의한 효과는 이미 검증된 바 있지만, 이러한 경제적 관념을 떠나 죽어가는 환자에게 적절한 도움을 줄 수 있다는 것은 도덕적으로나 영적으로 분명히 필요한 서비스이며 그 수요와 영역이 확대될 것으로 기대된다.

참고문헌

Elsayem A., Swint K., Fisch M. J., et al. Palliative care inpatient service in a comprehensive cancer : clinical and financial outcome. *Journal of clinical oncology.* 2004 : 22(10); 2008-2014.

Gomes B., Calanzani N., Curiale V., et al., Effectiveness and cost-effectiveness of home palliative care services for adults with advanced illness and their caregivers. The Cochrane Library 2013, Issue 6.

Luckett et al. Elements of effective palliative care models : a rapid review. BMC Health Services Research 2014, 14 : 136 : 1-22.

Morishima T., Lee J., Otsubot et al., Association of healthcare expenditures with aggressive versus palliative care for cancer patients at the end of life : a cross-sectional study using claims data in Japan. International Journal of quality of life care. 2014, 26(1) : 79-86.

Morrison R. S., Dietrich J., Ladwig S et al, Palliative care consultation teams cut hospital costs for medicaid beneficiaries, 2011, Health Affair 30(3) : 454-463.

Wu C. et al. Economic Value of a Cancer Case Management Program. Journal of oncology practice, 2014, 10(3) : 178-186.

WHO. Global Atlas of Palliative Care at the End of Life, 2014, Jan.

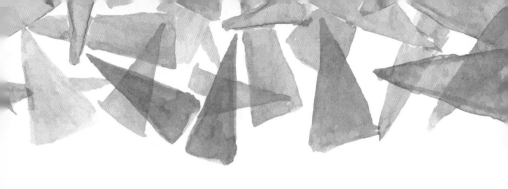

죽음과 심리적 이해

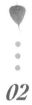

02

환자 심리의 이해

퀴블러-로스의 죽음의 5단계

죽음에 임박한 환자의 심리를 이해하는 데 있어 가장 처음 시행된 체계적인 연구는 1969년 퀴블러-로스(Elizabeth Kübler-Ross) 박사가 제시한 죽음과 관련한 5단계 이론이다. 퀴블러-로스는 약 200명 이상의 죽음에 직면한 환자에 대한 임상 경험을 바탕으로 죽음에 임박한 환자의 심리적 상태를 단순화하여 5단계의 변화를 거친다고 발표하였다. 이 이론은 최근 적지 않은 비판을 받고 있는데 (1) 상기 이론의 타당성이 검증된바 없다는 것,

(2) 좀 더 정신적으로 강인한 사람들은 5단계로 묘사한 심리적 과정을 거치지 않는다는 점, (3) 일부 연구에서 죽음에 임박한 환자의 심리는 기존에 제시된 5단계의 과정을 순차적으로 거치지 않고 각기 다른 과정을 거친다는 점 등이 주된 비판의 요지이다.

하지만 죽음에 대한 체계적 연구가 없고 이에 대한 언급이 금기시되던 시대에 이와 관련한 선구적 연구를 시행하였다는 점과 이론 자체에 치명적 오류가 없다는 점에서 현재까지 가장 많이 언급되고 인용되는 이론이라고 할 수 있다.

죽음에 대한 5단계 이론은 죽음의 순간(*On death and dying*, 1969)이라는 책에서 처음 언급된 것으로, 죽음에 직면한 환자가 아래와 같은 5단계를 거치면서 심리적 적응을 하게 된다는 것이다.

- 부인(denial) : 죽음과 관련한 사실, 정보, 현실 등을 의식적, 무의식적으로 거부하는 단계이다. 이는 일종의 정신적 방어기제이며 감정이나 양심 등의 정신 체계와 관련 없이 일어나는 현상이다. 이 과정에서 환자들은 흔히 진단이 잘못되었다고 판단하고 잘못된 정보에 매달리거나, 본인이 듣기 편한 사실만 골라 믿으려고 하는 경향을 보이기도 한다. 어떤 사람들은 이 과정에서 벗어나지 못하고 반복적으로 현실을 무시하려고 한다.

- 분노(anger) : 이는 각 개인의 성격에 따라 다른 방법으로 표출된다. 일부 사람들은 자신에게 화를 내며 자책하기도 하고 주변의 가까운 사람에게 화를 내기도 한다. 흔히 '왜 이런 일이 내게 생겨야 하지?', '평생을 착하게만 살아 왔는데 이건 말도 안 돼', '이건 누구 때문이지?'라는 식의 반응을 보인다. 이 과정에서 표현되는 양상은 개인적 성격 구조와도 많은 관련이 있다. 이 과정에서 치료자나 가족은 환자

의 분노가 실제 자신을 향하는 것이 아님을 인식하고 환자에게 화를 내거나 수치심을 주기보다는 심리적으로 객관적으로 이해하려고 노력하고 비판적이지 않은 방법으로 환자의 분노를 수용하는 것이 도움이 된다.

- 협상(bargaining) : 흔히 이 과정에서 환자는 자신이 처한 사회적 배경을 중심으로 신이나 절대자에게 귀의하게 된다. 지금까지의 삶의 방식을 버리고 새롭게 시작하려는 노력도 시도한다. 죽음과 같이 심각한 문제가 아닌 경우에 이 과정을 통해 새로운 해결책을 구하는 경우도 있다. 예를 들면 사랑이 깨진 경우에 '그래도 아직 친구 관계로 남을 수는 있겠지?'라는 식의 협상을 통해 문제에서 벗어날 수도 있다. 하지만 죽음의 경우 환자가 만족할 만한 협상은 이루어질 수 없으며 해결책을 구할 수 없는 경우가 많다.

- 우울(depression) : 비통함을 준비하는 과정이다. 현재 직면한 사실은 극복할 수도 피할 수도 없는 현실임을 인식하게 되면서 무력감을 느끼고 이와 관련한 감정적 고통을 표출하는 시기라고 할 수 있다. 이 과정에서 환자는 사람을 피하고, 많은 시간 동안 혼자서 슬픔과 괴로움을 느낀다. 어떤 의미에서는 현실을 받아들이는 준비 과정이라고도 볼 수 있다.

- 수용(acceptance) : 분노와 같이 개인의 환경이나 성격에 따라 다른 방법으로 나타난다. 대부분의 경우 정서적으로 안정되고 객관적으로 현실을 볼 수 있게 된다. 자신의 삶을 돌아보고 죽음에 임박한 현실 속에서 긍정적 측면을 생각하거나 자신이 할 수 있는 최선을 방법을 모색하기도 한다. 이 단계는 죽음에 임박해서 거치게 되는 과정은 아니며 아직 죽음까지 시간이 많이 남아 있음에도 이 과정에 돌입하는

표 2.1 ▶ 퀴블러-로스의 죽음의 5단계 과정

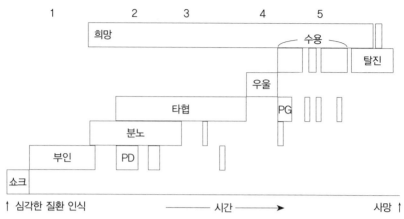

※ PG : preparatory grief, PD : partial denial

경우도 많다. 하지만 대부분 이 과정을 거치기 전에 비탄(grief) 과정을 거치게 된다.

죽음과 관련한 5단계 이론은 반드시 순차적으로 나타나는 것은 아니며 어떤 과정은 생략되기도 하고 앞의 과정이 나중에 다시 재현되는 경우도 많다. 이 이론은 환자를 돌보기 위한 목적으로 기술된 것이 아니라서 임상에서 어떻게 적용해야 할지는 아직 일치된 의견은 없으나 환자의 심리를 이해하는 것이 적절한 도움의 시작이 될 수 있음을 감안한다면 충분한 활용이 가능한 이론이라고 생각된다. 죽음의 5단계 이론은 표 2.1과 같다.

기타 환자 심리 관련 이론

버크만(Buckman, 1993)은 죽음의 5단계 과정을 비판하면서 죽음의 3단계 가설을 제안하였다. 퀴블러-로스는 개인의 특성을 고려하지 않고 기계적인 심리 변화를 제안하였다는 것이 버크만의 주장이다. 버크만에 따르면 임종에 직면한다는 것은 또 다른 커다란 스트레스에 직면하는 것이며 환자는 지금껏 스트레스에 대응했던 방법으로 죽음이라는 스트레스를 다룬다는 것이다. 이는 기존의 주장처럼 죽음에 대한 반응은 기계적인 현상이 아니며 다양한 심리적 반응의 총합으로 행동 양상이 나타난다는 것이다. 특히 퀴블러-로스의 가설에는 임상 현장에서 흔히 관찰되는 불안, 좌절, 죄책감, 희망, 유머와 같은 정신적 방어기제에 대한 설명이 누락되었음을 지적하였다. 버크만은 죽음에 대한 위협을 느낄 때 다양한 감정적 반응이 뒤섞이는 혼란스러운 초기 단계를 극복해야만 두 번째 단계인 만성적 질환 상태로 접어들 수 있다고 설명하였다. 따라서 개인의 성격 특성 등에 의해 두 번째 단계는 나타날 수도, 나타나지 않을 수도 있다고 설명하고 있다. 그리고 세 번째 단계에서는 죽음을 수용하고 심리적 동요가 적은 상태에 진입한다고 하였다. 이를 요약하면 다음과 같다.

- 초기 단계 : 개인의 성격적 특성과 관련되는 심리적 특성의 조합이 표현됨(예 : 공포, 불안, 쇼크, 불신, 분노, 부인, 죄책감, 유머, 희망, 절망, 협상 등)
- 만성 단계 : 질병을 받아들이는 단계로 다음의 특성을 보임 ― (1) 초기 단계에서 나타났던 심리적 스트레스가 해결되면서 개인적 성격 특성과 관련된 심리적 특성의 표현이 감소됨. (2) 심리적 동요가 감소됨. (3) 우울증이 매우 흔하게 관찰됨.
- 마지막 단계 : 5단계 이론 중 수용의 단계에 해당되며 죽음을 받아들이는 것으로 정의할 수 있음. 환자가 심리적 압박은 지속되지만 정상적인 대화와 판단력을 유지할 수 있음.

버크만의 이론과 달리 패티슨(Pattison, 1977)은 죽음에 직면할 경우 환자는 기존의 삶의 궤적과는 다른 반응을 보인다고 주장하였다. 그는 자신이 죽을 수 있다는 사실을 알게 되는 순간부터(crisis of the knowledge of death) 죽음의 순간(point of death) 사이에 만성적인 삶과 죽음의 기간(living-dying interval)이 있다고 주장하였다. 또한 의료진의 임무는 죽음에 대한 정보를 알게 된 환자가 통합되지 않은 혼돈(chaos) 속에 빠져들지 않도록 도와주는 것이라고 역설하였다. 즉 환자의 불안을 감소시키고, 현실적 문제를 직면하도록 도와주며, 감정적 지지를 통해 환자가 힘든 마음을 표현할 수 있도록 도와야 한다고 했다. 또한 삶과 죽음의 기간에 적응하도록 도와주고 힘들지 않게 마지막 순간을 맞을 수 있도록 지지해야 한다고 했다. 기존의 이론이 다소 객관적 관찰을 통한 사실의 기술이라고 한다면 패티슨의 이론은 정신역동적 기법을 동원하여 임상에서 환자를 지지할 수 있는 방법을 모색했다는 점에서 차별성을 찾을 수 있다.

정신과적 문제

정신적·심리적 이해

단지 죽음에 임박한 환자를 기계적으로 치료하는 것이 아니라면 올바른 완화 치료를 시행하기 위해 환자의 정신적 부분에 대한 이해가 필요하다. 즉 환자의 취약성과 의존성 증가, 환자의 기대 또는 희망에 대한 대응, 현명하게 대처하는 방법을 잊어가는 것, 자신의 신체를 마음대로 사용하지 못하는 것 등과 관련한 환자의 정신적 문제를 이해하고 적절한 대응을 하는 것이 의료진에게 필수적인 문제이다. 생존에 필수적인 희망의 약화와 대처방법에 대한 심리적 압박감 등은 정상적인 죽음의 과정(애도 반응, mourning process)에 방해 요소로 작용한다.

예를 들어 치매와 같은 경우, 성격 특성에 의해 자동적으로 작동하던 대처방법이 약해지면서 불안정해진다. 따라서 기존에는 별로 스트레스를 받지 않던 문제에 대해서도 쉽게 불안감이 터져 나올 수 있다. 또한 성격적 특성도 환자 심리의 예측을 더욱 어렵게 만든다. 입증할 수 있는 연구 결과가 많지는 않지만 임상적 경험에 의하면 기존에 쉽게 분노를 느끼던 사람은 더 쉽게 분노를 보이고, 수동적인 사람은 더 수동적이 되며, 사람을 피하던 사람은 더욱 무관심해지게 된다.

암 환자의 경우 다른 질환에 비해 예후를 좀 더 정확히 예측할 수 있지만 만성 질환자의 경우 예후를 예측하는 것이 쉽지 않다. 예를 들어 만성 신부전(chronic renal failure) 환자의 경우 증상의 악화가 조용히 진행되거나 통증이 덜 심한 경우가 많다. 이러한 환자의 경우 좀 더 희망의 여지가 있고 증상과 관련한 타협을 할 수 있는 시간을 가질 수 있다. 따라서 추가적인 의료 기술(예 : 신장 투석기, 제세동기, 인공호흡기)을 활용한 적극적인 치료를 요구하는 경우도 적지 않다. 이러한 환자들은 생의 마지막 순간까지 의료적 도움을 통해 자신의 생명을 좀 더 연장 할 수 있다는 희망의 끈을 놓지 않으려고 한다.

암 환자와 달리 만성 질환자의 관리를 더 어렵게 하는 요인에는 다음 두 가지가 있다. 첫째, 섬망 등의 증상이 동반될 경우 심리적 문제가 행동적 문제로 표출되는 경우가 많아 이를 분별하는 것이 쉽지 않다. 둘째, 의료적·신체적 상황에 대한 예측이 쉽지 않다. 즉 현재 직면한 신체적 문제가 어느 정도 관리되는 경우 내재된 정신심리적 문제를 다룰 수 있는 시간을 가질 수 있다. 증상이 예측보다 더 안정되어 충분한 시간을 벌 수 있는 경우도 있지만 어떤 경우는 개입할 시간도 없이 사망하는 경우도 있다.

중요한 점은 신체적 상태에 따라 안정적으로 대처하던 성격 특성을 가진 사람에게서 급격한 행동 문제가 터져 나와 의미 있는 정신과적 개입을 어렵게 할 수 있는데 그러한 변화의 시기를 예측하기가 쉽지 않다는 뜻이다. 또 한 가지는 만성 질환자의 희망을 어떻게 다룰까 하는 점이다. 신약 발매의 기대, 안심할 수 있는 검사 결과에 대한 희망, 현실적으로 실현 불가능한 치료에 대한 바람 등을 어떻게 다룰 것인지는 일률적으로 해결책을 제시하기 어렵다. 삶에 있어 희망이란 필수적인 요소이며 환자의 특성을 파악할 수 있는 좋은 자료가 될 수도 있다. 하지만 환자의 비현실적 기대에 어디까지 개입해야 할 것인가 하는 것이 치료적 개입을 어렵게 하는 요인이 될 수 있다.

말기 만성 질환자에 대한 정신심리적 개입을 어렵게 하는 여러 가지 요인이 있다. 첫째, 희망이 현실에 대한 부인(denial)에 가까울 때 환자는 전지전능감(omnipotence)의 환상에 빠지기 쉽다. 무의식적 타협에 의한 전지전능감은 의료진에게 무의미한 치료를 요구하거나 기타 대안 방법(예 : 한방치료, 민간요법)을 찾도록 할 수 있다. 즉 질병 따위는 나를 이길 수 없다, 내가 힘든 것은 의료진의 무능력이거나 내 상태에 비해 적절한 치료를 받지 못했기 때문이라는 식의 생각에 빠지기 쉽다. 따라서 자신을 도와주려는 사람들과 무의미한 논쟁을 벌이거나 주도권 싸움을 하는 경우도 있다.

두 번째는 '시간 여행'이다. 환자는 현실에서 벗어나 과거의 건강했던 자신의 모습을 찾으려고 하거나 현실과는 거리가 먼 환상 속 미래의 모습을 찾으려고 한다. 현실을 마치 감옥에 갇혀 있는 것과 같은 불합리한 모습으로 인식한다. 따라서 삶의 마지막까지 현실을 애써 외면하려고 한다. 환자는 현실과 관계 없는 백일몽에 사로잡히거나 현실감이 붕괴된 정신병적 상태까지도 나타낼 수 있다.

세 번째는 '빌린 희망(borrowed hope)'이라고 할 수 있다. 치료 과정에서

의료진의 보살핌을 통해 이득을 얻을 수 있다는 것을 경험한 환자는 자신을 의료진과 동일시하고 그들의 경험에 의존한다. 환자는 자신이 신뢰하는 의료진이 예상하는 예후에 맞추어 자신의 기대를 변화시킨다. 즉 자신의 바람이 무엇인지를 생각하기보다는 제삼자의 의견과 기분에 자신을 맞추려고 하는 것이다. 이러한 경우 애도 반응에 여러 가지 문제가 나타난다. 개인은 애도 반응이라는 고통스러운 과정을 거치면서 개인의 통합성을 되찾게 되고 죽음이라는 현실을 받아들이고 현실을 기반으로 한 새로운 적응 방법을 모색할 수 있는데, '빌린 희망'을 갖는 사람은 자신의 감정에 직면하기보다는 제삼자의 눈치만 보기 때문에 적절한 애도 반응을 경험하기 어렵다.

인간은 누구나 자신은 죽지 않는 존재라고 착각하고 살아간다. 따라서 죽음을 직면한다는 것은 매우 고통스러운 일이며, 이전의 역량을 잃어가는 것이고, 자신을 스스로 통제할 수 없음을 의미한다. 따라서 환자의 심리에서 살펴본 것처럼 현실을 부인하려고 하거나 협상을 하여 이러한 고통을 외면해보려고 한다. 역량을 잃어가는 자신의 모습을 보고 싶지 않아 자살을 고려하기도 하고, 고통이 두려워 안락사를 생각하기도 한다. 앞으로 진행될 무능력과 한계를 받아들이는 것은 말처럼 쉬운 일이 아니다. 사람에 따라 마지막 숨을 거둘 때까지 포기하지 않고 싸워나가는 사람이 있는 반면 너무 일찍 모든 것을 포기하는 사람도 있다. 무엇이 옳은 것인지는 철학적, 종교적, 윤리적 문제가 복잡하게 얽혀 있어 판단하기 쉽지 않다. 하지만 의료진에게 중요한 것은 어떻게 하면 당당하게 자신의 품위를 잃지 않고 죽음을 직면하도록 도와줄 수 있을 것인가 하는 문제이다.

정신 증상의 이해

죽음을 직면한 환자가 정신적 혼란을 겪을 것이라는 것은 흔히 추측할 수 있는 부분이다. 연구 결과에 따르면 외래 치료를 받는 환자의 18~50%에서 정신과적 질병을 진단할 수 있었으며(Kelly B., 2006) 입원 환자에서는 약 70%에서 진단이 가능했다고 보고되고 있다(Khativ J., 2004).

신체적 증상과 동반된 정신적 질병은 증상의 경과에도 영향을 미쳐 여명을 단축하기도 하지만 치료에 대한 반응, 예후, 통증의 악화 등에도 영향을 미친다. 특히 삶의 질 저하로 인한 정신 증상 악화의 악순환을 보이기도 한다.

완화 치료를 시행하는 환자에서 흔히 볼 수 있는 정신 증상을 설명하면 다음과 같다.

- **불안장애** : 말기 환자에서 흔히 관찰되는 증상으로 통증, 치료 방식, 죽음 과정에 대한 두려움 등에 기인한다. 과거의 아픈 기억(unresolved past loss), 급성 스트레스와 관련된 증상이 나타나며 심한 경우 외상 후 스트레스 장애(PTSD) 증상이 관찰될 수도 있다. 환자뿐만 아니라 환자에게 애정을 갖고 있는 주변사람에게도 죽음과 관련된 불안이 나타날 수 있다. 일부 환자에서는 정확한 정보를 제공하는 것으로 불안이 감소하기도 하지만 대부분의 환자에서는 그들이 걱정하는 것에 대해 정신 건강 전문가가 개입하여 지혜롭고 섬세하게 상의하는 것이 도움이 된다. 필요한 경우 약물 치료도 증상의 완화에 도움이 된다.
- **우울증** : 정신과적 우울증은 흔히 이야기되는 우울감이나 비탄(grief), 애도 반응(mourning)과는 차이를 보인다. 이러한 미묘한 차이는 비전문가에게는 구별이 어려울 수 있으므로 정신과 전문의에게 자문을

구하는 것이 바람직하다. 정신과적 질병으로서 우울증은 죽음의 과정에 필수적인 부분도 아니고 정상적 과정이라고 볼 수도 없다. 우울증이 심한 경우 인지 기능에도 악영향을 미쳐 적절한 문제 해결 능력이 떨어지게 되고 치료에 대한 현실적 판단도 저하될 수 있다. 따라서 예후에 대한 비관이나 부적절한 치료 방법의 선택뿐만 아니라 유언이나 기타 합리적 판단에도 영향을 미칠 수 있다. 우울증 증상이 있는 기간 동안 결정한 적절하지 않은 판단이 우울증이 해소된 이후에도 지속되는 경향이 있다는 보고도 있다.

- 섬망 : 말기 환자를 판단하는 데 있어 가장 오진율이 높은 증상 중 하나이다. 말기 환자에 익숙한 임상가에게도 심한 우울증과 치매, 섬망을 구분하는 것은 쉽지 않다. 치료적인 측면에서도 쉽지 않은 결정을 내려야 하는 경우가 많다. 예를 들어 행동 증상이나 통증, 불면을 해결하기 위해 투여하는 약제가 섬망을 유발한다고 판단되는 경우 어떤 증상을 우선적으로 해결해야 하는가 하는 점도 심사숙고가 필요한 부분이다. 즉 하나의 증상을 해결하기 위해 다른 증상을 포기하는 것이 아니라 타협점을 찾아야 하는데 이러한 결정이 쉽지 않은 경우도 많다.

- 치매 : 인간의 평균 수명이 연장되면서 다양한 종류의 치매 발병률도 증가했다. 말기 환자의 치료에 있어 치매 증상은 치료적 개입을 어렵게 하는 요인 중 하나이다. 특히 섬망이 동반된 경우 환자의 의식의 변동이 심하게 나타나며, 인지 기능도 시간에 따라 변화한다. 의식이 명료할 때와 그렇지 않을 때의 치료에 대한 결정이 달라질 수도 있다. 따라서 의식 상태가 호전되었을 때 치료에 대한 결정에 변화가 없는지 수시로 확인하는 것이 필요하다. 예를 들어 심폐소생술을 할

것인지, 인공호흡기를 부착할 것인지 등의 문제는 추후 법적 소송을 유발할 수도 있으므로 확인이 필요하다. 또한 치매 환자의 경우 증상이 진행되면서 다양한 행동 문제를 유발할 수 있는데 초조, 불안, 짜증, 공격성, 망상, 환각 등의 정신 증상이 혼합되어 나타나므로 증상 관리에 관하여 전문가와의 상담이 필요하다.

- **약물(알코올) 의존** : 임종 환자에서 간과되기 쉬운 부분 중 하나가 알코올을 비롯한 약물 의존 문제이다. 약물 의존 환자는 적절한 결정을 내리는 데 문제를 보이는 경우가 많으며 충동성, 부적절한 적응 방식, 감정 억제의 결여 등 성격적 특성과 관련된 문제를 보이는 경우가 많다. 또한 약물 자체가 인지 기능에 영향을 미치기 때문에 말기 환자에서 이러한 경향은 더욱 심하게 나타날 수 있다. 또한 자신의 현재 상태를 파악하는 능력이 떨어져 적절한 결정을 내리지 못하는 경우도 있다. 일반적으로 치료적 개입을 통해 약물에 의한 인지적 문제는 해결될 수 있으나 이에 대한 동기를 부여하고 지속시키는 것이 의료진의 역할이다. 이와 관련하여 강조해야 할 점은 약물 의존과 관련하여, 말기 환자에서 통증을 조절하기 위해 고용량의 모르핀을 사용하거나 기타 약제를 사용하는 것을 약물 남용이나 의존과 동일한 시각으로 다루어서는 안 된다.

환자와의 의사소통

환자의 건강을 위하여 진단과 치료적 성공을 거두려면 환자와 의료인 간의 의사소통, 즉 의료적 면담은 필수적이다. 하지만 불행하게도 많은 의료인들은 이러한 의료적 면담에 적응되어 있지 않다. 의사소통의 문제가 발생할 경우 환자는 불만을 갖게 되고 의료인은 필요한 정보를 적절히 얻지 못하거나 자신의 의도를 정확하게 전달하지 못하여 치료가 원활히 이루어지지 않거나 불필요한 오해를 불러일으킬 수도 있다. 바람직한 의사소통을 통하여 의료인은 환자가 단순히 질병을 갖고 있거나 고장 난 장기를 갖고 있는 개체가 아니라 숨 쉬고, 느끼고, 살아 있는 인간임을 인식하여 자신의 의료적 행위에 대한 사명과 책임감을 재확인할 필요가 있다.

의료인을 찾는 환자의 심리는 복잡하다. 자신이 병이 있음을 부인하기도 하고 어린아이처럼 유치한 행동을 하는 등의 퇴행을 보이기도 하며 불안, 우울, 걱정, 분노 등 다양한 감정 반응을 겪게 된다. 또한 나이에 따라 감정의 동요를 표현하는 형식이 다르다. 질병에 따라서는 응급실에 찾아온 섬망 환자처럼 의사소통이 거의 불가능한 경우도 있고 만성적인 고혈압으로 외래를 찾아온 50대 중년 환자처럼 병에 대한 일반적인 의료 상식을 갖고 의료인과 병에 대하여 의논할 수 있는 능력이 있는 경우도 있다. 이러한 환자의 다양한 양상에 맞추어 변화된 면담 방식을 찾아내서 최선의 의료행위가 이루어질 수 있도록 노력하는 것은 의료인의 몫이다. 적절한 의사소통은 의료 행위의 효율을 높이고 원하지 않는 부작용을 낮출 수 있기 때문이다.

특히 말기 환자와의 의사소통은 솔직함, 세심함, 배려 등의 요인이 필요하다. 사회적으로 소가족 중심의 사회 체계가 되면서 말기 환자의 가족 중 주변의 죽음을 경험해본 적이 없는 사람들도 많이 있다. 이러한 가족들은 건강과 삶에 대한 높은 기대를 갖고 의료인을 대하게 된다. 의료인의 입장에서는 이러한 가족들의 기대에 미치지 못할까 두려워하며 환자의 상태가 나빠질 경우 본인에게 쏟아질 비난을 피하기 위해 정확한 사실을 말하지 못하는 경우도 있다. 의료인은 흔히 자신이 배우지 못한 것, 경험해보지 못한 것을 시행해야 하는 것에 공포심을 갖는 경우가 많다. 말기 환자에서 볼 수 있는 많은 다양성과 특수성을 고려하면 의료인은 주도적으로 상황을 대처하기보다는 소극적으로 또는 침묵함으로써 자신의 공포심을 덜려고 하거나 보호자로부터의 비난을 회피하려는 유혹에 빠지기도 쉽다.

과거 1960년대까지만 해도 의료진의 90%는 환자의 상태가 가망이 없음을 알려서는 안 된다고 생각했다. 하지만 이러한 태도는 비언어적인 방법을 통해 환자에게 전달되며 불필요한 오해나 불신을 일으키게 된다. 일반적으로 의료진은 자신이 더 이상 치료할 것이 없다고 여겨지는 환자의 경우 시선을 회피하거나, 회진 시간이 짧아지거나, 대답을 얼버무리거나, 거짓된 친밀감 표현 등의 태도를 취할 수 있다. 환자는 사회적 단서에 매우 민감한 상태이므로 의료진의 태도는 오해를 부르기 쉽다. 어떠한 결정을 해야 할지 난처한 입장이라면 자신이 환자의 입장에서 생각해보는 것이 가장 좋은 방법이다. '만약 내가 지금 환자의 입장이라면 의료진에게 무엇을 물어보고 싶을까? 의료진이 내게 어떤 설명을 해주길 바랄까? 상태를 알고 난 이후에 의료진이 내게 어떤 태도를 취하기를 바랄까?' 등을 생각해보면 자신의 태도를 좀 더 분명히, 자신감 있게 결정할 수 있을 것이다.

말기 환자와의 대화에서 꼭 기억해두어야 할 점은 '효과적인 의사소통 없이는 효과적인 증상 조절은 있을 수 없다'는 점이다.

의료 면담의 환경

면담 환경은 정보를 공유하는 데 있어 자발성과 공개성을 촉진할 수도 있고 억제할 수도 있다. 의료 면담에 있어 바람직한 환경이라고 생각되는 개인적이고(privacy), 안락하며(comfort), 충분한 시간(sufficient time)을 모두 제공하는 것은 쉽지 않다. 특히 종합병원의 경우 바쁜 일정이나 공간상의 이유로 환자와의 면담에 개인적이며 안락한 공간을 제공받거나 시간을 충분히 갖는 데 많은 제약이 있다. 또한 이러한 요소들은 의료인 마음대로 되지 않는 경우도 많다. 하지만 제약이 있는 상황에서도 기본적인 것들을 지킬 수는 있다. 예를 들면 간소한 방에서 면담이 이루어질 때 환자의 자리가 너무 불편해 보인다면 즉시 편안한 의자를 2개 정도 구해와 환자에게 제공할 수 있다. 주변의 소음 때문에 환자가 집중을 하기 어려운 경우는 어쩔 수 없다. 하지만 최소한 면담 도중 전화를 받는 등 환자의 집중을 저하시킬 수 있는 요인들을 피하도록 노력해야 한다. 개인적이고 편안한 환경은 의료적 면담을 위하여 필수적이지만 완벽한 조건을 갖출 수 없는 상황에서도 의사가 환자에 대해 배려를 하고 환자의 이야기에 최대한 집중하는 태도를 보인다면 어느 정도 문제가 되는 환경적인 요소를 보상할 수 있다.

의료인의 시간도 중요하다. 어떤 이유에서든 의료인이 시간에 쫓기듯 환자를 본다면 환자는 즉각 자신에게 집중하고 있지 않음을 알 수 있다. 또한 이러한 상황에서는 환자의 중요한 증상을 간과하거나, 확인해야 할 상황에 대해 확인을 하지 못하거나, 필요한 검사를 시행하지 않거나, 다음 외래 방문 날짜를 제대로 잡지 못하거나 하는 등의 실수를 할 수 있다. 의료인은 차분하게 환자에게 충분히 집중할 수 있는 연습을 해야 하며 효율적으로 면담할 수 있는 요령을 터득해야 한다.

의료적 면담에서 가장 중요한 것은 환자와 의료인은 기본적인 역할의 차이나 전문적인 지식의 차이 등과 같은 요인과 관계없이 동등한 두 개의 인격체가 만나 서로 정보를 교환한다는 인식을 갖고 있는 것이다. 예를 들어 책상을 사이에 두고 의료인과 환자가 각기 마주 앉아 시행하는 면담은 의도가 무엇이든 책상이라는 물리적인 도구가 실제로 또는 상징적으로 의료인과 환자를 가로지르는 장벽과 같은 느낌을 줄 수 있다. 의자의 높이가 달라 의료인이 환자를 위에서 내려다보는 상황도 환자에게는 위압적인 느낌이 들게 할 수 있다. 환자와의 면담에서 가능한 서로가 동등한 인격체라는 느낌을 주고받을 수 있도록 세심한 배려를 하는 것이 중요하다. 모순적인 이야기 같지만 환자의 입장에서는 동등한 파트너와 자신의 건강에 대해 상의한다는 느낌을 받을수록 의료인의 지시나 조언을 더욱 쉽게 받아들일 수 있다.

의료 면담의 구성

환자와의 의사소통을 통하여 건강력(health history)을 얻는 것은 치료의 첫걸음이며 가장 중요한 요소 중 하나이다. 건강력은 여러 부분으로 이루어져 있으며 각각의 부분들은 독특한 목적을 갖고 있다. 환자의 정보를 구성하는 데이터들은 매우 중요하며 변화된 상황들은 그때마다 수정해서 기록해야 한다. 의료 면담을 통하여 얻는 정보를 크게 분류하면 다음과 같다.

- 신상 자료(identifying data)
- 주소(chief complaint)
- 현 병력(present illness)
- 과거력(past history)
- 가족력(family history)
- 계통별 문진 (review of system)
- 신체 검사(physical examination)

신상 자료 나이, 성별, 생년월일, 종교, 학력, 주거지, 경제 상태 및 인종 또는 민족적 배경 등의 정보를 의미한다. 이러한 정보는 단순히 환자가 누구인가 하는 객관적인 자료일 뿐만 아니라 환자가 어떤 종류의 사람인가 하는 추측을 가능하게 해준다. 질병이란 병태 생리의 장애만을 의미하지는 않는다. 환자의 신상 자료는 환자에게 영향을 미쳤을 요인들을 고려해주는 요인일 뿐만 아니라 질병으로 인하여 환자가 겪고 있을 사회정신적 장애의 영향을 추측하게 해주는 중요한 데이터이다. 예를 들어 단순 경골 골절(simple tibia fracture)이라고 해도 혼자 사는 빈곤한 78세의 할머니와 경제적으로 성공했고 가족과 함께 살고 있는 40세 여성의 경우 사회적·정신적으로 끼치는 영향은 다를 수밖에 없다. 만약 환자가 원하지 않아 가족에 의해 억지로 내원한 경우 의뢰처(referral source)를 기록하는 것이 추후 환자의 치료를 위해 상의할 대상이 누구인가를 파악하는 데 중요하다. 필요하면 정보 제공자를 기록하는 것도 도움이 되는데 이러한 경우 정보의 가치를 평가하는 데 중요하다.

주소 주소란 환자가 의료인을 찾아온 이유에 대하여 환자가 진술한 말을 의미한다. 일반적으로 주소는 환자가 한 말 그대로를 적는다. 대부분의 환자는 본인이 병원에 온 이유를 간단히 이야기하기도 하지만 일부는 복잡하고 장황한 설명을 하기도 한다. 특히 만성병을 갖고 있거나, 재발하는 병을 갖고 있거나, 병과 관련하여 수치심을 갖고 있는 경우가 그러하다. 또한 자신의 증상을 조리 있게 설명할 수 있는 능력, 즉 지적 능력이 저하된 환자나 현실 검증력이 없는 환자의 경우도 주소를 정확히 제시할 수 없다.

주소를 확인할 때 반드시 '왜? 지금 시점에?'라는 의문을 지녀야 한다. 일반적으로 환자가 지금 시점에 의료진을 찾는 이유는 (1) 증상이 점점 심해져 더 이상 참을 수가 없어 의료적인 도움을 얻기 위하여, (2) 증상은 없어지거나 완화되었지만 증상에 대한 불안 때문에, (3) 치료를 받아도 없어지지 않는 증상에 대하여 다른 치료 방법을 구하기 위해서다.

하지만 이러한 이유로 이해되지 않는 경우 환자가 병원에 찾아온 이유가 환자가 호소한 주소가 아닌 다른 이유가 있을 수 있으므로 확인하는 것이 필요할 때도 있다. 예를 들어 신체적인 통증을 호소하는 환자의 주된 문제가 가정에서의 남편과의 갈등일 수도 있다. 환자가 주소를 솔직히 이야기하지 못하는 경우에도 의사의 공감적이고 신중한 태도가 마음을 열게할 수 있다.

현 병력　현 병력이란 주소가 나타나기 시작한 시점에서부터 관련된 증상들이 어떻게 나타났으며 이러한 증상의 악화에 기여한 요소들을 시간순서에 맞게 기록한 것이다. 현 병력은 의료인이 필요한 정보를 얻기 위해 개입하지 않는 경우 환자는 지루하고 복잡하고 뒤죽박죽인 정보를 나열하는수가 있어 면담 기법이 필요한 경우가 많다. 일단 개방형 질문(open-ended question)으로 시작하여(예 : 어떻게 오셨습니까?) 육하원칙(누가, 무엇을, 언제, 어디서, 어떻게, 왜)에 따른 질문을 통해 명료화하며 '예/아니요'로 대답할 수 있는 폐쇄형 질문(closed-ended question, 예 : 여기가 아프세요? 혹은 며칠 전부터 열이 났나요? 등)으로 확인함으로써 상호 간의 정보를 확실히 할 수 있다.

질문을 하는 데 있어 유도질문이나 복잡한 복수질문은 바람직하지 못하다. 유도질문이란 의사가 원하는 답을 하도록 유도하는 것을 의미한다(예 : 아프다는 게 아무 일도 못할 정도는 아니지요?). 환자가 자신의 증상을 잘 표현하지 못하는 경우 몇 가지 예를 들어 질문을 할 수 있다(예 : 두통이 찌르듯 아픕니까, 조이듯이 아픕니까? 복통이 식후에 심합니까, 식전에 심합니까? 등). 특히 응급 상황이나 과묵한 환자의 경우 이러한 질문이 유용할 수 있지만 계속해서 이러한 질문을 하면 환자의 불만을 초래할 뿐만 아니라 정보의 왜곡이나 불완전을 초래할 수도 있다.

과거력 과거력에는 과거의 질병, 사고, 의료적 치료 등과 함께 환자의 주소에 영향을 줄 수 있는 개인적인 습관, 환경적인 요인, 기타 요인들을 기록한다. 환자의 과거력 정보는 환자의 현재 증상을 이해하는 데 도움을 줄수 있다. 예를 들면 가래를 주소로 내원한 환자가 과거 결핵의 병력이 있으면서 흡연을 지속해왔고, 건강을 충분히 돌보지 않았다면 몇 가지 원인을 추론해볼 수 있으며 진단에 이르는 검사를 간소화할 수 있다.

가족력 가족력은 특정 질환의 발현 위험성을 평가하는 데 도움을 줄 수 있다. 또한 환자뿐만 아니라 기타 유전적으로 연관되어 있는 환자 이외의 가족 구성원에 대한 질병의 발현을 예방하는 데 도움을 줄 수 있다.

정보 교환과 라포

정보 교환 의료적 면담의 기본적인 목적은 정보를 공유하는 것이다. 첫째는 질병을 진단하고, 상태를 확인하고, 환자를 이해하기 위하여 환자로부터 필요한 정보를 얻어내는 것이고 둘째는 환자에게 진단과 예후, 처방, 치료 방법 등에 대해 필요한 정보를 제공하는 것이다. 면담은 또한 향후 치료적 관계를 지속하기 위하여 필수적인 긍정적인 관계를 형성해야 한다.

환자의 증상에 대한 정보는 질병의 진단에 필수적인 것이지만 효과적인 치료에는 충분하지 않다. 광범위한 의미에서의 면담이란 환자를 충분히 이해하는 것이며 성격이나 삶의 경험, 병에 대한 반응 등에 대한 기본적인 추론을 할 수 있어야 한다. 즉 환자의 질병을 정확히 진단하고 교과서적인 처방을 했다고 해서 치료적 효과를 완벽히 보장할 수는 없는 것이다. 예를 들어 가족이 없이 혼자 살고 있는 인지 기능이 떨어진 할머니에게 하루 네 번 각기 다른 약을 처방할 경우 약물을 제대로 복용할 것을 기대하기는 어렵다. 증상을 확인하기 위해 거동이 불편한 노인을 이틀에 한 번씩 외래에 오도록 지시하는 것도 환자를 배려한 처방은 아니다.

또한 환자가 증상에서 무엇을 불편해하고 무엇을 기대하는지를 이해하는 것도 중요하다. 두통을 호소하는 환자에게 당뇨에 대한 처방만을 하는 것은 의학적으로는 올바른 행위일 수 있지만 환자에게는 잘못된 처방으로 받아들여질 수 있다. 간혹 환자에게 일방적인 검사를 지시하고 그 결과를 제대로 통보하지 않는 경우도 있다. 물론 환자가 복잡한 병리를 이해하거나 검사 방법과 그 의미를 이해하기는 어렵지만 그렇다고 해서 의료 주체의 하나인 환자를 무시할 수는 없다. 의료에서 일어나는 행위를 환자의 수준에 맞춰 이해할 수 있도록 도와주는 것은 의료인의 몫이다.

일반적으로 환자의 증상에 대한 호소는 모호하고 장황하거나 불필요한 내용을 담고 있기 쉽다. 환자의 호소가 질병의 진단에 필수적인 것들을 담고 있지 않다고 해서 말문을 닫게 만드는 것은 잘못이다. 환자는 자신의 질병을 치료하기 위해 가장 필요하다고 생각되는 것들을 호소한다. 다만 그러한 정보가 의사 입장에서 불필요한 것으로 느껴질 뿐이다. 이러한 불필요하다고 생각되는 환자의 호소 중 비록 진단에는 도움이 되지 않지만 향후 효과적인 치료를 위해 필수적인 정보들이 있을 수 있다. 또한 장황한 설명을 거듭하는 환자의 마음속에는 '의사가 나의 고통을 제대로 이해하지 못할지도 모른다'는 불안한 생각이 있는 경우가 많다. 환자의 호소에 충분히 귀를 기울이고 배려를 해주는 태도가 환자의 불안을 낮추어줄 수 있다.

라포　라포(rapport)란 상호 간의 믿음과 존경이 생긴 상태를 의미한다. 단순화해 예를 든다면 의사 입장에서는 환자가 자신을 믿고 있으며 자신의 처방과 지시를 잘 따를 것이라는 믿음이 생긴 상태이고 환자 입장에서는 의사가 자신의 고통을 이해하고 있으며 자신을 위해 신뢰할 수 있는 의학적인 처방과 지시를 하고 있다는 믿음이 생긴 것이라고 할 수 있다. 이러한 라포 없이는 환자는 자신을 충분히 의사에게 보여줄 수 없다.

오스머(Othmer, 2002)는 라포가 발생하기 위한 단계를 다음과 같이 설명하고 있다.

- 환자와 의사가 편하게 할 것
- 고통을 평가하고 연민을 보여줄 것
- 병식을 확인하고 동맹을 맺을 것
- 전문성을 보여줄 것
- 지도력을 발휘할 것
- 역할의 균형을 이룰 것

일반적으로 라포는 갑작스럽게 생기지 않으며, 강요에 의해서 생기지도 않는다. 명성을 듣고 찾아온 환자가 의사를 우상화하는 것은 라포라고 할 수 없다. 상호적인 것도 아니며 인간적인 신뢰라고 할 수도 없기 때문이다. 진정한 라포는 의사가 지속적으로 따뜻하게, 존경심을 갖고 환자의 고통을 받아들이고 고통을 함께 할 때 생길 수 있다.

면담 기법

면담의 기법은 시행하는 사람마다 또 환자의 상태에 따라 다양하다. 어떠한 기법을 어떤 시기에 써야 한다는 공식은 없다. 면담은 환자를 편하게 해주면서 필요한 정보를 확보하여 환자의 고통을 덜어주는 데 그 의의가 있다. 일반적인 면담은 다음의 원칙을 지키도록 한다.

① 면담 초기에 가능한 빨리 신뢰 분위기를 만든다.
② 환자의 주된 문제가 무엇인지 파악한다.
③ 주소를 이용하여 감별해야 할 진단을 파악한다.
④ 가장 가능한 진단을 파악하고 자세한 질문을 통하여 확인한다.
⑤ 모호하거나 불확실한 대답에 대하여 질문을 통해 확실한 답을 얻는다.
⑥ 환자가 자유롭게 이야기하도록 하여 사고가 논리적인지를 파악한다.
⑦ 개방형 질문과 폐쇄형 질문을 적절히 혼합하여 사용한다.
⑧ 의사나 환자가 대답하기 어려워하거나 창피해할 질문을 두려워하지 않는다(예 : 자살사고, 성생활 등).
⑨ 면담이 끝날 무렵 환자에게 질문할 기회를 준다.
⑩ 신뢰와 희망을 주는 말로 면담을 끝낸다.

나쁜 소식 전하기

환자의 건강에 심각한 영향을 미칠 수 있는 상황에 대해 이야기하는 것은 의료진이나 환자, 보호자 모두에게 힘든 일이다. 특히 완화 치료와 같이 더 이상 완치의 수단이 없는 경우에 대해 이야기하는 것은 상황이 한층 더 어렵다. 예를 들어 어깨의 통증이 있어 단순히 근육통이라고 생각하면서 병원을 찾은 환자에게 지금 상황은 이전에 치료받았던 유방암이 재발하여 뼈까지 전이되었다고 설명하는 것은 매우 힘든 일이며 더욱이 적절한 완치 방법이 없음을 이야기하는 것은 모두에게 고통스러운 경험이다.

나쁜 소식을 접한 사람의 반응에는 개인적 성격, 사회적 배경, 현재 개인의 감정 상태 등 다양한 요인이 작용한다. 한 연구에 따르면 '현재 당신의 암은 전이되었습니다'라는 의사의 진단에 대해 31%의 환자는 완치가 불가능하다고 생각하고, 42%는 예후에 대해 모른다고 생각하며, 27%는 완치가 가능하다고 믿는다(Lamont E., 2001).

나쁜 소식을 접한 환자의 반응도 사회적 배경에 따라 매우 다른 양상을 보이는데 조보로스키(Zoboroski, 1969)의 연구에 따르면 이탈리아인과 유태인은 자신의 감정 표현을 부끄럽게 생각하지 않고 울부짖으며 타인의 동정을 기대하는 반면, 미국인 중 전통적인 백인의 경우 자신이 성가신 사람이 되는 것을 싫어하고, 사회적으로 위축되지 않으려고 하던 일을 지속하며, 사실을 직면하고 싶어 한다고 한다. 또한 아일랜드인은 고통에 대한 표현을 두려워하고 다른 사람에게 피해를 주는 것을 극도로 꺼려 은둔하는 경향이 있다고 보고하였다. 또한 동양인의 경우 서양인에 비해 상황을 좀 더 비극적으로 판단하는 경향이 있다는 보고도 있다. 따라서 나쁜 소식을 전할 때는 각 개인이 처한 사회적 상태와 성격, 자아의 강도 등을 고려하여 세심한 접근이 필요하다.

나쁜 소식을 전하는 방법은 의료진의 배경과 경험, 환자의 상태, 보호자의 관여 등 수없이 많은 요인이 관여하며 경우에 따라 유연한 태도가 필요하기 때문에 한 가지로 요약하기 어렵지만 이와 관련해 가장 많이 인용되는 베일(Baile W., 2000)의 논문을 참고하면 다음과 같다.

1단계 : 준비하기

스트레스를 받는 일을 하기 전에 머릿속으로 상황을 한번 그려보는 것이 도움이 된다. 환자에게 이야기할 내용을 머릿속으로 정리하고, 환자의 감정 반응에 어떻게 대응할 것인지를 준비하고, 대답하기 어려운 질문에 어떻게 답변할 것인지를 준비하는 과정이다. 나쁜 소식을 전달하는 입장은 좋지 않은 기분이며 좌절감이나 책임감을 느낄 수 있다. 하지만 나쁜 소식을 전하는 것이 환자에게 슬픈 일이긴 하지만, 남은 여생을 준비하기 위해 매우 소중한 시간임을 기억할 필요가 있다.

물리적인 환경 때문에 민감한 주제를 이야기하면서 허둥댈 수도 있다. 방해받지 않고 사생활이 보호되면서 주제에 집중할 수 있는 상황이 아니라면 인터뷰의 목적을 이룰 수 없다. 따라서 다음의 가이드라인을 지킬 필요가 있다.

사생활 보호를 위한 준비   조용한 면담실에서 진행하는 것이 바람직하지만 여건이 되지 않는다면(예 : 환자의 상태가 면담실로 이동할 수 없는 경우 등) 최소한 환자 침상의 커튼을 두르는 등의 준비가 필요하다. 또한 환자의 감정적 동요에 대한 마음의 준비가 되어 있어야 한다.

환자에게 중요한 인물의 배석   환자가 필요로 하는 보호자가 함께 하는 것도 도움이 되지만 이는 전적으로 환자의 선택이다. 많은 보호자가 있는 자리라면 환자에게 함께 듣고 싶은 사람이 누구인지 물어보는 것이 좋다. 가끔 동양권의 문화에서는 보호자가 환자의 상태를 먼저 알고 싶어 하는 경향이 있는데 이 역시 환자의 의견을 듣고 결정해야 한다. 환자를 배제하고 보호자와 장래 문제를 결정하는 것은 다양한 사회적 · 법적 문제를 유발할 수 있으므로 유념해야 한다.

자리에 앉기   의료진과 환자가 모두 자리에 앉아서 이야기하는 것은 환자에게 안정을 취하게 하고, 의료진이 서두르지 않고 있다는 사인을 줄 수 있다. 자리에 앉을 때 의료진과 환자 사이에 물리적 방해물이 없도록 배려해야 한다. 만약 최근에 환자를 진찰하거나 검사를 했을 경우 결과에 대해 상의를 먼저 하는 것도 도움이 된다.

환자와 접촉하기   눈을 바라보는 것은 가끔 불편하기는 하지만 관계 형성을 위해 필요하다. 환자가 불편해하지 않는다면 팔을 쓰다듬거나 손을 잡아주는 것도 도움이 될 수 있다.

제한과 방해의 관리   환자에게 언제든 원할 때 의료진의 이야기를 제한하거나 중간에 본인이 궁금한 점을 물어도 좋다는 이야기를 해두는 것이 좋다. 휴대전화를 꺼 두거나 동료에게 맡겨 환자와의 이야기에 집중할 수 있도록 하는 것도 방법이 될 수 있다.

2단계 : 환자의 자각 평가하기

'말하기 전에 물어보라'는 격언이 필요한 단계이다. 개방형 질문을 통해 환자가 자신의 의학적 상태를 어떻게 평가하고 느끼는지를 알아볼 필요가 있다. 즉 환자가 현재의 상태를 가볍게 여기고 있는지, 심각하게 여기고 있는지를 정확히 알고 난 이후에 현재의 상태를 토의하는 것이 좋다. 예를 들어 '지금까지 검사를 받으면서 들은 이야기가 없나요?'라든가 '어제 우리가 MRI를 찍은 이유를 알고 있나요?'라는 식의 질문을 통해 환자의 반응을 평가한다. 이러한 정보를 바탕으로 환자에게 어떻게 나쁜 소식을 이해시킬 것인지를 궁리해야 한다. 또한 이 과정을 통해 환자가 현재의 질병 상태를 부인하고 있는지, 소망이 무엇인지, 질병에 대해 좋은 내용은 아니지만 꼭 알고 있어야 하는 정보가 빠진 것은 없는지, 치료에 대한 비현실적인 기대를 가지고 있는지 여부를 확인해야 한다.

3단계 : 환자에게 초대받기

대부분의 환자들은 진단, 예후, 그리고 질병과 관련한 세세한 부분까지 자세한 정보를 듣기 원하지만 그렇지 않은 환자들도 있다. 의료진이 환자가 질병에 대해 어디까지 알고 싶어 하는지 분명해질 때까지 경청하는 것은 나쁜 소식과 관련된 환자의 숨겨진 불안을 드러내게 할 수 있다. 하지만 자세한 정보를 듣고 싶어 하지 않는 환자에게 사실을 직면시키는 것만이 올바른 방법은 아니다. 경우에 따라서 사실로부터 숨는 것이 정신적 적응에 도움이 되고 이후에 점차 질병이 심해지면서 이에 대해 토의할 시간을 가질 수도 있다.

정기적인 검사를 한 이후에 정보를 토의하면서 환자가 보이는 반응을 관찰하면 다음에 환자와 어디까지 토의가 가능할지 단서를 얻을 수 있다. 예를 들면 '검사 결과에 대해서 제가 어디까지 말씀 드리는 게 좋을까요?', '제가 환자분께 결과와 관련한 모든 정보나 대략적인 상태에 대해서 말씀 드리고 치료 계획에 대해 좀 더 자세한 설명을 드리기 위해 따로 시간을 갖고 얘기를 나누어도 좋을까요?'라는 질문을 할 수도 있다. 만약 환자가 자세한 소식을 듣고 싶어 하지 않는다면 그 의사를 존중해주어야 한다. 그런 경우 혹시 물어보고 싶은 것은 없는지, 나중에라도 언제든지 원하는 정보를 이야기해줄 수 있음을 설명해주어야 한다.

간혹 우리나라에서는 본인이 직접 이야기를 듣기보다는 배우자나 자식이 대신 이야기를 들어 주기를 원하는 환자도 있으므로 이에 대해서도 물어봐주는 것이 좋다.

4단계 : 환자에게 지식과 정보 제공하기

나쁜 소식을 전하기 이전에 좋지 않은 뉴스가 있음을 미리 경고하는 것이 환자의 충격을 감소시키고 정보 전달 과정을 좀 더 쉽게 할 수 있다. 예를 들어 '불행하지만 좋지 않은 이야기를 해야 할 것 같습니다' 또는 '유감입니다만…' 등의 말을 서두에 꺼내는 것이다.

의료적 사실을 전하는 것은 의사의 일방적인 이야기일 가능성이 높지만 몇 가지 사실을 유념하면 좀 더 나은 방법으로 대화할 수 있다.

첫째, 환자 수준에 맞는 단어와 문장을 사용한다.

둘째, 가급적이면 전문적 용어를 사용하지 않는다. 예를 들어 '전이'라는 용어보다는 '몸에 퍼졌다'라든가 '생검'보다는 '신체 조직(또는 부위) 검사'라는 쉬운 말을 쓰는 것이 좋다. '몸속에 나쁜 암이 발견되었습니다. 바로 치료받지 않으면 생명에 영향을 줄 수도 있습니다'라는 식의 단순 명료한 언급이 필요할 수 있다. 이렇게 쉽게 설명해주는 편이 환자가 이야기를 듣는 동안 사실 파악을 제대로 못하여 나중에 분노를 폭발하거나 의료진을 비난할 가능성을 낮출 수 있다.

셋째, 정보를 조금씩 나누어 제공하고 환자가 정확히 이해했는지 반복적으로 확인할 필요가 있다.

넷째, 예후가 좋지 않은 경우더라도 '더 이상 저희가 해드릴 수 있는 게 없습니다'라는 식의 말은 피하는 것이 좋다. 이런 식의 태도는 나중에 환자가 받을 수 있는 통증 조절이나 증상 완화 치료를 어렵게 할 수 있기 때문이다.

5단계 : 환자의 감정을 파악하고 공감하기

나쁜 소식을 전할 때 환자의 감정에 적절히 반응하는 것은 가장 힘든 일 중 하나이다. 환자는 침묵하거나, 믿지 않거나, 울거나, 부인하거나, 분노하는 등 다양한 반응을 보일 수 있다. 나쁜 소식을 접했을 때 환자가 정신적 충격이나 고립감, 비탄 등의 감정적 반응을 나타낼 경우 의료진은 정서적 지지나 의료진이 끝까지 함께 있을 것이라는 연대감 등의 공감적 반응을 보이는 것이 좋다. 공감적 반응은 흔히 다음 네 가지 단계를 거친다.

첫째, 환자의 감정을 살핀다. 환자는 울먹이거나, 슬퍼하거나, 침묵하거나, 정신적 충격 상태를 보일 수 있다.

둘째, 혼자가 스스로 느끼는 감정을 무엇이라고 생각하는지 알아낸다. 만약 환자가 슬퍼 보이지만 침묵하고 있는 경우 개방형 질문을 통해 환자가 지금 무슨 생각을 하는지, 어떤 느낌인지를 묻는다.

셋째, 그런 느낌의 이유를 찾는다. 물론 나쁜 소식과 관련된 문제겠지만, 확실하지 않다면 환자에게 묻는 것이 좋다.

넷째, 환자에게 스스로의 감정을 표현할 시간을 준다. 또한 환자의 감정과 그렇게 느끼는 이유를 충분히 이해하고 있음을 말로 표현한다.

예를 들면 다음의 대화와 같다.

> 의사 : 미안합니다만 영상 사진 결과 약물 치료의 효과가 충분하지 않은 것 같습니다. (잠시 침묵) 불행히도 사진상 암이 더 커지고 있습니다.
>
> 환자 : 저는 계속 두려웠어요. (울음)
>
> 의사 : (의자를 환자 쪽으로 조금 옮기면서 티슈를 건넨다) 이런 이야기를 듣고 싶어 하지 않는다는 건 알고 있습니다. 저도 좀 더 좋은 소식이기를 바랐습니다만….

환자의 감정이 가라앉지 않은 상태에서 다른 이야기를 꺼내기는 어렵다. 만약 감정이 쉽게 가라앉지 않는다면 환자가 차분해질 때까지 공감적 반응을 보이는 것이 도움이 된다. 의료진은 환자의 슬픔이나 이와 관련된 감정을 충분히 공감하고 있음을 표현할 필요가 있다(예 : 저도 좀 더 좋은 소식이기를 바랐습니다만…). 환자가 침묵하면서 감정 표현을 하지 않을 때는 어떤 말을 꺼내기보다는 환자의 감정이나 생각에 대해서 물어볼 필요가 있다. 환자의 감정이 미묘하거나 간접적으로 이야기하거나 분명히 드러나지 않은 실망과 분노를 표현할 때 공감적 반응을 보일 수 있다.

> 환자 : 그럼 저는 그렇게 고통스러운 약물 치료를 반복해야 한다는 뜻인 가요?
>
> 의사 : 이런 소식은 마음 상하는 일이지요.

환자는 이런 소식을 전하는 의료진이 자신을 지지해주고, 공감하고, 질병 상태를 조사하고, 자신의 상태를 평가하는 중요한 자원임을 알고 있다. 이러한 의료진으로부터 공감을 받는다면 환자의 고립감은 낮아지고, 조금씩 건강한 감정을 되찾을 수 있게 된다.

6단계 : 치료 전략 짜기와 요약

미래에 대한 분명한 계획을 갖고 있는 환자는 불안과 불확실하다는 느낌이 낮아진다. 치료 계획을 세우기 이전에 환자가 이러한 문제를 상의할 준비가 되어 있는지 물어보는 것이 좋다. 앞으로 가능한 치료 방법들을 설명하고 선택하게 하는 것은 법적으로 필수적인 부분일 뿐만 아니라 환자의 선택을 중요시한다는 암시가 될 수 있다. 환자와 함께 치료 계획을 짜는 것은 어떤 의미에서는 향후 치료 방법이 실패할 경우 책임을 함께 진다는 의미를 가질 수 있다. 흔히 환자는 치료의 목적이나 효과를 잘못 이해하는 경우가 많기 때문에 오해하는 부분이 없는지 점검하는 것이 필요하다.

의료진의 경우 향후 치료 전략이 좋지 않은 예후와 관련되거나 환자의 고통을 수반할 경우(예 : 약물 치료에 의한 피할 수 없는 부작용 등) 이에 대해 토의하는 것을 불편해하는 경향이 있다. 이런 이야기를 꺼내는 것이 환자의 희망을 무너뜨리지는 않을까 두려워하기도 한다. 또한 의료진 자신의 무능을 고백하는 것처럼 여겨질 수도 있고, 환자의 감정을 다룰 준비가 되어 있지 않다는 느낌도 들 수 있다. 특히 지금까지 치료를 참고 견디면 더 좋아질 것이라고 긍정적 부분만을 강조했던 경우에는 더욱 당혹스러운 느낌이 들 수 있다.

하지만 대부분의 환자는 자신의 질병의 심각성과 치료의 한계에 대해서 알고 있지만 두렵기 때문에 이야기를 꺼내는 것을 힘들어하는 경우가 많다. 따라서 환자가 알고 있는 것, 기대하는 것, 앞으로의 희망 등을 토의하면서 의료진이 환자를 이해하려고 한다는 감정을 전달하는 것이 치료 전략을 짜는 첫 단계가 될 수 있다. 만약 환자가 현실성 없는 기대를 하고 있는 경우 환자의 삶에 대해 이야기하면서 그 뒤에 숨겨진 두려움, 걱정, 감정이 무엇인지를 알아보는 것이 도움이 된다. 실직, 남겨질 가족에 대한 걱정, 앞으로 겪을 고통에 대한 두려움, 스스로 움직이지도 못할지 모른다는 두려움, 다른 사람에게 방해가 될지 모르는 자신에 대한 비참함 등의 감정이 숨어 있을 수 있다. 자신의 두려움과 걱정을 이야기하면서 환자는 현재 상태의 심각성을 받아들일 준비를 하게 된다.

환자의 소망을 듣고 이를 반영한 치료적 전략을 짤 수 있다. 즉 고통을 피하고 싶다, 가족과 함께 시간을 보내고 싶다, 여행을 하고 싶다 등의 소망에 적합한 치료 방침을 함께 토의할 수 있다.

참고문헌

Bates B. A Guide to physical examination and history taking. 1987, Lippincott.

Baile W. F. A Six-step protocol for delivering bad news : Application to the patient with cancer. The Oncologist 2000; 5 : 302-311.

Gina C. A review of current theory of living and death. J Adv Nursing. 1998, 28(2), 382-390.

Kübler-Ross, E. On grief and grieving : Finding the meaning of grief through the five stages of loss, 2005, Simon & Schuster Ltd.

Marron R. Dying, mourning and spirituality : a psychological perspective. Death Studies, 1999; 23 : 495-519.

Othmer E. The clinical interview. 2002. American Psychiatry Press.

Sirois F. Psychiatric aspects of chronic palliative care : Waiting for death. Palliative and Supportive Care 2012; 10 : 205-211.

Wreth J. L. et al. Psychosocial issues near the end of life. Aging & Mental Health 2002; 6(4) : 402-412.

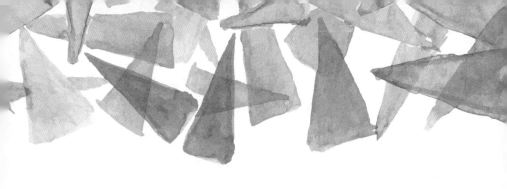

보호자의 심리와 역할

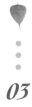

03

가족 내에 환자가 발생할 경우 관련된 가족은 심각한 영향을 받는다. 일상적인 활동, 역할과 관계, 삶의 의미가 변하며 건강을 추구하던 생활에서 질병에 초점을 맞추어 바뀌게 된다. 한 연구에 따르면 임종 환자를 위해 가족의 간병에 소요되는 총비용이 연간 1억 달러에 이른다(Hayman J., 2001).

죽음을 직면한 환자가 발생할 경우 가족의 결속이 강화될 수도 있지만 그렇지 않은 경우도 생길 수 있다. 한 연구에 의하면 소아 암 환자가 발생할 경우 초기에 가족은 서로간에 좀 더 친밀감을 느낀다고 한다(Asai M., 2007). 조부모는 손자를 돌보는 데 적극 참여하고, 부모는 아이에게 안락함을 제공하기 위해 노력하며, 형제는 협조적이고 아픈 형제를 배려한다.

하지만 질병이 만성화되고 통제할 수 없는 통증이 악화하면서 고통으로 비명을 지르는 아이를 보게 되면 조부모는 아이를 돌보는 부모의 태도를 비난하고, 부부는 서로를 헐뜯고, 형제들은 겁을 집어 먹고는 아픈 형제에게 접근하는 것을 두려워하게 된다. 즉 병세가 악화하면서 처음에 협조적이던 가족들은 점차 지치고 사랑하는 가족이 죽어가는 상황을 직면하면서 두려움에 떨게 되는 것이다.

따라서 가족의 심리를 이해하고 심리적 안정을 도모하며 이들을 치료에 참여하도록 유도하는 것이 의료진이 취해야 할 태도 중 하나이다.

보호자의 심리적 이해

죽음을 직면한 환자의 보호자는 환자의 요구에 맞추어 정서적, 신체적 도움을 주고 싶어 한다. 하지만 이와 관련하여 겪는 보호자의 심리적 부담에 대해서는 배려가 부족한 경우가 많다.

환자를 돌보아야 하는 가족은 환자를 어떻게 간호해야 할지 모르고, 이전과 다른 역할을 해야 하는 것에 적응해야 하며, 사랑하는 사람이 죽어가는 과정에서 겪게 되는 많은 상실감을 이겨내야 한다. 이러한 과정에서 보호자는 우울증, 불안증, 피로감 등의 정신적 문제를 경험할 수도 있다. 특히 폐암, 혈액암, 두경부암 환자의 보호자에서 심리적 부담이 더욱 크다는 연구도 있다.

윌리엄스 등(Williams A. et al., 2011)이 보호자의 심리와 관련된 논문 19개를 검토하여 발표한 자료에 따르면 3개의 논문에서는 보호자의 연령이 어릴수록, 1개의 논문에서는 연령이 높을수록 정신적 스트레스가 크게 나타났다. 성별의 경우 대부분의 논문에서는 별다른 차이를 보이지 않는 것으로 조사되었으나 3개의 논문에서는 여성에서 좀 더 정신적 충격이 크게 나타났다. 이러한 차이는 조사 방법의 차이와 연구가 진행된 대상자의 문화적 배경의 차이와 무관하지 않다.

루이스(Lewis M., 1986)는 완화 치료를 시행하는 보호자의 정신적 고통의 요인을 크게 11가지로 분류하여 보고하였다.

① 심리적 부담
② 신체적, 물리적 요구
③ 불확실성
④ 환자의 죽음에 대한 두려움
⑤ 삶의 방식과 역할의 변화
⑥ 경제적 문제
⑦ 환자를 편하게 해주는 방법을 모름
⑧ 도움이 부족함을 인지
⑨ 실질적인 걱정
⑩ 성적인 문제
⑪ 다른 보호자들의 도움이 없음

특히 환자의 상태와 관계 없이 보호자를 가장 힘들게 하는 것 중 하나가 '환자에게 무엇을 해주어야 할지 모르겠다'는 정보와 관련한 문제였다. 또한 그로브(Grobe M., 1981)의 연구에 따르면 적절한 교육이 보호자에게 가장 도움이 된다고 보고하였다. 많은 보호자들은 환자의 거동을 돕고, 정서적 지지를 하고, 집안일을 하는 데 많은 시간을 보내지만 정작 자신을 지지해주는 사람이 없다는 것에 힘들어하기도 한다. 한 연구에 따르면 보호자의 85%가 주변의 도움을 받지 못한다고 보고하였고, 77%에서는 환자를 돌보는 시간이 길어지면서 정신적 스트레스가 점차 증가한다고 하였으며, 28%는 환자를 돕기 위해 정신과적 약물을 복용한다고 하였다. 특히 보호자의 정신적 부담은 환자의 신체적 상태의 악화, 일상생활의 장애, 복잡한 간병의 필요 등과 밀접한 관계를 갖는다.

기븐 등(Given B. et al., 2001)은 임종 환자 가족이 원하는 요구를 다음과 같이 요약한 바 있다.

① 질병에 관한 정보
- 신체적 관리와 안락함을 제공할 수 있는 방법
- 증상의 의미와 관리하는 방법
- 치료 약물에 대한 이해
- 향후 어떤 관리가 필요한지
- 환자의 정서적 반응
- 집안일을 관리하는 방법
- 경제적 도움과 관련한 정보
- 지역 자원 현황

② 실질적인 간병을 위한 지식
- 증상을 관찰하고 의료진에게 보고하는 방법
- 질병 상태를 확인하는 방법
- 이동 방법(실내, 실외 포함)
- 영양 공급에 대한 지식
- 경제적 지원 방안

③ 자신의 부담과 심적 우울 등의 스트레스 요인을 관리하는 방법
- 환자가 질병이 악화하면서 요구사항이 많아짐

- 질병이 진행되고, 병세가 악화하는 것에 대한 정신적 대처
- 환자의 정신적, 사회적 요구에 대한 정확하고 자세한 정보

의료진은 보호자의 정신 건강이 보호자 자신의 삶의 질뿐만 아니라 환자의 예후에도 상당한 영향을 미칠 수 있음을 항상 유념하고 보호자의 심리적 요구와 정신 건강을 배려할 준비가 되어 있어야 한다. 특히 치료 초기에 보호자의 정신 건강에 대한 평가를 통해 적절한 해결 방법을 제안하는 것은 향후 환자의 예후뿐만 아니라 보호자의 스트레스를 낮출 수 있는 해결책이 될 수 있다. 또한 환자를 돌보는 방법과 상태에 대한 정확한 정보 제공과 의료진과의 대화가 보호자의 심리적 부담을 낮추는 데 필수적인 요인이다.

보호자와의 소통

일반적인 원칙

환자와 보호자의 요구가 다를 경우 누구의 의견을 우선으로 해야 할지 결정하기 어려운 경우가 있다. 특히 진실을 이야기하는 데 있어 이런 문제가 자주 발생할 수 있다. 보호자는 환자의 상태를 당분간 비밀로 해 달라고 요구할 수 있고, 환자는 보호자에게 사실을 숨겨 달라고 할 수도 있다.

이러한 상황은 우리나라를 비롯한 아시아권에서 특히 많이 발생할 수 있다. 또한 죽음에 대해 이야기하는 것은 어느 문명권에서든 힘든 일이지만 특히 아시아권에서는 이에 대해 이야기하는 것을 꺼리는 경향이 높다. 이러한 경향으로 인하여 예후나 향후 가능한 치료의 선택, 호스피스 같은 이야기를 꺼내기가 어려울 수도 있다.

보호자의 요청으로 현재 상태에 대해 환자에게 비밀로 한 채 향후의 치료 방침에 대해 보호자와 상의하는 것은 보호자의 부담과 고립감, 책임감 등의 부정적 기분을 악화시킬 수 있다. 우리나라에서도 병약한 부모에게 질병에 대한 객관적 사실을 이야기하는 것은 환자가 감당할 수 있는 범위를 벗어난다고 생각하거나 평생 고생한 부모에게 너무 가혹한 일이라고 생각하여 책임은 전적으로 보호자가 지겠으니 보호자(예 : 주로 장남)와 주로 상의해줄 것을 요구받는 경우도 적지 않다.

앞에서도 언급한 바 있지만 어떤 상황에서든 의료진이 가장 중요하게 생각해야 할 것은 환자의 의견이다. 보호자에게서 위와 같은 요청이 있었을 경우에 환자에게 앞으로 치료 등의 내용에 대해 보호자와 상의해도 좋을지에 대해 물어보고 이에 관련한 확인서 등을 작성하는 것이 좋다. 반대로 환자가 자신의 병명을 알리기 꺼리는 경우 보호자의 일방적인 요청에 응해서는 안 된다. 물론 환자가 치매, 섬망 등의 증상으로 적절하고 합리적인 의사 판단이 어렵다고 판단되는 경우 대리인을 선정하여 치료에 대한 상의를 할 수 있지만 이러한 경우에도 적절한 법적 판단을 근거로 하여 시행하는 것이 좋다.

문제에 대한 대처

보호자들은 흔히 자신들이 걱정하는 일이 반드시 일어날 것이라고 생각하거나 자신들의 요구가 제대로 실현되지 않는다고 생각한다. 따라서 이상적인 경우 사회사업가나 심리상담사 등의 도움을 받아 정기적으로 보호자와 상담하여 그들의 고민을 들어 주고 불안을 감소시키는 것이 도움이 된다.

일반적으로 의료진은 환자의 치료보다도 보호자의 요구에 응하는 것이 더 어렵다고 느껴지는 경우가 많다. 물론 진료, 회진, 기타 술기 등으로 일정이 바쁘기 때문에 보호자의 요구에 수시로 응할 수 없어 어려움은 더 커질 수밖에 없고 이로 인하여 불필요한 오해가 발생하는 경우도 있다. 보호자들은 직접 주치의를 만나서 이야기를 듣고 싶어 하는 경우가 많다. 엠마누엘(Emmanuel E., 1999)의 연구에 따르면 보호자는 주치의와의 대화를 통해 자신의 요구와 의견이 경청된다는 느낌을 받을 때 부담과 갈등이 감소한다고 보고하였다.

해결책 중 하나는 보호자와의 면담 시간을 미리 정하여 원하는 보호자가 모두 참석할 수 있게 하는 것이다. 이러한 방법을 통해 효과적으로 치료적 방침에 대한 상의와 의료적 정보도 제공할 수 있으며 보호자 간의 역동이나 갈등, 협조의 정도를 관찰할 수 있는 기회를 가질 수 있다. 물론 이러한 면담은 정기적으로 이루어지는 것이 이상적이다.

보호자 갈등의 대처

대부분의 가족은 임종에 가까운 환자를 두고 결속하지만 그렇지 않은 가족들도 있다. 특히 가족 간 갈등이 심한 경우 의료진과 가족 간의 의사소통이 어려운 경우도 많다. 또한 보호자를 간병하는 과정에서 스트레스가 누적되어 잠재된 갈등이 폭발하거나 새로운 갈등이 빚어지는 경우도 많다. 물론 의료진이 직접 보호자 간의 갈등을 해결하는 것은 의료의 영역을 넘어서는 월권이 될 수 있다.

가족 간의 갈등이 심하거나 너무 많은 가족 구성원이 치료의 방침에 참여하고 싶어 하는 경우 가족회의를 통해 대표자를 선정하도록 권유하는 것도 방법이 될 수 있다. 선정된 대표자와 의견 교환이 가능한 적절한 환경에서 충분한 대화를 나누는 것이 좋다. 또한 보호자가 충분히 이해했는지를 확인하고 필요하면 중요한 사항을 적어서 전달하거나, 필요한 기사나 팸플릿을 제공하거나, 추후에 찾아볼 만한 인터넷 사이트를 알려주는 것도 도움이 된다.

보호자의 역할

일반적 역할

종종 환자의 보호자는 다양한 기능을 수행해야 하는 경우가 많다. 직접적인 환자의 간병, 일상생활 수행의 도우미, 사례 관리, 정서적 지지, 동반자 관계, 약물 관리자 등의 역할을 수행한다. 또한 적지 않은 보호자가 다양한 일을 동시에 해야 하는 경우도 있는데 직업 생활을 해야 하는 경우도 있고, 자신의 아이에 대한 부모의 역할, 다른 부모에 대한 보호자 역할 등이 그렇다. 이러한 다양한 사회적 역할 수행은 보호자의 스트레스와 심리적 부담을 가중시킨다. 한 연구에 따르면(Kim Y., 2006) 부모와 아이를 동시에 수발해야 하는 직장인에 비해 부모를 모시지 않고 아이를 키우는 직장인은 아이를 키우는 것에 좀 더 책임감과 긍지를 느낀다고 대답하였다.

일반적으로 임종 환자의 보호자가 수행해야 하는 다양한 역할은 다음과 같이 분류될 수 있다.

- 행정적 업무(사례 관리, 보험 관리, 청구서 관리 등)
- 도구/수단적 업무(진료 예약과 의료기관 동행, 개인적 심부름, 음식 준비, 청소 및 기타 집안일 등)
- 길잡이 업무(정보의 수집, 적합한 의사 찾기 등)
- 사회적 지지 업무(동반자 역할, 사회적 관계 유지의 매개체 역할 등)

의견 결정권자

보호자는 환자의 치료 과정에서 수많은 선택을 해야 하고 이러한 과정은 당혹스러운 일이 될 수도 있다. 즉 어떤 치료를 선택할 것인지, 직장 문제는 어떻게 해야 할지, 아이들 양육은 어떻게 할 것인지, 경제적 문제는 어떻게 감당해야 할지 하는 다양한 문제가 발생한다. 이러한 치료 외적인 문제가 보호자를 우울하거나 불안하게 만드는 경우가 있다.

환자와 의사 간에 강한 신뢰감을 갖고 있는 경우에도 보호자의 개입이 문제를 유발할 수 있다. 보호자 역시 환자의 상태에 대한 방송 매체나 인터넷 등 다양한 정보를 찾아보고, 주변 사람의 의견을 듣거나, 비전문가나 상기 질병에 경험이 많지 않은 미숙련 전문가에게 조언을 구할 수 있다. 이러한 정보를 바탕으로 잘못된 판단을 하여 치료에 개입하려 하는 경우도 적지 않다.

인터넷 검색을 통한 편협한 지식으로 치료 방침에 반대하거나, 의사의 언급에 오류를 찾으려 들거나, 다른 치료 방법을 찾아보거나, 대안적 치료 방법을 검색하거나, 민간 요법을 살펴보거나, 주변 사람의 조언을 바탕으로 현재 치료 방침과는 다른 결정을 주장하면서 치료에 참여하려는 경우도 있다.

물론 위에서 열거한 바와 같이 부정적 개입이 되는 경우도 있지만 대부분의 경우 합리적이고 적절한 판단을 통해 환자의 치료를 촉진하는 경우가 더 많다. 이러한 경우 결정을 앞두고 망설이는 환자에게 긍정적 역할을 하게 된다. 보호자의 부정적 결정이 치료를 방해한다고 느껴질 때는 그러한 결정의 근거를 확인하고 현재 치료 방법의 합리적 근거를 제시하며, 치료 내용과 관련한 오해가 없는지를 확인한다. 또한 치료 과정에서 보호자의 소외감이나 환자에 대한 죄책감, 기타 가족 간 갈등 등의 문제를 확인하면 의외로 쉽게 문제가 해결되는 경우도 있다.

기타 역할

보호자는 치료를 받는 환자의 옹호자(advocator) 역할을 수행한다. 환자를 위해 정보를 찾아주고, 보험 관련 일을 봐주고, 청구서를 지불하고, 처방된 약을 확인하고, 운동을 시키고, 새로운 증상이나 부작용을 의사에게 보고하며, 증상을 완화시키려 노력하고, 치료 방침을 따를 것을 조언하고, 건강한 생활 습관을 유지하도록 도와주는 등의 다양한 역할을 수행한다.

또한 통역의 역할을 수행하는 경우도 있다. 치료진은 환자에게 증상과 치료 방침을 이해시키고, 환자의 요구와 선택을 경청해야 한다. 간혹 쇠약한 노인이나 어린 아동, 또는 사회적·문화적 배경이 다른 환자의 경우 의료진과 환자 간의 적절한 의사소통이 이루어지지 않는 경우가 있는데 이런 경우 보호자가 마치 통역관처럼 양측의 의견을 이해하기 쉽게 전달하는 역할을 한다. 또한 의견 교환의 완충 역할을 하면서 환자의 결정을 촉진하는 역할도 수행한다.

또 한 가지 중요한 역할 중 하나는 실무 제공자 역할이다. 통증과 증상 관리에 있어 보호자의 역할은 중요하다. 보호자는 필요에 따라 통증 치료제를 꺼내 주거나 정해진 시간에 필요한 약을 복용하도록 지시하며, 언제, 어떤 약을, 얼마나 줄 것인지를 결정하기도 한다. 또한 환자의 증상과 투약 내용, 결과 등을 기록하여 의료진에게 유용한 정보를 제공하기도 한다. 환자가 거동할 수 없거나 여러 가지 이유로 병원을 방문할 수 없는 경우 대신 처방전을 받아 갈 수도 있고, 의사의 지시를 듣고 환자에게 전달할 수도 있다. 또한 의료기관의 여러 과에서 처방된 약제를 먹기 좋게 배열하는 조제 역할도 수행할 수 있다.

환자의 경과에 따라 사용되는 약제에 의해 다양한 부작용이 발생할 수도 있는데, 경우에 따라 보호자의 적절한 보고 없이는 부작용이 확인되지 않는 경우도 있으므로 실무자로서 보호자의 보고에 귀를 기울여야 한다.

참고문헌

Hanks G. et al., Textbook of palliative medicine 4th edition. Ch. 15.3; Joan T. et al., The family perspective 2010. Oxford press.

McCorkle R., Enhancing caregiver outcomes in palliative care. Cancer Control. 2001; 8 : 36-45.

Hayman, J., Langa, K., Kabeto, M. et al., Estimating the cost of informal caregiving for elderly patients with cancer. Journal of Clinical Oncology. 2011; 19 : 3219-3225.

Morris S. et al., Family carers providing support to a person dying in the home setting : A narrative literature review. Palliative Medicine. 2015; 29(6) : 487-495.

PDQ Supportive and Palliative Care Editorial Board. Family Caregivers in Cancer : Roles and Challenges. PDQ Cancer Information Summaries [Internet]. Bethesda (MD) : National Cancer Institute (US); 2002-2015 Jul 16.

Willams A., McCorkle R., Cancer family caregivers during the palliative, hospice, and bereavement phases : A review of the descriptive psychosocial literature Palliative and Supportive Care 2011; 9 : 315-325.

Randy S., Improving Well-Being in caregivers of terminally ill patients. Making the Case for Patient Suffering as a Focus for Intervention Research. Journal of Pain Symptom Manage. 2007; 34(5) : 539-546.

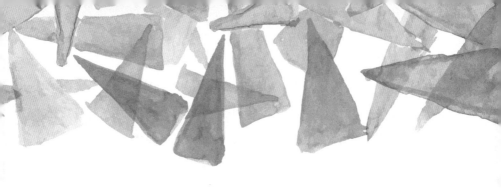

법적, 윤리적 측면

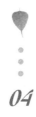

04

완화 치료는 임종을 직면한 환자에 대한 치료이다. 따라서 누구도 원치 않는 죽음이라는 비극적 결과를 예상하면서 시행하게 된다. 하지만 죽음이란 단순히 생물학적 문제가 아닌 사회적, 법적, 윤리적 의미를 내포한다. 따라서 이와 관련한 여러 의견이 있을 수 있고, 이런 의견이 대립될 때 법적, 윤리적 문제가 대두될 수 있다.

 의료진은 신이 아니다. 다만 과학적 근거와 전문적 경험, 새로운 지식을 근거로 합리석인 판단을 위해 노력할 뿐이다. 따라서 본인의 판단이 틀릴 가능성은 언제나 존재한다. 이러한 불확실성이 내재된 판단은 언제든 이견이 제시될 수 있고 이러한 의견이 좁혀지지 않을 때 법적, 윤리적 문제가 대두될 수 있다. 예를 들어 완화 치료의 가장 근간이 되는 '불필요한 완치를 위한 치료 대신 시행하는'이라는 정의 역시 실제 임상 상황에서는 다양한 결정이 존재할 수 있다. 어떤 치료가 불필요하고 어떤 치료가 필요한 것인가에는 철학적, 종교적, 윤리적, 경험적 가치가 다양하게 존재할 수 있다.

환자에게 진실을 어디까지 이야기해야 하는가, 현재 치료를 지속할 것인가, 특수 상황에서 심폐 소생술을 할 것인가, 인공 호흡기와 생명 연장은 어떻게 할 것인가, 통증 치료를 위한 마약류 사용은 어떻게 할 것인가 하는 실제 상황에서는 이론과 논쟁이 있을 수밖에 없다. 특히 이러한 문제와 관련하여 환자와 가족, 또는 가족 내에 의견이 엇갈릴 경우 섣부른 결정은 추후 법적인 문제를 유발할 가능성이 높다.

이 장에서는 완화 치료를 시행하면서 쉽게 부딪힐 수 있는 법적, 윤리적 문제를 중심으로 다루고자 한다.

법적 권한과 능력

노인에게서 인지 기능의 손상이 많이 발생하기 때문에 의사결정 능력의 문제를 초래할 가능성이 높다. 따라서 권한, 능력과 관련된 문제는 의료진에게 핵심적인 이슈가 될 수 있다. 물론 특별한 과제 혹은 기능이 결핍되었는지를 판단하는 것은 궁극적으로 법원의 특권이지만 이러한 판단을 위해 의료인에게 자문을 구하는 일이 많다. 임상의 혹은 의료적 평가자는 의사결정에 능력과 무능력이라는 용어를 사용한다. 유언 능력과 보호자 혹은 후견인의 필요성 여부는 법원에서 자문을 구하는 가장 흔한 문제들이지만, 다른 행동에 대한 권한과 관련된 의견도 문의할 수 있다. 예를 들면 운전하는 능력, 계약서에 서명하는 능력, 증명하는 능력, 또는 결혼할 수 있는 능력 등이다. 의학적 관점에서 의사결정은 매우 복잡할 수 있는데, 이를 위해서 감시의 필요성과 함께 자율의 여러 가지 면이나 다른 대안의 가치 사이에서 균형 잡는 것이 요구된다. 이해관계자, 이를테면 가족 구성원들이 매우 다른 관점을 갖는다면 논란은 더욱 가열될 수 있다.

법적 권한과 능력의 평가는 다음과 같다. 최근의 연구에서 논의된 바와 같이, 평가자는 판단력을 분석하기 위해 다음 두 가지 접근법 중 한 가지를 사용하는 경향이 있다. 첫 번째는 권한과 능력의 평가를 위한 표준화된 도구에 의존하는 것인데, 피검사자의 사건과 관련한 문제의 세부적인 것들과는 상관없이 평가하는 방법이다. 예를 들어 한국형 치매 평가 도구(Consortium to Establish a Registry for Alzheimers Disease, CERAD)나 서울신경심리검사(Seoul Neuropsychological Screening Battery, SNSB) 등의 객관적 검사를 통해 도출된 결과로 피검사자의 능력을 유추하여 판단하는 것이다.

두 번째는 선택을 이해하는 개인의 능력을 유연하게 개별적으로 평가하는 접근법이다. 이는 첫 번째 방법에 비해 법적 평가 등에서 매우 중요한 근거로 활용될 수 있다. 가족 등 주변 사람들로부터 얻은 부수적인 정보는 치매를 평가하는 중요한 요소인데, 환자가 보이는 기억장애가 정보의 정확성에 대한 신뢰를 떨어뜨릴 가능성이 높기 때문이다. 특별한 사건에 대한 개인의 이해와 인식에 대해 의료적 평가를 하는 것은 더욱 중요하다. 예를 들어 만일 환자가 치료를 권유받고 이를 거절한다면, 의료진은 선택 가능한 다른 치료의 위험과 이득에 대한 적절한 정보를 비교하고 권유된 내용을 적절히 이해하는지 평가할 수 있다. 기타 명백한 재정적 평가, 유언의 선택, 혹은 대리 결정인의 선택에 대한 정보를 평가해야 한다면 이는 필수적인 평가이다.

선택에 대한 정보에 더하여, 자신의 개인력, 가족 구성과 가족력 그리고 재정적·법적 상태에 대한 정보는 스스로의 보고와 비교될 것이고 자신의 선택에 대한 근거를 평가하는 데 도움을 줄 것이다. 현재 투약에 대한 지식은 직접적으로 개인의 의학적 의사결정과 관련이 있고, 인지 기능에 영향을 주는 약물을 복용하는지를 알 수 있으며, 언급되지 않은 관련 의학적 상태가 있는지 확인할 수 있다. 의학적 기록을 통해 평가자는 뇌의 기능에 영향을 줄 수 있는 상태, 기능, 중독, 질병 등이 있는지 알 수 있다. 주변으로부터의 부가적인 정보는 잠재적으로 편향될 가능성이 있기 때문에 법과 관련된 평가를 시행하는 평가자는 '양측'으로부터의 주장이나 요구를 포함하여 다양한 정보를 찾아야 한다. 그리고 다른 정보를 얻기 위해 사용되거나 요청된 내용과 앞으로 있을 정보에 대한 출처를 밝혀야 한다.

유언 능력

재산은 한 소유자로부터 다른 소유자에게 증여, 판매, 신탁, 유산 등을 통해 양도될 수 있다. 하지만 재산의 판매는 계약 능력에 의해 보호된다. 증여, 신탁, 유언에 대한 논쟁이 발생하면 법원은 원래의 소유자, 기증자, 양도자, 유언자의 의도와 이의 영향에 대해 관심을 갖는다. 유언에 의한 소유자 변경의 경우 잠재적인 상속인 또는 수혜자가 유산의 처분이 양도자 또는 유언자의 의도와는 다르다고 느낄 때 유언 집행 과정을 통한 유산의 분배에 대해 두 가지 법적 방법으로 이를 무산시키거나 변화시킬 수 있다. 첫째, 사기, 협박 또는 부당한 영향력에 의한 것이거나, 둘째, 유언의 공증에 필수적인 정신 상태의 결함이 있다는 주장을 할 수 있다. 유언장을 만드는 데 있어 유언에 대한 법적 능력은 반드시 필요한 요인이다.

대부분의 법 정신의학과 관련된 문제에서, 유언 능력에 대한 법적 검사는 주관적인 상태에 대한 추론을 필요로 하며, 검사 결과는 객관적인 용어로 표현된다. 모든 법정에서는 유언 당시에 '온전한 마음'을 가질 것을 요구한다. 일반적으로 법률상 '온전한 마음'이란 (1) 자기 자신의 재산의 범위와 상태를 알고 있고, (2) 자산을 받는 대상을 알고 있으며, (3) 유언 행위의 본질을 알고 있고, (4) 잘 조화된 정보를 유언계획에 반영할 수 있는지 여부를 말한다. 대부분 유언 집행과 관련된 능력에 관한 법에서는 모든 자산 항목을 거명했느냐가 아니라 자산의 범위를 알 수 있는 능력이 있느냐를 고려한다. 대부분의 법정에서는 무능력과 편파적인 것을 구분한다. 관습법에 기반을 두는 캘리포니아 사례는 다음의 법령을 제안하게 하였다.

> 노인, 나약함, 건망증, 개인적인 추잡한 취미, 개인적인 기이함, 오랜 친구나 친척을 알아보지 못함, 신체적 장애, 넋을 잃음, 그리고 정신적 혼란 등의 상태가 반복되는 것은 유언자가 유언할 능력이 없음을 지지하는 기반이 되지 않는다. 유언 집행 기간 동안 법적 무능력이 지속되었다는 근거 없이, 후견인의 보호하에 있었다는 단순한 사실만으로 법적 능력 부족을 입증할 수 없다. '정신 질환이 있는 사람도 정신이 명료한 기간이 있고, 그 명료한 기간 동안 유언이 작성된 것으로 추정된다'는 연관성을 항상 기억해야 한다(In re Estate of Mann, 1986).

온전한 마음이 부족하다는 데 초점을 둔 관련된 사례에서 유언자가 인지적으로 완전하며 따라서 유언에 대한 능력을 갖고 있는 경우와, 정신적 질환이 있어 유언장을 만드는 과정에서 혼란이 있는 경우를 비교할 경우 법원은 동등하게 '정신질환에 의한 망상'이 없는 상태에서 유언자가 의도하였을 근사치에 가깝도록 유언을 다시 쓰도록 한다. 법원은 유언장이 망상의 영향을 받아 작성되었다는 결론을 내리기 전에는 그러한 믿음에 합리적 근거가 없음을 가정하는 경향이 있다.

어떤 법정에서 설명한 바와 같이 "정신 이상에 의한 망상이란, 법률적인 의미에서는 불가능한 것에 대한 믿음, 또는 가능할 수 있지만 일반적인 환경에서 온전한 마음을 가진 사람이라면 신빙성이 없다고 생각하는 믿음을 말한다. 이는 사실이나 합리적 추론에 의하지 않은 믿음이다"(In re Estate of Raney 1990). 많은 법정에서는 망상적 믿음과 유언 내용 사이에 '~이 아니라면'이라는 원인적 관련성을 요구한다. 온전한 마음에 대한 가정을 반박하는 부담은 소송을 제기한 유언에 관련된 사람들의 몫이다.

대부분의 법정은 이러한 부담보다는 증거의 우세성을 인정한다. '명료한 기간'과 관련한 원칙은 유언자의 정신 상태가 마약 남용, 정신질환, 초기 또는 중기의 치매 상태일 때에도 적용된다. 따라서 소송을 제기한 예비 상속자는 유언이 작성된 시기의 상태가 최소한 정상이 아니었다는 것을 증명할 부담이 있다. 증상이 매우 심한 상태와 같이 법적 능력에 결함이 있던 시기에 대한 기술은 유언이 작성될 때 실제 그러한 심각한 상태였다는 가설을 입증할 자료가 되지 못한다. 유언자가 능력을 갖고 있을 때에도 수령인의 '부당한 압력'에 취약할 수 있다. 법 정신의학자는 부당한 압력에 대한 유언자의 정신적 취약성의 정도를 평가하도록 요청받을 수 있다.

건강 문제 관련 대리인, 사전 지시 및 생명 유지 치료의 거부

건강 관리는 '사람들의 노화'에 의해 직접적으로 영향을 받는 영역이고 치매가 발생한 경우는 특히 많은 문제가 발생한다. 특히 완화 치료를 받는 환자에서 건강의 악화, 통증 완화를 위해 사용되는 아편계 약제 등의 다양한 요인은 인지 저하를 유발할 수 있다. 인간은 갑작스러운 상태의 변화, 인지적으로 문제가 없는 사람에서도 어려운 상황의 결과로 복잡한 주요 건강에 대한 관리가 필요한 경우에 직면할 수 있다. 또한 일시적이든 아니든 손상된 사람, 사전 지시서를 완성해 놓지 않은 사람에 대해서는 논쟁이 흔하다.

적절한 문서가 명백한 언어로 작성되었음에도, 지명된 '건강 관리 대리인'은 다른 관심 있는 사람들, 즉 가족이나 친구, 건강 관리사들을 대면하게 되는데, 첨예하게 대립되는 선택에 대해 주장할 수 있는 사람들이다. 더욱이, 현재 손상된 사람의 이해력과 판단에 대한 질문이 사전 지시서의 문서가 집행되는 시기에도 제기될 수 있다. 대리인을 지명할 수 있는 대상자의 능력 평가 혹은 의미 있는 사전 지시서를 작성할 수 있는 능력의 평가를 요청받을 수 있는데, 특히 갈등이 많은 가족 상황에서 그렇다.

환자의 의사결정과 관한 인지 기능에 문제가 있을 경우 완화 치료와 관련한 대리인의 우선순위는 다음과 같다(암관리법 24조).

- 배우자
- 직계비속(예 : 아들, 딸, 손자, 손녀 등)
- 직계존속(예 : 부모, 조부모 등)
- 형제자매

법원으로부터 사전 지시서를 작성하고 서명한 시점에서의 대상자의 능력을 추적하여 평가하기를 요청받을 수 있는데, 이는 지명된 대리인이 다른 가족에 반하는 힘을 얻거나, 재정적 이득을 위해 권한을 얻을 수 있다는 염려 때문이다. 이러한 영역에서 자문이 필요하다면 의료진은 특별한 보호에 대한 윤리적인 이슈를 고려하도록 주의해야 하며, 의견은 의학적

'충고'에 가깝고 의견을 확대하는 것은 상대 측에 고용된 변호사와 같은 다른 관계자의 몫이고 의료진의 편견과 관련한 고소가 뒤따를 수 있으므로 주의가 필요하다.

완화 치료, 호스피스 치료 및 연명의료 중단 관련 법률

연명의료 중단과 관련한 법률이 마련된 계기는 1997년 발생한 '보라매병원 사건'이다. 발단의 요지는 경막외 출혈상을 입고 입원한 환자가 수술 시행 후 상태가 악화되어 인공 호흡기로 연명하게 되었다. 평소 환자의 폭력에 시달리던 가족은 환자의 치료 비용에 대한 부담을 이유로 퇴원을 종용하였다. 인공 호흡기를 제거할 경우 사망할 수 있다는 사실을 보호자에게 설명하였으나 지속적인 퇴원 요구로 피해자의 사망에 법적인 이의를 제기하지 않겠다는 귀가 서명서를 작성한 후 퇴원을 승낙하였다. 퇴원 시 자택까지 의료진이 동반하여 인공 호흡기 보조장치를 제공하였으며 보호자에게 이를 제거 시 사망할 수 있음을 다시 고지하고 보호자의 동의하에 제거하였다. 환자는 인공 호흡기를 제거한 지 5분 후에 호흡 곤란으로 사망하였다.

이 사건에 대해 가족과 의사는 모두 살인죄를 선고받았으며 가족은 정범, 의사는 공범으로 판결되었다. 당시 대법원은 '의사가 의사로서 환자를 치료해야 할 의무와 환자의 자기결정권에 따른 치료 중지에 응할 의무가 서로 충돌할 경우, 의사의 치료 중지가 환자의 사망이라는 중대한 결과를 초래하는 경우에는 환자를 치료해야 하는 의무가 우선이다. 또한 의사로서는 의료 행위를 중지할 시점에 있어 환자의 상태, 환자의 회복가능성 등을 진지하게 고려해야 하며, 그것이 법률상 허용되는 것인지 여부에 대한 검토를 해야 한다'고 판결 이유를 밝혔다(대상판결 대법원 2004. 6. 24 선고 2002도995 판결).

상기 사건 이후 의료계에서는 환자의 퇴원에 대해 상당히 조심스러운 반응을 보였으며 특히 연명치료를 지속할 수밖에 없는 상황에 이르게 되었다. 반면 사회 각계와 의료계 내부에서도 막대한 비용을 지급하면서 환자의 예후에는 영향을 미칠 수 없는 단순 연명치료를 계속해야 하는지에 대한 질문이 계속되었다. 이와 관련하여 '김 할머니 사건'이라고 불리는 판결이 2009년 대법원에서 내려졌다. 사건의 요지는 다음과 같다.

기관지 내시경을 통하여 폐조직 검사를 위한 조치를 시행하다가 과다 출혈로 인하여 심정지로 의식 불명 상태에 빠진 환자에 대해 자녀들이 인공 호흡기 등의 연명치료 중단을 요구하였고, 의료진은 이에 반대하여 법적 다툼이 발생한 건이다. 대법원은 당시 '담당 주치의, 진료 기록 감정의, 신체 감정의 등의 견해에 따르면 환자는 현재 지속적 식물인간 상태로서 자발호흡이 없어 인공 호흡기에 의하여 생명이 유지되는 상태로 회복 불가능한 사망의 단계에 진입하였고, 환자의 일상생활에서의 대화 및 현 상태 등에 비추어볼 때 환자가 현재의 상황에 관한 정보를 충분히 제공받았을 경우 현재 시행되고 있는 연명치료를 중단하고자 하는 의사를 추정할 수 있다'고 판단하였다(대법원 2009. 5. 21 선고 2009다17417 전원합의체 판결).

이와 관련하여 상기 결정이 옳은 것인지 여부는 알 수 없지만 당시 대법원에서 제시된 반대 의견을 보면 '담당 주치의 의견에 따르면 회복 불가능한 사망 단계에 접어들었다고 볼 수 없고, 직접적인 연명 중단에 대한 의사가 없는 상황에서 가정적으로 환자의 의견을 추정하는 것은 적절치 않다'고 하였다. 실제로 상기 환자는 담당 주치의의 의견과 같이 인공 호흡기를 제거한 이후에도 201일간 의식불명 상태로 생존하였다. 하지만 반대 의견 역시 존엄사 자체를 부정하는 것이 아니라 환자의 의사를 가정적으로 추정하는 것에 대한 반대였다. 이러한 문제를 바탕으로 다양한 의견이 논의되었고 이를 반영하여 2016년 1월 완화 치료, 호스피스 치료 및 임종 과정에 있는 환자의 연명의료 결정에 관련 법률이 국회를 통과하고 2017년 8월부터 시행될 예정이다.

상기 법령의 목적은 호스피스 · 완화 의료와 임종 과정에 있는 환자의 연명의료와 연명의료 중단 등 결정 및 그 이행에 필요한 사항을 규정함으로써 환자의 최선의 이익을 보장하고 자기결정을 존중하여 인간으로서의 존엄과 가치를 보호하는 것을 목적으로 한다고 규정하고 있다.

기타 법률에서 정하고 있는 각종 환자 상태에 대한 정의는 다음과 같다.

'임종 과정에 있는 환자'란 담당 의사와 해당 분야의 전문의 1명으로부터 회생의 가능성이 없고, 치료에도 불구하고 회복되지 않으며, 급속도로 증상이 악화되어 사망에 임박한 상태, 임종 과정에 있다는 의학적 판단을 받은 자를 말한다.

'말기환자(末期患者)'란 암, 후천성면역결핍증, 만성 폐쇄성 호흡기 질환, 만성 간경화, 그 밖의 보건복지부령으로 정하는 질환의 어느 하나에 해당하는 질환에 대해 적극적인 치료에도 불구하고 근원적인 회복 가능성이 없고 점차 증상이 악화되어 보건복지부령으로 정하는 절차와 기준에 따라 담당 의사와 해당 분야의 전문의 1명으로부터 수개월 이내에 사망할 것으로 예상되는 진단을 받은 환자를 말한다.

'연명의료'란 임종 과정에 있는 환자에게 하는 심폐 소생술, 혈액 투석, 항암제 투여, 인공 호흡기 착용의 의학적 시술로서 치료 효과 없이 임종 과정의 기간만을 연장하는 것을 말한다.

상기 법령에서 중요한 점 중 하나는 환자가 스스로 향후 치료에 관한 의견을 연명의료 계획서를 통해 결정할 수 있도록 한 점이다. 연명의료 계획서는 19세 이상인 사람이 자신의 연명의료 중단 등 결정 및 호스피스에 관한 의사를 직접 문서로 작성한 것을 말한다. 이와 관련하여 (1) 호스피스와 연명의료 및 연명의료 중단 등 결정에 관한 모든 행위는 환자의 인간으로서의 존엄과 가치를 침해해서는 아니 된다. (2) 모든 환자는 최선의 치료를 받으며, 자신이 앓고 있는 상병(傷病)의 상태와 예후 및 향후 본인에게 시행될 의료행위에 대하여 분명히 알고 스스로 결정할 권리가 있다. (3) 「의료법」에 따른 의료인은 환자에게 최선의 치료를 제공하고, 호스피스와 연명의료 및 연명의료 중단 등 결정에 관하여 정확하고 자세하게 설명하며, 그에 따른 환자의 결정을 존중해야 한다고 정의하고 있다. 기존의 의료가 의사 중심의 판단을 통해 이루어졌다면 이번 법령을 통해 치료의 주체가 환자임을 확실히 했다는 점에서 중요한 변화라고 할 수 있다.

연명의료 계획서를 작성하기 위해 의료인은 환자의 상태에 대해 다음의 사항을 전달해야 한다.

- 환자의 질병 상태와 치료 방법에 관한 사항
- 연명의료의 시행 방법 및 연명의료 중단 등 결정에 관한 사항
- 호스피스의 선택 및 이용에 관한 사항
- 연명의료 계획서의 작성 · 등록 · 보관 및 통보에 관한 사항
- 연명의료 계획서의 변경 · 철회 및 그에 따른 조치에 관한 사항
- 그 밖에 보건복지부령으로 정하는 사항

또한 연명의료 계획서 작성을 위해서 위의 설명을 이해하였다는 환자의 서명, 기명날인, 녹취, 그 밖에 이에 준하는 대통령령으로 정하는 방법으

로 확인해야 하고 담당 의사의 서명 날인과 작성 연월일을 기록할 것을 요구하고 있다. 연명의료 계획서는 환자의 요구에 의해 언제든지 변경, 취소될 수 있다.

연명의료 중단의 실행은 연명의료 계획서를 기반으로 담당 의사 및 관련 전문의 1인이 환자의 상태가 임종 과정에 있다고 판단할 경우 이행될 수 있으며 계획서가 사전에 작성되지 않은 경우에 보호자 2인 이상의 일치하는 의견이 있고, 담당 의사 및 전문의 1인의 확인을 거쳐 환자의 의사로 판단한다. 여기서 보호자란 배우자, 직계존속, 직계비속을 의미하며 이러한 보호자가 1인인 경우에는 해당 보호자의 의견을 반영하고, 해당 보호자가 없는 경우 형제자매의 의견을 반영한다. 단, 가족 간의 의견이 엇갈릴 경우 연명치료 중단 요구는 받아들이지 않는다.

연명의료 중단 등 결정 이행 시 통증 완화를 위한 의료 행위와 영양분 공급, 물 공급, 산소의 단순 공급은 시행하지 않거나 중단되어서는 안 된다. 담당 의사가 연명의료 중단 등 결정의 이행을 거부할 때는 해당 의료기관의 장은 윤리위원회의 심의를 거쳐 담당 의사를 교체해야 한다. 이 경우 의료기관의 장은 연명의료 중단 등 결정의 이행 거부를 이유로 담당 의사에게 해고나 그 밖에 불리한 처우를 해서는 안 된다. 담당 의사는 연명의료 중단 등 결정을 이행하는 경우 그 과정 및 결과를 기록해야 한다.

호스피스 치료와 관련하여 국가와 지방자치단체는 환자의 인간으로서의 존엄과 가치를 보호하는 사회적·문화적 토대를 구축하기 위하여 노력해야 하며 국가와 지방자치단체는 환자의 최선의 이익을 보장하기 위하여 호스피스 이용의 기반 조성에 필요한 시책을 우선적으로 마련해야 한다고 정의하고 있다.

또한 삶과 죽음의 의미와 가치를 널리 알리고 범국민적 공감대를 형성하며 호스피스를 적극적으로 이용하고 연명의료에 관한 환자의 의사를 존중하는 사회 분위기를 조성하기 위하여 매년 10월 둘째 주 토요일을 '호스피스의 날'로 한다. 이를 위해 국가와 지방자치단체는 호스피스의 날의 취지에 부합하는 행사와 교육·홍보를 실시하도록 노력해야 한다고 정하고 있다. 즉 호스피스 치료가 확대되기 위해 정부와 지방자치단체가 적극적으로 이를 홍보하고 이해시킬 것을 주문하고 있다. 기존에 일부 의료기관 및 종교 단체를 중심으로 이루어지던 완화 치료 및 호스피스 치료가 공론화되고 정부의 적극적인 지원하에 확대될 수 있도록 획기적인 변화가 이루어질 토대가 마련된 것이라고 사료된다.

윤리적 문제

죽음을 앞둔 환자를 치료함에 있어 여러 가지 이슈에 대한 복잡한 의사결정이 필요할 수 있다. 의료진은 자신들의 편견을 잘 살펴보지 않는다면 객관적 판단을 내리는 데 영향을 받을 수 있다. 전통적으로 의사들은 삶을 연장하기를 원하며, 환자나 대리 의사결정자의 문서화된 희망사항을 무시하고 싶은 유혹을 받을 수 있다. 생명을 연장하는 치료를 지속할 것인지 중단할 것인지 갈등하거나 혹은 '삶의 질'을 무시하고 적극적인 치료를 지속하는 것에 대해 불만이 있는 환자 혹은 대리 의사결정권자의 항의가 나타날 수 있다. 또한 수익을 증대시킬 수 있는 치료를 선호하는 병원 경영진의 무형의 압박도 포함될 수 있다.

의사는 적극적인 완치 목적의 치료가 환자의 기능을 회복시킬 희망이 없기 때문에 적절치 않다고 느끼는 경우 '무익'의 개념을 인용할 수 있다. 만일 회복될 가능성이 매우 적다면 치료를 중단하는 것이 적절할 수도 있다. 하지만 그 기준이 5%인지 10%인지는 애매하다. 이러한 통계적인 가능성을 바탕으로 환자가 완치될 수 없다고 어떻게 확신할 수 있겠는가? 반대로 가능성이 희박하나마 남아 있다는 이유로 경제적·신체적으로 견디기 어려운 완치를 위한 치료를 권유할 권리가 의료인에게 있는 것일까? 이러한 다양한 문제에 대한 윤리적 판단이 필요하게 된다.

완화 치료를 시행하면서 임상에서 흔히 부딪힐 수 있는 문제를 요약하면 다음과 같다.

진실을 이야기하기

진실을 이야기하는 것은 환자의 자율성에 기반을 둔다. 즉 자신의 상태에 대한 정확한 정보를 갖고 이를 기반으로 자신의 치료에 대한 중요한 결정을 스스로가 한다는 전제하에 환자에게 진실을 전하는 것이다. 완화 치료를 받게 되는 환자에게 '임박한 죽음'이라는 진실은 받아들이기 어려운 소식이 될 것이며 이를 전달하는 의료진에게도 쉽지 않은 일이 될 것이다. 물론 예후나 향후 치료 시 발생할 수 있는 합병증이나 약물 부작용 등의 문제들을 '예언'할 수는 없지만 의료적 지식에 기반하여 솔직하게 이야기하는 것이 중요하다. 또한 이러한 이야기를 함에 있어 신중함과 상대의 기분에 대한 배려가 필요하다(2~4장 참고).

치료의 지속과 중단

환자와 의료진 모두 더 이상의 새로운 치료가 도움이 되지 않는다고 판단한 경우에도 치료의 중단 문제를 거론하는 것은 쉽지 않은 주제이다. 더욱이 환자가 치료 중단을 받아들이지 않는 경우에는 다양한 윤리적·법적 문제가 대두될 수 있다. 반대의 경우도 가능하다. 아직 의료적 치료에 의해 생명 연장이나 완치가 가능함에도 불구하고 환자가 치료의 중단을 요구하는 경우이다.

또한 최근 법원의 판례는 환자의 권리에 중심을 두고 있기는 하다. 하지만 환자의 권리를 존중한다고 해서 상당한 부작용과 경제적 손실이 예견되는 상황에서 치료를 감행하는 것이 윤리적인 것인가 하는 것은 법과는 별개의 문제이기도 하다. 의료적 판단에 반하는 치료의 중단 또는 지속 요구는 환자의 심리와 많은 관련이 있다. 즉 질병 이외의 다른 삶의 스트레스 요인으로 인한 간접적 자살 목적으로 치료를 거부하는 경우가 있을 수 있으며 반대로 치료의 중단을 의료진에게 버림받는 것으로 간주하거나 향후 견뎌야 할 신체적·정신적 고통에 대한 두려움 때문에 입원을 유지하기 위한 수단으로 치료 유지를 요구할 수 있다. 이와 관련한 결정은 법률적 판단을 우선시해야 하지만 어떠한 결정에 앞서 환자의 심리 상태를 파악하고 이에 관련한 평가와 적절한 의사소통이 필요하다.

인위적 영양 공급과 수액 제공

영양분과 수분 공급은 생명을 유지하는 데 필수적인 요소이다. 따라서 보호자나 의료진은 생의 마지막 며칠 또는 몇 시간 동안이라도 의료적인 인위적 영양분과 수분의 공급을 지속하길 바란다. 하지만 임상적으로 영양분과 수분을 공급하는 것은 기본적 보살핌이라기보다는 치료의 영역에 가깝다. 전통적으로 완화 치료에서는 생의 마지막 순간에 인위적인 영양분을 공급하는 것은 해로운 행위라고 인식하고 있으며 환자가 사망하는 것은 수분이 부족해서가 아니라 질병의 자연 경과 때문이라고 여기기 때문에 중단하는 것이 옳다고 주장하기도 한다(Lennard-Jones, 1992).

심폐 소생술

완화 치료를 시행하는 환자에서 심폐 소생술은 대부분 무의미하거나 오히려 환자에게 고통을 주는 행위라고 인식한다. 하지만 생의 마지막 순간에 심폐 소생술을 해야 할지 여부는 환자와 충분한 상의 후에 결정되어야 하며 이에 대해 충실하게 기록해 두어야 한다.

물론 심폐 소생술과 관련한 상의에 앞서 현재의 상태에 대한 정확한 정보 제공이 필요하다. 죽음에 대한 환자의 두려움과 걱정을 충분히 이야기하고 환자가 죽음을 어느 정도 수용한 상태에서 심폐소생술과 관련한 논의를 하는 것이 좋다. 이와 관련한 논의 시 단순히 심폐소생술 여부에 대한 상의에 그칠 것이 아니라 향후에 일어날 여러 가지 문제에 대한 충분한 대화가 함께 이루어지는 것이 도움이 된다.

아편계 약제 사용 – 진통과 수면 문제

죽음이 임박한 환자에게 사용되는 아편계 약제는 통증, 불안, 호흡곤란 등의 증상을 효과적으로 치료할 수 있는 수단이다. 하지만 일부에서는 고용량의 아편계 약제의 사용이 환자의 수명을 단축시킬지 모른다는 잘못된 정보를 갖고 있다. 특히 아편계 약제의 사용에 의한 수면 증가가 이러한 편견을 강화한다. 고용량의 아편계 약제를 사용해야 하는 상태라면 기대수명이 얼마 남지 않았음을 예측할 수 있다. 하지만 아편계 약제의 사용이 수명을 단축한다는 근거는 없다(George R., 2007).

마약 중독 환자가 치사량의 마약을 투여하여 사망했다는 보도를 접하는 경우 아편계 약제에 대한 두려움을 가질 수 있지만 임상적으로 통증을 치료하기 위해 적절하게 아편계 약제를 투여할 경우 사망을 초래할 정도의 과용량을 사용하는 경우는 드물다.

기타 문제

고지에 입각한 동의에 대한 능력을 결정하는 것은 현재 시점이나 혹은 의사결정의 대리인을 정하거나, 연명의료 계획서를 작성하는 시점 모두에서 복잡한 윤리적 딜레마를 유발할 수 있다. 환자가 작성한 사전 지시서는 가족과 임상의를 돕기 위해 시작되었으나, 다른 판단이나 오해에 조종을 받을 수 있다. 만일 편견의 개입으로 얻을 수 있는 이익보다 손실을 입을 가능성이 높은 조항을 포함하면, 환자의 이전에 결정한 판단에 대한 견해 차이 때문에 논란이 있을 수 있다.

의료진은 환자 혹은 대리인과는 다르게 치료의 부담과 이득을 판단할 수 있다. 환자들은 자녀의 결혼, 졸업 혹은 손자의 탄생 등을 보기 위해 살아남기를 원할 수 있다. 이와 유사하게, 의료진은 환자의 삶의 이슈에 대해 자신의 생각을 투영하여 독단적인 결정을 하는 것은 아닌지 스스로 유념해야 한다. 말기 환자의 일부는 집에서 임종에 들기를 기대하지만 환자의 가족은 현실적인 이유 때문에 병원에서의 임종을 기대하는 경우도 있다. 이러한 문제 역시 환자와 보호자가 결정할 문제지만 이에 대한 객관적 정보와 근거를 제시하여 도움이 되는 결정을 내릴 수 있도록 도울 수는 있다.

죽음이라는 문제는 단순히 생물학적, 기계적 종결이 아닌 여러 가지 철학적, 도덕적, 윤리적 문제가 복잡하게 얽힌 어려운 과제이다. 순간순간 판단의 기로에 설 때마다 의료진은 자신이 짊어진 짐의 무게에 좌절할 수 있다. 따라서 매 순간 어떠한 결정이 환자를 위한 최선의 결정일지를 숙명처럼 고민해야 한다.

참고문헌

노인정신의학회 편. 노인정신의학 제2판. 2015. 엠엘커뮤니케이션.

대한신경정신의학회편. 신경정신의학 제2판. 2005. 중앙문화사.

George R., Regnard C., Lethal opioids or dangerous prescribers. Palliat Med 2007; 21 : 77-80.

Javashvili G., Ethical and legal issues in palliative care and care at the end of life. 2015. Open society of Georgia foundation.

Lennard-Jones J. E. Giving or withholding fluid and nutrients : ethical and legal aspects. J R Coll Physicians Lond. 1999; 33 : 39-45.

Reed S. Ethical Issues of Geriatric Psychiatry in Comprehensive Psychiatry eighth edition. 2005. LWW press.

Simon R., Gold L. Textbook of forensic psychiatry. 2nd edition. 2010. The American Psychiatric Publishing.

Thorn A. Ethical and legal issues in end of life care. Clinical medicine. 2010; 10 : 3 : 282-285.

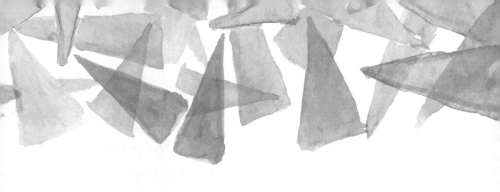

통증의 이해

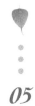

05

통증의 해부학적 이해

통증을 이해하기 위한 해부학적 구조물은 보편적으로 통각 수용체 (Norciceptor), 구심성 통각 전달체계(Afferent norciceptive pathways), 척수 상부 체계(Supraspinal system), 기타 통각을 조절하는 체계로 분류하여 설명한다.

    각각을 설명하면 다음과 같다.

통각 수용체

통각 수용체는 머리카락, 손톱 등 일부 구조물을 제외한 온몸에 존재하며 고통스럽거나 잠재적으로 신체에 해로울 수 있는 자극을 감지하여 전달하는 수용체이다. 통상 화학물질, 물리적 힘, 온도 등을 감지하며 크게 A섬유, B섬유, C섬유로 구분한다. 이의 차이는 신경을 싸고 있는 수초화 (myelination, 전선을 싸고 있는 피복과 같은 구조물)에 따라 차이를 보이며 각각의 섬유는 전달 속도와 기능이 다소 다르다.

일반적으로 통증 일차 감각 기관으로 가장 많이 언급되는 신경 섬유는 A−δ와 C섬유이다.

A−δ섬유

얇은 수초에 의해 덮여 있으며 날카롭고 꼬집는 듯한 통증과 관련된다. 기능에 따라 Type I과 Type II 섬유로 구분하는데 Type I 섬유는 53℃ 이상의 높은 온도에 반응하며 자극의 전달이 빠르다. Type II 섬유는 물리적 자극에는 반응하지 않으며, 낮은 온도에 반응한다. 따라서 A−δ섬유는 열을 처

표 5.1 ▶ 말초 신경 통각 섬유의 종류

섬유 그룹	연결	굵기(μm)	평균전달속도(m/sec)
A−α	운동 근육 신경의 일차 근 섬유	15	100
A−β	피부의 접촉 및 압력 전달	8	50
A−γ	운동 근 섬유	6	20
A−δ	물리적 힘, 온도 감각	<3	16
B	교감신경	3	7
C	물리적 힘, 온도, 교감신경	1	1

음 감지하는 신경으로 알려져 있다. 전달 속도가 빠르기 때문에 통증을 빨리 느끼고 통증의 위치를 정확히 알 수 있다.

C섬유

수초에 싸이지 않아 전달 속도가 매우 느리다. 41~49℃의 중간 정도 온도에 반응하며 물리적 자극에도 반응한다. 80~90%에 해당하는 대부분의 통각을 담당하며 반복적 자극에 쉽게 피로감을 느끼고, 완전 회복에는 10분 정도가 소요된다. 일반적으로 타는 듯한 느낌과 관련이 있으며 통각의 위치가 모호한 경우가 많다.

신체에서 발생하는 통각 수용체의 자극은 대부분 척수(spinal cord)에 전달되는데 두부, 안면부의 자극은 안면 신경(facial nerve)을 통해 뇌간(brain stem)으로 전달된다.

구심성 통각 전달체계

일차 통각 수용체에 감지된 자극은 척수의 뒤쪽 부분(dorsal horn)으로 일차적으로 전달된 이후에 시상(thalamus)이라고 부르는 뇌의 구조물로 전달된다. A 또는 C섬유는 척수로 들어온 뒤 척추 두 마디 정도의 위쪽 또는 아래쪽에 위치하는 두 번째 신경에 자극을 전달한다. 척수 뒤쪽 부분에서의 신경 연결은 이후에 설명할 통증 조절에 매우 중요한 역할을 수행하게 된다. 일단 두 번째 신경에 전달된 통각은 대부분 척추의 반대편 신경다발을 통해 뇌에 전달되며 일부는 같은 편 신경다발을 통해 뇌에 전달된다.

척수 상부 체계

척수에서 뇌의 중요 부분으로의 전달은 (1) 척수 시상로(spinothalamic tract), (2) 척수 연수 및 척수 수뇌로(spinomedullar and spinobulbar tract),

(3) 척수 시상하부로(spinohypothalamic tract)를 통해 전달된다.

대뇌에서 통증에 반응하는 주요 구조물과 기능은 다음과 같다.

시상(hypothalamus)　신체 기관의 대부분 감각은 시상을 통해 고위 뇌영역으로 전달된다. 시상은 크게 외측과 내측 부위로 구분되며 각각의 역할이 다소 다르다. 시상의 외측 부위에 전달된 자극은 대뇌의 신체 감각 영역으로 전달되며 통증의 위치 파악과 지속 시간을 측정하는 데 중요한 기능을 하게 된다. 시상의 내측으로 전달된 자극은 변연계(limbic system)에 전달되며 통증과 관련된 여러 가지 감정 반응을 유발하게 된다.

시상은 환상통(phantom pain, 손가락이 절단되었음에도 절단된 손가락이 아프다고 느끼는 것)과 중요한 관련이 있는 것으로 알려져 있으며 뇌졸중 이후에 발생하는 중추신경 통증 역시 시상에 전달되는 전기적 자극에 의해 발생하는 것으로 알려져 있다.

시상하부(hypothalamus)　신체 전반에 걸쳐 불쾌하거나 해로운 자극은 시상하부에 전달된다. 시상하부는 통증의 위치 파악을 하는 기능은 없지만 뇌하수체(pituitary gland)나 뇌간(brain stem), 척수(spinal cord) 등과 밀접한 연결을 갖고 있어 통증과 관련된 자율 신경 기능이나 신경내분비계 기능을 활성화하는 역할을 한다.

변연계(limbic system)　통증에 대한 자극이 바로 전달되지는 않으며 대부분 시상에 전달된 자극이 이차적으로 전달된다. 인간의 감정과 관련한 중요한 기능을 수행하는 변연계는 통증에 대한 동기적 행동(motivational behavior)과 감정 반응에 중요한 역할을 하며 조건 반사를 유발하기도 한다.

대뇌 피질(cerebral cortex) 대뇌 피질 중 신체 감각과 관련된 영역은 뇌의 중심고랑(cerebral sulcus) 뒤쪽에 위치하며 시상에서 올라오는 자극을 감지한다. 대뇌의 신체 감각 영역은 통증의 위치를 파악하고 통증의 종류를 구별하는 데 중요한 역할을 하며 시상을 조절하는 기능을 갖고 있어 통증의 정도를 조절하는 기능도 수행한다. 인간에서 신체 감각 영역을 제거할 경우 통증의 위치 파악은 할 수 없으나 불쾌감은 나타날 수 있다고 한다. 즉 통증에 대한 위치 파악과 이와 관련한 감정 반응은 별개의 과정으로 이루어짐을 추정할 수 있다.

대뇌 피질 중 전전두엽(prefrontal cortex)은 통증의 강도와는 관련 없이 통증이 시작될 때 주로 활성화된다고 하며 내장 감각에 비해 피부 통증에 좀 더 민감한 것으로 알려져 있다. 이 영역은 통증에 관련한 인지 기능 수행에 중요한 역할을 한다. 만성적 통증에서 전전두엽의 활성화가 감소되는데 이는 만성 통증에 대한 인지적 반응이 무력화됨을 의미한다.

대상엽(cingulatory cortex)/섬이랑(insular) 대상엽은 변연계의 일부 구조물이나 통증과 관련한 중요 기능을 수행한다. 특히 통증과 관련한 감정적 반응에 중요한 역할을 하며 행동적 반응을 유발하기도 한다. 이의 자극은 전전두엽(prefrontal cortex)으로 연결되어 고차원의 판단과 결정, 수행 기능 등에 영향을 미치게 된다. 특히 대상엽은 위약 반응(실제는 효과가 없는 약을 먹고 효과가 있다고 느끼는 것) 및 최면에 의한 통증 저하의 중요한 구조물로 알려져 있다.

섬이랑은 내장에서 오는 감각 기능이 많이 전달되는 부위이며 통증에 대한 감정 반응과 기억에 관련되는 구조로 알려져 있다. 이의 자극은 불쾌한 느낌을 유발한다.

주요 통증 반응의 이해

통각 과민증(hyperalgesia)

통각을 느끼고 난 이후에 유사한 통증 감각에 민감하게 반응하는 것을 의미하며 통각 수용체의 자극 과민성과 관련된다. 통각 수용체 신경 내부에 지속적인 화학적 변화가 유발된 상태이며(예 : protein kineas A 활성화) 물리적 자극은 2~3일, 열에 의한 자극은 6~7일 정도 지속된다. 특히 교감신경계에 의해 통각 과민 상태가 유지되는 것으로 알려져 있다.

과거에는 일차적 신경세포의 손상이 생기면 여기에서 주변 신경을 자극하는 물질이 분비되어 주변 신경을 흥분시켜 발생한다고 생각되어 왔으나 최근의 견해는 차이가 있다. 최근의 연구에 따르면 강하고 반복적인 자극은 척수의 신경계 민감성을 변화시키며, 손상 받은 신경 주변의 염증 세포의 활성화, 혈관 확장, 평활근(smooth muscle)의 수축에 의해 반응이 유발되는 것으로 알려져 있다.

손상 부위에서 관찰되는 통각 과민성을 일차 통각 과민성이라고 하고, 손상 부위 주변에서 관찰되는 것을 이차 통각 과민성이라고 한다.

무해자극 통증(allodynia)

통각 과민증이 일반적인 통증 유발 자극에 더 많은 통증이 유발되는 것을 의미한다면 무해자극 통증은 일반적으로 통증을 유발하지 않는 가벼운 접촉 등에 의해 통증이 유발되는 상태를 의미한다. 이러한 현상은 척수 신경세포의 민감성이 증가된 결과로 생각되는데 척수에서 자극의 전달이 과장되게 이루어지거나 일반적으로 통증 자극을 완화하는 억제 신경(inhibitory neuron)의 기능이 저하되어 나타나는 현상으로 간주된다.

긴장성 두통, 섬유근육통(fibromyalgia) 등과 같이 말초 신경계의 이상이 확인되지 않지만 주관적 통증을 유발하는 상태와 밀접한 관련이 있는 것으로 판단된다.

염증 반응(inflammation)

조직 손상에 의해 나타나는 현상으로 발적(redness), 열감(heat), 부종(swelling), 기능 손실(loss of function)을 특징으로 한다. 염증 반응을 통해 통각 감각 신경은 민감성(sensitization, 주 : 같은 자극에 더 많은 반응을 일으키는 것)이 발생되어 통각 과민성이나 무해자극 통증을 유발하기도 한다. 염증 반응에서는 다양한 화학물질(예 : prostaglandin, cystokine, growth factor 등)이 통각 수용체를 직접 자극하여 통증을 유발할 수 있다. 또한 면역 체계와 통각 신경계의 반응에 의해 병적 통증이 유발되는 경우도 있다(예 : 류머티스성 관절염 등). 염증 반응은 급성 또는 만성적인 통증 전달 체계의 변화를 유발할 수 있는 것으로 알려져 있다.

신경 손상(nerve injury)

통증 감각 신경에 대한 직접적인 손상은 자발성 통증(주 : 아무런 자극이 없음에도 불구하고 통증이 유발되는 현상)뿐만 아니라 통증 과민성, 무해자극 통증 등의 현상을 유발할 수 있다. 이러한 현상 중 가장 잘 알려진 것이 복합부위통증증후군(complex regional pain syndrome)이다.

와인드 업(wind-up)

낮은 수준의 반복적인 자극을 지속할 경우 이에 대한 반응성이 증대되는 것으로 C섬유의 자극에 의해 관찰될 수 있다. 이는 평소에는 신체를 방어

하는 기능을 하지만 병리적인 경우 만성 통증을 유발하는 원인이 된다. 일차 통각 수용체를 반복적으로 자극할 경우 다양한 신경 조절 물질(예 : substance P, carcitonin gene related peptide)의 생성을 촉진하며 글루타메이트(glutamate, 주 : 일반적으로 신경을 흥분시키는 신경전달물질)의 분비가 척수의 등쪽 부위(dorsal horn of spinal cord)에서 이루어진다. 이러한 변화에 의해 일반적으로는 척수의 이차 신경 흥분을 유발할 수 없는 작은 자극이 척수로 전달되어 대뇌에까지 이어지게 된다.

특히 이 과정에서 NMDA 수용체의 역할이 매우 중요하다. NMDA 수용체는 마그네슘(Mg)이 이온 구멍을 막고 있어 평소에는 별다른 역할을 수행하지 않으나 위에서 설명한 바와 같이 작은 자극이 계속 반복되어 NMDA 수용체를 흥분시키는 물질이 분비되면(예 : glutamate, substance P 등) 결국 수용체의 흥분이 일어나게 되는데 이 경우 구멍을 막고 있던 마그네슘이 떨어져 나가면서 구멍을 통해 체내 칼슘이 유입되게 되고 유입된 칼슘을 통해 흥분이 지속되게 되는 과정이 일어난다. 이러한 흥분 상태에서 말초신경에서 전달되는 통각은 증폭되어 대뇌로 전달되게 된다.

위에 열거한 신경조절물질 이외에 이차 통각 신경의 유전자가 활성화된다는 보고도 있다. 또한 이차 신경 주변의 소교세포(microglia)의 활성화도 이와 관련된다. 신경소교세포는 일종의 신경계 내 백혈구라고 할 수 있는 세포로 평소에는 활동을 하지 않고 있으나 신체의 균형을 위협하는 자극에 의해 활성화되며, 손상된 신경을 제거하거나 외부 독성 물질, 박테리아 등을 제거하는 역할을 한다. 하지만 반복된 자극에 의해 소교세포가 활성화되면 이로부터 프로스타글란딘(prostaglandin)이나 시스토카인(cystokine) 등의 물질이 분비되며 이로 인하여 이차 신경 내의 유전자가 활성화되어 통증에 민감한 상태에 이르게 된다. 이러한 과정은 무해통증 자극 현상을 유발하기도 한다.

생리적 통증 조절 기능

중추 신경계가 통증을 조절하는 기능을 갖고 있다는 것은 두 가지 관찰에 근거를 두고 있다. 첫째는 카펜터 등(Carpenter et al., 1965)이 중추신경계에는 말초 신경으로부터 올라오는 자극을 억제하는 하행성(descending) 신경이 있음을 확인한 것이며 두 번째는 메이어 등(Mayer et al., 1976)이 동물 실험을 통해 수도관주위회색질(periaqueductal grey, PAG)을 자극할 경우 통증 반응이 감소함을 확인한 것이었다. 이후로 생리적 통증 조절 기능에 대한 연구가 활성화되면서 다음과 같은 중요한 이론이 대두되었다.

생리적 통증 조절의 중요 구조물

수도관주위회색질(PAG)

세 번째 뇌실과 네 번째 뇌실을 연결하여 뇌척수액이 흐를 수 있도록 해주는 수도관(periaqueduct) 주변의 구조물로 통증과 관련한 중요 구조물이다. 이 부위에 아편계 진통제를 소량 주사하거나 전기적 자극을 가할 경우 통증이 상당히 감소됨이 발견되어 통증 조절의 중요한 구조물로 주목되었다. 최근에는 하향성 아편계 물질을 매개하여 통증을 억제한다고 밝혀졌다.

이 부위는 대뇌의 피질 및 편도(amygdala)와 상호 자극을 교환하는 것으로 밝혀져 있으며 척수로부터의 통증이 대뇌로 전달되는 상호적 기능을 한다. 인간을 대상으로 한 영상 검사에서 위약 반응은 대뇌의 전대상엽(anterior cingulate cortex)의 흥분이 PAG에 전달되어 나타난다고 밝혀졌다. 또한 연수의 부리배내측(rostroventromedial medulla, RVM)과 상호 연결을 통해 통증에 관여한다. 동물실험에 따르면 PAG를 자극할 경우 부리배내측 연수(RVM)가 같이 자극되어 통증을 억제하는 기전이 확인되었다.

요약하면 PAG는 척수에서 올라오는 자극, 대뇌에서 내려오는 자극, 기타 뇌의 통증에 관련하는 여러 영역의 자극이 모이는 곳으로 통증 조절에 중요한 기능을 하는 해부학적 구조물이다.

부리배내측 연수(RVM)

RVM은 세로토닌과 관련된 큰솔기핵(nucleus raphe magnus) 및 아드레날린과 관련된 부완핵(parabrachial nucleus), 시상 및 기타 통증과 관련된 대뇌의 해부학적 구조물과 연결되어 있으며 통증을 조절하는 하향성 신경이 척수 및 삼차 신경(주 : 두부의 통증을 감지하는 신경) 등의 하부 신경체계를 조절하기 위해 마지막으로 신호를 전달하는 해부학적 구조물이다.

RVM은 통증을 완화하거나 악화하는 두 가지 기능을 모두 가지고 있다. 최근까지의 연구에 따르면 RVM에는 통증 관련 신호를 강화하는 on-cell과 신호를 약화하는 off-cell이라는 신경세포가 있는 것으로 알려져 있다. 예를 들어 아편은 on-cell의 기능을 저하하고, off-cell의 기능을 강화하여 통증에 효과를 보는 것으로 확인되었다. 이러한 세포가 PAG와 RVM의 상호적 기능을 통해 통증을 강화하거나 악화하는 생리적 기능을 수행하게 된다. 이 영역에서의 통증 악화 및 강화의 기능에 불균형이 발생할 경우 병적 통증 반응이 유도될 수 있다고 알려져 있다.

이러한 견해는 동물실험 등을 통해 확인되었는데, 염증이나 기타 조직의 손상은 RVM on-cell의 기능을 활성화하여 대뇌에서 통증을 감지하게 하며, 반대로 통증에 대한 생리적 반사작용 및 약물, 신경조절물질 등은 하행성 통증 관련 신경을 통해 RVM에서 통증을 조절하게 한다.

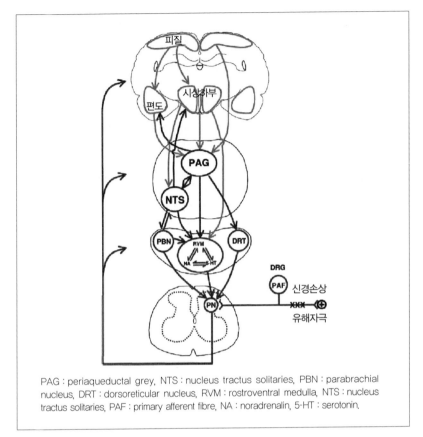

PAG : periaqueductal grey, NTS : nucleus tractus solitaries, PBN : parabrachial nucleus, DRT : dorsoreticular nucleus, RVM : rostroventral medulla, NTS : nucleus tractus solitaries, PAF : primary afferent fibre, NA : noradrenalin, 5-HT : serotonin.

그림 5.1 ▶ 하행성 통증 조절의 주요 구조물 및 연결

하행성 통증 조절의 주요 경로

노르아드레날린 경로

하행성 통증 조절경로 중 가장 많이 연구되고 잘 알려진 것이 노르아드레날린 경로이다. 청반(locus ceruleus), 교뇌 아드레날린 핵(pontine adrenalin nucleus), 기타 뇌의 영역에서 기원한 노르아드레날린은 PAG, RVM 등과 정보를 주고받으면서 척수의 등쪽 부위에서 통증을 조절하는 역할을 수행

한다. 동물실험에서 PAG와 RVM을 비롯한 노르아드레날린 관련 세포를 전기자극하면 척수액에 노르에피네프린의 분비가 증가하며 이는 통증 감소 효과와 관련이 있다고 보고되고 있다. 특히 노르에피네프린 중 α2 수용체가 통증에 중요한 역할을 한다. 척수의 α2 수용체의 흥분은 신경 연접 (synapse, 주 : 신경 간에 화학물질을 통해 전기적 신호를 전달하는 부위) 전과 후에 모두 영향을 미쳐 통증을 완화하는 것으로 밝혀져 있다.

α2 수용체를 자극하는 화학물질(agonist)을 척수에 주입할 경우 강한 통증 완화 효과를 거둘 수 있으며 특히 아편계 약물의 효과를 증대할 수 있다. 하지만 α2 수용체와 달리 α1 수용체를 자극하면 통증이 악화되는 양상이 나타날 수 있다.

최근 연구에 따르면 신경 손상에 의해 통각에 대한 민감성이 증가된 경우 하향성 노르에피네프린의 기능 활성화가 증가한다고 한다. 즉 신경 손상은 생리적 노르에피네프린의 합성과 수용체의 효율성을 증가시킨다. 이러한 결과를 바탕으로 α2 아드레날린 수용체를 활성화하여 통증을 완화하는 약물의 개발이 활발히 이루어지고 있다.

세로토닌 경로

세로토닌은 이미 1950년대부터 소화기관과 혈소판 등에서 발견되어 심혈관 기능과 관련한 기능이 밝혀진 신경전달물질이다. 특히 뇌로 올라가는 상행성(ascending) 세로토닌의 경로는 1980년대 이후에 우울증, 정신분열병 등의 정신적 이상과 밀접한 관련이 있음이 밝혀졌지만 하행성 경로의 기능은 최근까지도 확실히 밝혀져 있지 않다.

앞 절에서 설명한 RVM의 신경 경로 중 약 30% 정도가 세로토닌 관련 신경 경로임이 여러 연구에 의해 확인되면서 세로토닌이 통증과 관련해 다양한 역할을 할 것이라고 추측되어 이와 관련한 연구가 활발히 진행되고 있다.

　최근에 밝혀진 통증 관련 세로토닌의 경로는 다음과 같다. 인간에서 세로토닌 관련 신경 핵이 집중되어 있는 곳은 뇌간(brain stem)에 위치한 솔기핵(raphe nucleus)이지만 이는 주로 상행성 경로이며 우울증과 정신분열병에 중요한 역할을 수행하며 통증에 미치는 영향은 많지 않다. 통증과 관련된 주된 역할을 수행하는 세로토닌 경로는 RVM에 신경핵을 두고 있는 척수까지 뻗어 있는 하행성 신경 경로이다. 상행성, 하행성 세로토닌 신경 경로는 상호 영향을 주면서 신체의 항상성을 유지한다고 추측되지만 정확한 기능이나 생리적 현상은 아직까지 확실히 밝혀져 있지 않다.

　한 연구에 따르면 척수의 세로토닌 신경을 활성화할 경우 급성 통증을 억제한다고 하며 유전적으로 뇌간의 세로토닌 신경을 제거한 생쥐는 통증에 대한 행동적 과민반응을 보인다고 한다. 하지만 어떤 연구에서는 앞 절에서 언급한 통증 신호를 강화하는 on-cell에서 세로토닌이 신경의 흥분을 강화하는 역할을 하여 통각 과민증이나 무해자극통증(allodynia)을 유발한다는 보고도 있다. 이러한 상반된 작용이 나타나는 원인은 세로토닌 수용체의 종류에 따라 그 역할이 다르기 때문인 것으로 추정되고 있다. 예를 들어 세로토닌 1형(5-HT1) 수용체는 일관되게 통증을 억제하는 기능을 나타내는 반면, 세로토닌 3형(5-HT3) 수용체는 통각의 과민성과 관련이 있는 것으로 알려져 있다. 또한 통각의 종류나 시간에 따라 유전자의 발현이 달라져 해당되는 수용체의 수가 늘기도 하고 줄기도 한다는 보고도 있다.

　결론적으로 하행성 세로토닌은 통각과 관련하여 발현되는 수용체의 종류에 따라 통각을 악화하기도 하고 억제하기도 하는데, 추후 수용체의 종류에 따른 역할이 명확해지고 이러한 수용체에 선택적으로 작용할 수 있는 약물이 개발되면 통증에 대한 치료가 더욱 효과적인 전기를 맞이할 것으로 기대된다.

도파민 경로

도파민이 어떤 식으로든 통증과 관련이 있을 것이라는 추측은 도파민과 관련된 특징적인 두 질병의 관찰에서 시작한다. 도파민 과잉 분비와 밀접한 관련이 있는 정신분열병 환자에서 통증에 대한 반응이 감소한다는 관찰은 1910년대 오이겐 블로일러(Eugen Bleuler)의 보고에서 시작한다. 반대로 도파민 분비 감소와 밀접한 관련이 있는 파킨슨병의 경우 50% 이상의 환자에서 통증 호소가 있으며 질병과 관련된 통증(예 : 근육 뭉침에 의한 통증이나 좌불안석증과 관련한 불편감)뿐만 아니라 질병과 특별한 관련이 없는 두통, 모호한 타는 듯한 통증 등의 호소가 많이 목격되었다.

도파민은 대뇌에서 운동 기능, 감정 조절, 보상 기전, 지각, 신경 내분비 조절 등의 다양한 역할을 수행하는데 특히 기분이나 보상 기전과 관련한 심리적 요인이 통증 조절에 중요한 역할을 할 것으로 여겨져 왔다. 또한 도파민 자체의 기능보다는 관련된 아편계 수용체나 노르아드레날린, 세로토닌 등과의 상호관계를 통해 통증에 간접적으로 작용할 것으로 추정되었다. 하지만 최근의 연구에 따르면 운동 기능과 주로 관련이 되는 선조체(striatum)에서의 도파민 농도가 높을 경우 통증에 다소 둔감해지며 반대의 경우 통증에 민감하다고 한다. 따라서 도파민 기전이 통증에 직접적으로 관여할 가능성이 제기되고 있다. 또한 도파민과 관련된 약제의 사용으로 통증 감소 효과가 확인되고 있어 통증과의 관련성에 대한 연구가 활발히 진행되고 있다.

통증의 기전

앞 절에서 살펴본 바와 같이 통증은 다음의 기전에 의해 발생한다.

- 평소 안정 상태에 있는 통각 수용체가 일정 한도 이상의 자극에 노출되면 흥분 상태가 되며 이러한 흥분 상태는 전기적 흐름을 통해 척수의 후각(dorsal horn)에 전달된다.
- 척수에 전달된 자극은 시상 및 연수, 시상하부 등의 구조물로 이차 전달된다. 이차 전달된 자극은 대뇌 피질, 변연계, 기타 통증 관련 대뇌 구조물로 삼차로 전달되고 각각의 구조물에 해당되는 인지, 감정, 행동 등의 양상을 유발한다.
- 자극의 인식에 의해 하향 통증 조절 체계가 작동하여 통증을 조절하거나 통증에 대한 민감성을 증가시키는 작용이 발생한다.

피부, 근육, 장기, 뼈 등의 말초 장기에 분포하는 통각 수용체는 열, 추위, 물리적 변형이나 잡아당기는 힘, 화학물질 등에 의해 흥분을 유발하게 된다. 특히 화학물질에 의한 흥분은 조직 손상에 의한 염증 반응과 관련한 중요 체계이며 약물에 의해 조절될 수 있는 영역이 될 수 있다.

염증이란 병균, 조직 손상, 자극 등에 의해 발생하는 복합적인 생리 작용이며 신체를 보호하기 위한 중요 반응이다. 염증 반응의 주요 목적은 손상된 조직을 제거하고, 병의 원인을 제거하며, 조직을 복원하는 것이다. 이 과정에서 손상된 조직에서 나오는 물질이나 백혈구 등의 세포에서 분비되는 성분이 통각 수용체를 자극하여 통증을 느끼게 된다. 특히 염증 반응 시 말초 조직 세포는 Cox-1, Cox-2라는 효소를 통해 프로스타글란딘이라는 물질을 분비하는데 이는 통각 수용체를 민감하게 만들어 통증을 잘 느끼도록 하는 작용을 한다. 또한 프로스타글란딘은 흔히 사용되는 진통 소염제의 약물 작용 부위로 알려져 있어 통증 조절의 중요 목표가 되고 있다. 기타 염증 반응에 의해 비만 세포(Mast cell)에서 분비되는 히스타민(Histamine)은 염증 시 발생하는 가려움증과 많은 관련이 있는 것으로 알려져 있다.

통증의 원인이 제거되면 통각 수용체의 흥분이 사라지게 되지만 통증의 원인에 의해 조직 세포의 손상이 발생하면 염증 반응이 조직의 회복 시까지 지속되고 통증 부위의 과민성이 지속되게 된다. 이러한 과정은 일차적으로는 프로스타글란딘을 비롯한 화학물질(예 : bradykinin, serotonin, nerve growth factor 등)에 의해 통각 수용체의 민감성이 증가하기 때문이다. 이를 말초 민감성(peripheral sensitization)이라고 한다. 이와 더불어 척수에서도 자극의 민감성이 증가하는데 이를 중추 민감성(central sensitization)이라고 한다. 대부분의 신경세포와 같이 척수에 위치하는 두 번째 통증 전달 신경도 자극의 정도에 따라 흥분을 일으키며 신경의 흥분에 의해 통증 감각이 대뇌 쪽으로 전달되게 된다. 하지만 통각 수용체에서 전달된 자극의 정도가 심하거나 반복적인 자극이 전달될 경우 통각에 민감한 중추 민감성 상태로 바뀐다. 여기에는 앞에서 설명한 와인드 업 등의 기전과 중추 신경계에서 내려오는 하행성 통증 조절경로 및 말초 민감성에서도 작용하는 프로스타글란딘 등의 화학물질이 작용하여 나타난다. 중추 민감성이 발생하면 말초 신경에서 전달된 자극이 증폭되어 대뇌로 전달되는데 이러한 현상으로 인해 통각 과민증(hyperalgesia)이나 무해자극통증(allodynia) 등의 양상이 발생한다.

대뇌로 전달된 통증 감각은 대뇌 영역의 기능에 의해 여러 가지 감정, 인지, 행동 등의 양상을 유발하며 하행성 통증 경로를 통해 척수에서 전달되는 통증의 정도를 조절하게 된다. 즉 흥분성 신경인 글루타민성 중간 신경(internuron)을 자극하여 흥분을 증폭하기도 하고, 억제성 신경인 GABA 신경을 자극하여 통각을 억제하기도 한다. 또한 척수의 후각 부위는 하행성 통증 조절 기능에 중요한 기능을 하는 내재성 아편제(endogenetic opioid)의 중요한 작용 부위이기도 하다.

참고문헌

Ballantyne J. The Massachusetts general hospital handbook of pain management. 3rd edition. 2006. Lippincott Williams and Wilkins press.

McMarhon S. Textbook of pain 5th edition. 2006. Elsevier Churchill Livingstone press.

Michael H. et al., Descending pain modulation and chronification of pain. Curr Opin Support Palliat Care. 2014 June; 8(2) : 143-151.

Millan M. Descending control of pain. Progress in Neurobiology 2002; 66 : 355-474.

Potvin S et al., Human evidence of a supra-spinal modulating role of dopamine on pain perception. Synapse. 2009, 63 : 390-402.

Wei F. et al., New tricks for an old slug : Descending serotonergic system in pain. Acta Physiologica Sinica, October 25, 2012, 64(5) : 520-530.

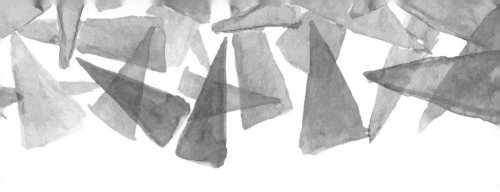

통증 치료의 기본 원칙

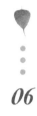

06

통증의 진단 및 평가

통증이란 복잡하고 다양한 원인에 의해 발생하는 증상군으로 조직의 손상 정도나 자극의 강도 등으로 측정할 수 없다. 개인적 경험, 가치관, 기분, 치료를 위한 동기, 주변 환경 그리고 드물지만 법적 보상 등의 외적 문제가 복합적으로 얽혀 경험되는 현상이다. 따라서 통증을 객관적으로 수치화할 수 있는 방법은 없다. 통증에 대한 경험을 자가 보고하는 방식으로 평가하는 것이 가장 신뢰성 높은 평가가 될 수밖에 없다.

통증과 관련된 개인 병력이 통증을 평가하는 핵심적 내용인데 여기에는 통증의 강도, 내용, 위치, 기간, 시간, 악화 및 완화 요인 등이 포함된다.

의료진은 환자의 통증을 볼 수도, 느낄 수도 없기 때문에 통증과 관련된 보고 및 관련 정황을 통해 원인을 추정해야 한다.

통증의 진단

정확한 진단을 위해서는 병력 청취와 신체 검사가 필수적인 요소이다. 완화 치료에서의 통증은 대부분 병명이 밝혀진 상태일 경우가 많지만, 기본적인 질병 이외에도 통증이 말초 신경에서 기원하는 것인지, 동반된 심리적 상태에 의해 악화된 것인지, 기타 과거의 경험에 의해 증폭되거나 중추 신경계의 과민 반응에 의한 것인지를 감별하는 것이 적절한 치료를 위한 기본적인 요인이 된다.

통증의 진단을 위해 기본적으로 확인해야 할 내용은 다음과 같다.

발생과 시간 통증이 언제, 어떻게 시작되었는지를 아는 것이 중요하다. 통증은 갑자기(sudden), 점차(gradual), 급격히(rapid) 나타날 수 있는데, 점차 나타난 경우에는 정확한 발생 시점을 알기 어려운 경우가 많다. 통증이 일어난 계기와 날짜, 상황을 알게 되면 통증의 원인을 밝히는 데 도움이 된다. 통증이 발생한 시점도 중요한 요인인데, 만약 급성 통증인 경우 기저 질환의 치료가 목표가 되어야 하며, 만성 통증인 경우 기저 질환의 완치보다는 통증 관리에 중점을 두는 경우가 많다.

강도 통증의 강도(intensity)는 전적으로 주관적인 것이기 때문에 타인의 보고에 의해 평가할 수는 없으며 환자 자신의 과거의 경험에 비교하여 강도를 평가할 수밖에 없다. 일반적으로 가장 많이 사용되는 척도는 시각 연속 척도(visual analogue scale)이며 이에 대한 자세한 설명은 다음 절에서 할 것이다. 통증의 강도는 치료적 결정 과정에 매우 중요한 역할을 수행한다.

즉 통증 완화에 대한 긴박한 정도가 평가되면 어떤 약을 쓸 것인지, 주사, 경구약 등 어떤 방법으로 투여할 것인지, 용량을 어떻게 할 것인지 등이 결정된다. 또한 통증의 강도는 기저 원인이나 병리를 이해하는 데 도움이 된다. 예를 들어 방사선 치료 이후에 발생하는 통증의 경우 매우 심한 통증이 발생하는 경우는 드물다. 따라서 환자가 방사선 치료를 받은 부위에 매우 심한 통증을 호소한다면 암의 재발이나 기타 원발성 암의 발생을 의미할 수 있다.

특징　환자가 보고하는 통증의 특징(character)은 통증의 원인을 구별하는 단서가 될 수 있다. 예를 들어 타는 듯한, 또는 전기 오르는 듯한 통증은 신경성 통증일 가능성이 높으며 정확한 위치를 알 수 없는 쥐어짜는 듯한 통증은 장기에 분포한 통각 수용체의 흥분일 가능성이 높다. 리듬감 있게 쿵쿵 울리거나 망치로 치는 듯한 통증은 혈관성 통증일 가능성이 높다.

변화　통증이 다른 곳으로 번지게 된 양상을 주목해야 한다. 어떤 종류의 통증은 원래 손상을 받은 위치에서 번져 나가거나 통증의 위치가 바뀌기도 한다. 이러한 통증의 번져 나가는 양상은 통증의 원인을 파악하거나 진단과 치료에 중요한 단서가 되기도 한다. 예를 들어 복합부위통증 증후군(complex regional pain syndrome)의 경우 사지의 말단에 국한해 시작한 통증이 점차 몸 쪽으로 퍼져 올라가거나 어떤 경우에는 다른 쪽으로 건너가는 경우도 있다.

관련 증상 및 분포(Associate symptoms and distribution)　통증과 관련된 증상은 어떤 것이 있는지 확인해야 한다. 예를 들어 감각의 둔화가 있는지, 힘이 떨어지는지, 소화 장기나 방광 조절에 어려움이 있는지, 부종이 있는지, 찬 기운을 느끼는지, 통증과 관련한 기능 상실은 없는지 등을 평가한다. 또한 통증의 분포도 치료의 선택에 중요한 요인 중 하나다. 말기암 환자의 경우 한 곳에 국한된 통증보다는 여러 부위에 통증을 호소하는 경우가 많다. 통증이 한 곳에 국한될 경우 방사선 치료, 신경 차단 등의 치료 방법을 선택할 수 있지만 통증이 광범위하면 약물 치료에 의존해야 하는 경우가 많다. 또한 암 환자에서는 연관통(refered pain)이라고 하는 특이한 통증의 분포를 보이는 경우가 있다. 이는 원래의 병소와 관계 없는 신체의 다른 부위에 통증이 나타나는 현상으로 대표적인 예는 표 6.1과 같다.

악화 및 완화 요인　　일상과 관련한 다양한 요인이 통증을 악화할 수 있는데 이러한 악화 요인을 확인하는 것이 원인 질환을 진단하는 데 도움이 되는 경우가 많다. 앉기, 서기, 걷기, 숙이기, 굽히기 등의 물리적 변화에 따른 통증의 악화는 그 원인을 파악하는 데 도움이 된다. 생화학적 변화(예 : 혈당, 전해질, 호르몬 등), 심리적 요인(스트레스, 우울증, 불안증 등) 및 환경 변화(예 : 섭식, 날씨, 기압 등) 등에 의한 통증의 악화 역시 원인 질환

표 6.1 ▶　연관통의 흔한 예

통증 체계	병소 부위	연관통 위치
내장 감각	횡격막 자극 요도상피관	어깨 사타구니 또는 생식기
몸통 감각	감각경추 7번 – 흉추 1번 요추 1번 – 요추 2번 고관절(hip joint) 인두(pharynx)	견갑골 좌골 및 엉덩이 무릎 같은 쪽 귀
신경병성	신경병성 신경 또는 신경총(plexus) 신경근(nerve root) 중추신경	손상된 말초 신경이 분포하는 모든 부위 신경에 해당되는 피부분절(derma-tome) 손상받은 구조물과 연결된 신체의 모든 부위

을 파악하는 데 도움이 된다.

통증의 평가

앞 절에서도 언급한 바 있지만 통증이란 완전히 주관적인 경험이며 이를
객관적으로 평가할 방법은 거의 없다. 주관적 느낌을 언어로 표현하는 것
은 거의 불가능한데 실제 통증을 객관적으로 표현할 수 있는 수단이 없기
때문이다. 특히 통증의 양상은 개인의 경험과 언어 구사 능력에 따라 매우
많은 차이를 보이기 때문에 타인에게 이를 설명하는 것은 매우 어렵다. 최
근까지 통증을 객관적으로 수치화하려는 다양한 시도가 이루어지고 있지
만 일반적으로 사용되는 척도는 주로 통증의 강도와 관련한 평가이다.

일차원적 자기 보고 척도

임상에서 자기 보고식 평가는 매우 단순하지만 유용하고 신뢰성 높은 평
가 방법이다. 영어권 지역에서는 단어에 가중치를 두어 평가하는 방법도
있는데 대표적인 것으로는 언어 구별 평가(verbal descripting scale)가 있다.
이는 통증의 정도를 가벼운(mild), 불편한(discomforting), 심한(distressing),
끔찍한(horrible), 고문 당하는 듯한(excruciating) 등의 언어로 통증을 표현
하는 것인데 국내의 실정에는 잘 맞지 않는다.

이 외에 흔히 사용되는 척도로는 언어적 수량 평가 척도(verbal numeric
rating scales)가 있다. 이는 환자에게 0~10까지의 숫자를 제시하고 '통증이
없는 상태를 0이라고 하고 상상할 수 있는 최악의 통증을 10이라고 할 때
지금의 통증은 어느 정도라고 생각하세요?'라고 묻는 것이다. 이 척도는
간단하고 쉽게 이해할 수 있으며, 재현할 수 있고, 통증의 작은 변화를 민
감하게 감지할 수 있다는 장점이 있다. 이는 5세 이하의 아이에서도 숫자
를 셀 수 있는 능력이 있는 경우 활용이 가능하다.

유사한 방법으로 시각 연속 척도가 있는데 이는 10cm 정도의 선을 긋고 한쪽 끝은 통증이 없는 상태, 다른 한쪽 끝은 상상할 수 있는 최악의 통증 상태라고 가정하고 지금의 상태를 선상에 표시하도록 하는 것이다. 이는 보통 연구를 위한 목적으로 활용된다. 특히 시간이 좀 더 많이 걸리고 신체의 움직임이 부자연스러운 사람에게 활용하기 어려운 단점 때문에 언어적 수량 평가 척도에 비해 사용이 제한된다.

통증을 언어로 표현하기 어렵거나 숫자에 대한 감각이 없는 어린이에게는 표정 통증 평가 척도(face pain rating scale)를 사용한다. 이는 그림 6.1에 보이는 바와 같이 통증과 관련된 상징적 표정을 제시하고 이 중 하나를 선택하게 하는 것이다.

이러한 일차원적 평가 척도의 활용에 대한 비판도 적지 않다. 멜작 등 (Melzack et al., 1975)은 통증이란 다양한 영역에 대한 감정적 경험이며 예를 들어 단순한 치통과 피부의 꼬집는 듯한 통증, 골절에 의한 통증은 각각 다른 특성을 갖고 있는데 이를 강도라는 일차원적 경험으로 평가하는 것은 옳지 못하다고 주장하였다. 하지만 임상에서의 편리함이나 신뢰성

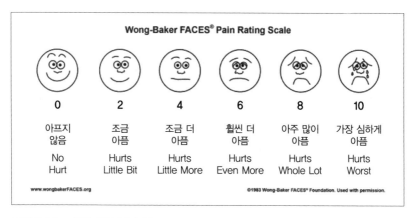

그림 6.1 ▶ 표정 통증 평가 척도

면에서 일차원적 자기 보고 척도의 가치는 부정할 수 없다.

기타 연구 목적으로 활용되는 척도로는 메모리얼 통증 평가 카드 (memorial pain assessment card), 간이 통증 검사(brief pain inventory), 맥길 통증 질문지(McGill pain questionnaire) 등이 있다.

통증 관련 약물의 이해

비스테로이드성 항염제

NSAID의 작용 기전과 종류

비스테로이드성 항염제(Non-Steroidal Anti-Inflammatory Drugs, NSAID) 계열 약물은 세계적으로 가장 널리 사용되는 통증 완화제로, 중등도 이하의 통증을 치료하는 데 유용하게 사용된다. 또한 주사제가 개발되면서 수술 영역에서도 통증을 치료하기 위해 사용되는 경우가 많다.

NSAID는 5장에서 설명한 바와 같이 염증 반응에서 분비되는 통각 과민 화학물질인 프로스타글란딘의 합성을 억제하는 기능을 갖는다. 프로스타글란딘은 사이클로옥시게나제(Cyclooxygenase, Cox)라는 효소에서 만들어지는데 이 효소를 억제하는 기능을 갖는다(그림 6.2 참조).

Cox 효소는 생체에서 1형과 2형이 존재하며 화학적 구조가 거의 비슷하다. Cox 1형은 일상적인 상태에서 작용하며 생리적으로 유용한 프로스타글란딘을 생성한다. 일상적인 상태에서의 프로스타글란딘은 위 점막을 만드는 데 중요한 성분이 되며 기타 평활근의 이완이나 기관지 근육의 이완, 신장에서의 혈류 및 이온성분 교환의 조절, 혈소판 응집의 저하 등 중요한 역할을 수행한다. Cox 2형 효소는 평소에는 작용을 하지 않으나 염증 반응이 발생할 경우 활성화되어 말초 신경 및 척수에서의 통증 과민성에 관여

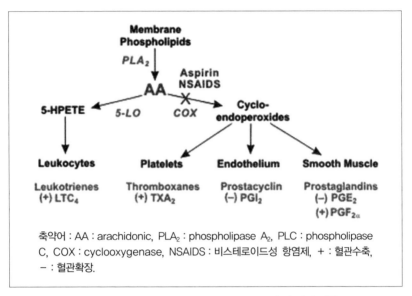

Membrane Phospholipids

PLA_2

Aspirin NSAIDS

AA

5-HPETE ← *5-LO* *COX* → **Cyclo-endoperoxides**

Leukocytes
Leukotrienes
(+) LTC_4

Platelets
Thromboxanes
(+) TXA_2

Endothelium
Prostacyclin
(−) PGI_2

Smooth Muscle
Prostaglandins
(−) PGE_2
(+) $PGF_{2\alpha}$

축약어 : AA : arachidonic, PLA_2 : phospholipase A_2, PLC : phospholipase C, COX : cyclooxygenase, NSAIDS : 비스테로이드성 항염제, + : 혈관수축, − : 혈관확장.

그림 6.2 ▶ 아라키도닉 산(arachidonic acid)의 대사 과정 및 약제 작용

하게 된다(그림 6.3 참조).

NSAID의 약의 효능은 큰 차이가 없으며 약물의 용량, 작용 시간, 약동학 등에 의해 달라지는 것으로 알려져 있다. 하지만 2004년에 발표된 만성 관절염에 대한 약물 효과와 관련한 메타 연구에서는 약물마다 효과가 조금씩 다르게 평가되었다(표 6.2 참조). NSAID의 선택 여부는 의료진의 취향 및 환자의 상태, 부작용 등을 고려하며 시행되는 것이 일반적이다.

NSAID는 과거에는 주로 화학적 구조에 따라 분류하였으나 최근에는 작용 기전(예 : Cox 1, 2에 대한 작용), 부작용 등에 따라 분류하기도 한다.

NSAID의 부작용

소화기계 부작용 프로스타글란딘은 소화기관의 벽세포(parietal cell)를 통해 산의 분비를 억제하기도 하고, 상부 소화기관에서 점막 분비를 증가시

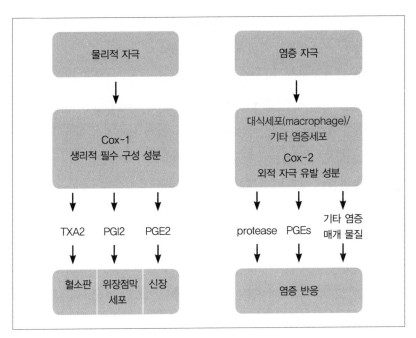

그림 6.3 ▶ Cox 1, 2의 작용 기전

표 6.2 ▶ 만성 관절염에 대한 NSAID 효과 관련 메타 연구(Bjordal, 2004)

저자	약물 종류	환자 수	논문가중치	효과	P값
Case	Diclofenac	53	1.5	0.89(0.29~1.45)	0.002
Gottesdiener	Eterocobix	386	3.7	0.77(0.48~1.05)	<0.001
Lee	Diflunisal	422	4.9	0.31(0.11~0.51)	0.003
Lund	Meloxicam	271	4.3	0.26(0.02~0.50)	0.034
Scott	Tiaprofenil	610	5.6	0.08(−0.08~0.24)	0.342
Simon	Celecoxib	293	3.9	0.24(−0.03~0.51)	0.077
Williams	Celecoxib	104	2.6	0.38(−0.01~0.78)	0.053
Williams	Etodolac	715	5.7	0.19(0.04~0.35)	0.015
Zhao	Celecoxib	801	5.6	0.45(0.29~0.61)	<0.001

켜 조직을 보호하는 역할을 한다. 따라서 NSAID의 프로스타글란딘 합성 억제 기능은 소화기계의 생리적 작용을 저해하여 위염이나 십이지장염 등의 부작용을 유발한다. 이러한 부작용은 오심, 구토, 복통 등의 증상이나 위장관 출혈 등의 심한 문제를 야기할 수 있다. NSAID를 3~6개월 복용 시 약 1%의 환자에서, 1년 이상 복용 시 2~4%의 환자에서 궤양이 발생하는 것으로 보고되고 있으며 사용되는 약제의 종류와 용량, 노인이나 기타 부작용에 민감한 경우 이의 유병률은 더욱 높아지게 된다. 특히 과거 위장 관계 출혈의 병력이 있었던 경우, 장기간의 NSAID 사용은 출혈의 위험성이 15~20배 정도 상승하며 80세 이상 노인의 경우 위험률이 10배 정도 상승한다고 한다.

Cox 2에 선택적으로 사용되는 약제의 경우 이러한 부작용이 낮게 나타나지만 Cox 1에 함께 작용하는 약제의 경우 궤양 발생의 빈도는 더욱 높아진다. 라네빌 등(Laneuville et al., 1994)의 연구에 따르면 Cox 2에 선택적으로 작용하는 셀레콕시브(Celecoxib) 400mg, 로페콕시브(Rofecoxib) 25mg 등의 약제를 통상 치료 용량에 맞게 매일 12주간 투여 후 내시경을 시행했을 때 궤양의 발견율은 4.7~8.5% 정도였던 것에 반해 Cox 1, Cox 2에 모두 작용하는 나프록센(Naproxen) 1,000mg, 이부프로펜(Ibupropen) 2,400mg의 경우 28.5~40.7%에서 궤양이 발견되었다고 한다.

NSAID 종류에 따른 부작용의 위험도 다소 차이가 있는데 멜작(Melzack, 2006)에 의하면 Cox 1에 작용하는 약제 중 피록시캄(Piroxicam), 케토프로펜(Ketoprofen), 인도메타신(Indomethasin) 등의 순으로 출혈 위험성이 높으며, 이부프로펜의 경우가 위장관 출혈 위험성이 가장 낮다고 보고되고 있다. 한 연구에 의하면 평균적인 NSAID의 위장 출혈 위험성은 위약에 비해 4배 정도가 높았다(Gonzalez et al., 2010). 셀레콕시브의 경우 위약에 비

표 6.3 ▶ NSAID 사용 시 위장 출혈 예방 전략

저위험군	중등도 위험군	고위험군
76세 미만	76세 이상	NSAID 관련 위장장애 병력 +기타 위험 요인 한 가지 이상 예방 약제 투여 중 위장 출혈 병력 있음
동반 질환 없음	잠재적 동반 질환	
와파린(waffarin) 사용 안 함	와파린 사용	
10mg 이하의 스테로이드 (prednisone) 사용	10mg 이상의 스테로이드 (prednisone) 사용	
이전 NSAID 관련 위장장애 없음	이전 NSAID 관련 위장장애 병력 있음	
예방 약제 필요없음	예방 약제 투여	

해 출혈 위험이 40% 정도 증가하여 가장 안전한 반면 케토롤락(Ketorolac)은 약 14배, 피록시캄(Piroxicam)은 약 8배 정도의 위험률을 보인다고 한다.

따라서 NSAID에 의한 출혈의 위험성이 높다고 평가되는 경우 선택적으로 Cox 2 효소를 억제하는 NSAID의 사용이 추천되며 기타 프로스타글란딘 합성물(예 : Misoprostol), 위산 분비의 억제를 위한 벽세포 작용 억제 약물(예 : Omeprazole), 히스타민 억제제(예 : Ranitidine, Cimetidine) 등의 약제를 예방적으로 병합 투여하는 것이 도움이 될 수 있다(표 6.3 참조).

신장 기능 저해 및 신부전 　프로스타글란딘은 신장에서 혈류를 유지하고, 사구체 여과와 이온(ion)의 교환, 수분 배출 등의 역할을 한다. 일반적으로 건강한 사람에게서 프로스타글란딘의 역할은 크다고 볼 수 없지만 신장 기능이 좋지 않거나 탈수 상태, 혈장 전해질의 이상이 있는 사람에게는 신장의 혈류를 유지하는 프로스타글란딘의 역할이 매우 중요한 요인이 될 수 있다. 신장 기능이 취약한 사람이 NSAID를 복용할 경우 신장의 혈류가 감소하여 사구체 여과가 잘 이루어지지 않으며 기타 레닌(Renin)

과 같은 신장 내 호르몬 등의 작용에 의해 이러한 문제가 더욱 확대되어 급성 또는 만성 신부전 상태에 빠질 수 있게 된다. 이로 인해 신체 내에 염기와 수분이 쌓이게 되고, 과칼륨증(hyperkalemia), 고혈압, 신장 일부의 괴사(necrosis) 등이 발생할 수 있다.

일반적으로 건강한 성인에서 NSAID 복용에 의한 신장 기능 저하의 가능성은 매우 희박하지만 신장 기능이 저하되어 있거나 노인의 경우에서는 장기적인 고용량의 NSAID 복용이 신장 기능의 저하를 초래할 수 있다. 특히 아미노글라이코사이드(Aminoglycoside)나 반코마이신(Vancomycin) 등의 신독성(nephrotoxicity)이 있는 약제를 병합 투여할 경우 매우 위험할 수 있다.

심혈관계 장애   NSAID와 심혈관계 질환과의 관련성이 주목받기 시작한 것은 선택적 Cox 2 효소 억제제가 개발된 이후이다. 2000년에 시행된 연구에서 레페콕시브(Refecoxib)가 나프록센에 비해 심근 경색이 발생할 확률이 5배 정도 높았다는 보고가 발표된 이후 선택적 Cox 2형 억제제에 대한 우려가 높아지기 시작하였다. 이후 2005년 심장혈관 우회술을 시행한 환자의 통증 관리에 관한 연구에서 심근 경색의 위험성이 높다는 결과가 발표되면서 레페콕시브와 발데콕시브(Valdecoxib)는 전 세계적으로 판매를 취소하였다.

이러한 병리가 생기는 이유는 확실치 않다. 일부에서는 약물의 사용에 의해 세포 내 전달체계의 이상에 의한 세포소멸(apoptosis)과 혈소판을 응집시키는 물질의 분비가 촉진된다. 이러한 변화에 의해 심근 세포의 손상이 발생하여 심근 경색을 유발하거나 심혈관 내의 혈전증(thrombosis)에 의해 심혈관계의 이상이 발생하는 것으로 추정하고 있다(Ghosh R. et al., 2015). 상기 약제 이외의 Cox 2 관련 NSAID의 심혈관계 이상은 아직 확

표 6.4 ▶ 효과 및 작용시간에 따른 분류(Textbook of Pain, 2006에서 인용)

약명	tmax	T1/2	성인 하루 최대 용량
저효과 단기 작용			
Salicylate			
Aspirin	~0.25h	~20min	~6g
Salicylic acid	0.5~2h	2.5~7h	~6g
Arylproppoinic acid			
Ibuprofen	0.5~2h	2~4h	3.2g
Anthranilic acid			
Melafenamic acid	2~4h	1~2h	1.25g
고효과 단기 작용			
Arylpropionic acid			
Ketoprofen	1.1~4h	0.5~2h	300mg
Arlacetic acid			
Diclofenac	0.5~24h	1~2h	200mg
Indomethacin	0.5~2h	2.6~(11.2)h	200mg
Oxicam			
Lamoxicam	0.5~2h	4~10h	16mg
고효과 중간 작용			
Salicylate			
Diflunisal	2~3h	8~12h	1g
Arylpropionic acid			
Naproxen	2~4h	13~15h	2g
Arylacetic acid			
Nabumetone 등	3~6h	2~24h	1.5g
고효과 장기 작용			
Oxicams			
Meloxicam	1~2h	18~36h	15mg
Piroxicam	3~5h	14~160h	40mg

실하게 제시되고 있지는 않다. 특히 2000년과 2004년에 실시된 대규모 연구(CLASS study, 2000; TARGET study, 2004)에서 현재 시판되는 Cox 2 관련 약제의 심혈관 부작용은 뚜렷하지 않은 것으로 나타났다. 하지만 CLASS 연구에서는 아스피린을 함께 복용하지 않은 환자군에서는 심혈관계 위험성이 높아지는 것으로 보고되어 아스피린이 Cox 2형 약제의 부작용을 감소시켜 줄 것으로 예상하였다.

따라서 심혈관계 문제가 있는 환자에게 Cox 2형의 약제를 투여할 경우 용량을 줄이고, 장기간의 투약을 줄이는 등 주의가 필요하다.

해열 진통제

18세기 무렵 해열 진통용으로 주로 사용되던 약제는 키나나무 껍질에서 추출한 퀴닌(quinine)이었다. 하지만 나폴레옹 전쟁으로 인해 유럽으로의 수입이 어려워지면서 퀴닌을 화학적으로 만들려는 시도가 지속되었고 이러한 노력의 결과로 살리실산(salicylic acid) 등의 약제가 개발되었다. 또한 상기 성분을 변형하여 현재도 널리 사용되고 있는 아스피린이 만들어진다. 아스피린은 오랫동안 해열 진통제로 사용되어 왔지만 1970년까지 정확한 약리 작용은 알려져 있지 않았다. 1971년 베인(Vane) 등이 아스피린의 효과가 프로스타글란딘 형성을 억제하여 약리 작용이 나타남을 밝히면서 이와 관련한 약제의 개발이 급속히 이루어지게 되었다.

NSAID 약물과 해열 진통제를 따로 분류하기는 어렵지만 전통적인 해열 진통제인 아스피린계 약물과 아세트아미노펜(acetamiophene, paracetamol)을 이 장에서 따로 설명하려고 한다.

아스피린계 약물 아스피린계 약물은 이전부터 사용되던 약제로 Cox 1, Cox 2에 불가역적인 결합을 한다. 따라서 아스피린계 약물의 작용 시간은 조직 내에서 Cox 효소의 재생산 시간과 밀접한 관련이 있다. 특히 혈소판의 경우 단백질을 형성할 수 있는 능력이 없기 때문에 일단 아스피린계 약물과 결합할 경우 혈소판의 수명이 끝날 때까지 결합 상태가 유지된다. 따라서 수술이 예상되는 환자에서는 아스피린의 복용을 최소한 5일 이전, 안전을 위해서는 7~10일 이전부터 중단하도록 권유하는 것이 좋다.

심혈관 문제를 예방하기 위해 아스피린계 약물을 사용하는 환자에게 일반적인 NSAID 계열의 약물을 함께 투여하는 것은 위장관 출혈의 위험을 높이고 항혈전 작용을 강화할 수 있기 때문에 조심해야 한다. 또한 Cox 2형 NSAID 계열 약물 역시 아스피린과 함께 투여할 경우 초기에는 위장관 출혈을 줄일 수 있지만 6개월 이후에는 기존의 NSAID와 별다른 차이를 보이지 않기 때문에 주의가 필요하다. 또한 600~650mg 정도의 저용량의 아스피린을 한 번 복용한 것으로도 위장관 자극이 유발된다는 보고도 있다. 따라서 아스피린 계열의 약물은 진통효과를 위해 장기적 복용하는 것은 피하는 것이 좋으며 특히 완화 치료에서의 사용은 금기하는 것이 좋다.

아세트아미노펜　아세트아미노펜은 석탄과 타르의 진통제라고 불릴 정도로 우연히 발견된 소염진통제이며 세계적으로 가장 널리 사용되는 약제이다. 일반적인 NSAID나 아스피린 계열의 약물과 달리 이 약물의 약리 작용은 아직도 잘 알려져 있지 않다. 실험실 연구에서 아세트아미노펜은 기타 약물과 같이 Cox효소를 차단하는 효과를 보인다고 하지만 생체에서는 이러한 효과가 없는 것으로 알려져 있다. 아세트아미노펜의 효과는 척수 이상의 중추신경계에서 효과를 보는 것으로 추정되는데 아마도 중추신경계의 Cox에서만 선택적으로 차단효과를 나타내는 것으로 짐작하고 있다. 아동에서의 해열 진통제로 아세트아미노펜이 많이 추천되는 이유 중 하나가 말초 조직에서의 작용이 적기 때문에 NSAID에서 흔히 관찰되는 부작용이 많지 않다는 것이다.

아세트아미노펜은 위장에서 빨리 흡수되지만 간 대사와 기타의 영향으로 경구 투여 시 약 투여 용량의 60% 정도에 해당되는 약제만 실제 해열 작용을 한다. 경구 투여 시 치료 효과는 30~60분 이후에 최고점에 이르며 2시간 정도 이후부터는 효과가 절반에 이르게 된다. 아세트아미노펜은 위험한 부작용이 거의 없는 안전한 약으로 알려져 있으며 장기간 복용에 의해서도 심각한 부작용이 발생하지 않는 것으로 알려져 있다. 하지만 하루 4g 이상의 약제를 장기적으로 복용할 경우 독성 작용이 발생할 수 있다.

아편계 약물

아편계 약물(Opioids)은 양귀비에서 추출한 아편을 기본으로 하는 약물이다. 여기에는 모르핀, 코데인, 기타 반합성물질 등이 포함된다. 기본적으로 모르핀과 유사한 기능을 하는 물질을 모두 아편계 약물에 포함시키는데 여기에는 작용제(agonist, 주 : 모르핀과 같은 기능을 하는 약제), 길항제(atagonist, 주 : 모르핀의 기능을 저해하는 약제, 예 : Naloxon), 부분 작용제(예 : bupbuprenorph), 작용-길항 혼합제(예 : narbuphine) 등이 모두 포함되며 천연 물질뿐만 아니라 합성제도 포함된다. 통상 마약으로 불리기도 하는데 마약은 치료 목적 이외에 정신적 안정감을 얻기 위해 남용되는 정신 물질을 의미하는 경우가 많아 여기에서는 아편계 약물이라는 용어를 사용하려고 한다.

아편계 약물의 수용체

기원전부터 통증의 조절을 위해 사용되던 아편계 약물의 작용기전에 대한 연구는 지난 30여 년 전부터 급속히 발전을 이루게 되었다. 특히 아편계 약물이 작용하는 수용체의 존재와 이의 기능에 대한 이해가 증가하면서 여러 가지 합성물질의 개발도 활발히 진행되었다. 아편계 약물의 작용은 뮤(μ), 카파(κ), 델타(δ) 수용체가 대표적이며 기타 고아(orphan, 이하 ORL) 수용체 등이 존재 한다. μ, δ, κ 수용체는 화학구조적으로 70% 정도가 같은 구조로 구성되어 있으며 생리적으로는 엔도르핀(endorphins), 엔케팔린(enkephalins), 다이노르핀(dynorphin) 등의 물질과 결합하여 통증 억제 및 기타 생리적 반응을 일으킨다. 특히 염증 반응 관련 통증에 효과적으로 작용하는 것으로 알려져 있다.

U 수용체 중추 신경과 말초 신경 모두에 존재하며 주로 염증 반응에 관여한다. 시냅스(synapse, 주 : 신경과 신경 간의 연결 부위로 화학 물질에 의해 흥분이 전달됨) 전후에 모두 존재한다. 70% 정도는 말초 신경 말단에 존재하며 C, A-δ 신경과 교감신경, 면역 세포 등에도 분포한다. 중추신경에서는 대뇌피질(cerebral cortex), 편도(amygdala), PAG(periaqueductal grey) 등에 존재한다. 특히 PAG에서의 하행성 통증 조절 경로를 촉진하여 통증을 억제한다. U 수용체는 통증 완화에 효과적이지만 호흡 저하, 변비, 아편 의존(opioid dependence) 등의 부작용을 유발하기도 한다.

Δ 수용체 대부분의 생리적 아편계 물질은 μ 수용체와 δ 수용체에 동시에 작용하여 통증을 억제하는 기능을 갖는다. 특히 μ 수용체의 기능은 δ 수용체의 기능이 함께 이루어질 때 더 강력한 것으로 알려져 있다. 아편계 물질에 의해 δ 수용체의 작용이 이루어질 경우 μ 수용체의 위치가 좀 더 표면 쪽으로 이동하여 약리 작용이 강화된다. Δ 수용체의 주된 역할은 진통 작용으로 알려져 있다.

K 수용체 말초 조직의 염증 반응에 주로 관여하는 수용체이며 오심, 구토, 우울감 등의 다양한 약물에 의한 부작용도 유발한다. U, δ 수용체와는

표 6.5 ▶ 아편계 수용체의 종류

수용체	생리적 결합물질	분포
뮤(U)	Beta-endorphin, Leu-and Met-enkephalin, Endomorphins	말초 조직 염증, 척수의 시냅스 전, 후 신경, PAG, 시상, 대뇌 피질
델타(Δ)	Enkephalins, beta-endorphins	후각 중추, 대뇌 운동 중추 신경, 통각 영역에 제한적 분포
카파(K)	Dynorphins	말초 조직, 척수, 중추신경, 시상하부 등
고아(ORL)	Nociceptin	척수

독립적으로 작용하며 동물실험에서는 급성 고온 통증을 억제하는 기능을 보인다. 진통, 소변, 수면 등의 작용을 하는 것으로 알려져 있다.

ORL 수용체 U 수용체의 기능을 억제하는 길항작용(antagonist)을 주로 보이는 수용체이나 정확한 생리적 기전은 밝혀져 있지 않다. 스트레스 반응이나 운동, 기억, 심혈관 기능, 신장 기능 등에 작용하는 것으로 추측된다.

아편계 약물의 작용 기전

아편계 약물은 세포막에 위치하는 아편계 수용체와 결합하여 약리 기전을 나타낸다. 아편계 수용체는 지-단백-결합 수용체(G-protein-coupled receptor)라는 독특한 구조를 갖고 있으며 약물과의 결합을 통해 신경의 흥분을 억제하는 기능을 보인다. 이는 다음의 세 가지 기전을 통해 나타난다.

- 아데닐사이클라아제의 억제(inhibit adenyl cyclase)
- 칼륨 채널의 확대(주 : 시냅스에서의 흥분 전달 억제 기능)
- 칼슘 채널의 억제(주 : 시냅스 전 신경의 신경전달물질 분비 억제)

아편계 약물의 작용은 지용성의 정도, 확산되는 정도, 혈장 단백질과의 결합 정도에 따라 발현 시간이나 작용 부위 등에 차이를 보일 수 있다. 예를 들어 모르핀의 경우 수용성 약물로 대뇌에 침투되는 시간이 다소 오래 걸릴 수 있다. 대부분의 아편계 약물은 체내에서 급속히 확산되어 빠르게 제거되는 특징을 갖는다. 따라서 통증 억제 기능이 급격히 일어났다가 금방 사라지는 경향이 있다.

지용성 아편계 약제는 온몸에 퍼져 머무르는 경향을 보이기 때문에 한꺼번에 다량의 약제를 투여하는 것보다는 조금씩 오랫동안 혈관 내 주사하는 것이 더 많은 효과를 거둘 수 있다. 대부분의 아편계 약물은 간에서 대사되어 소변으로 배출되므로 간기능이 저하된 환자에서는 투약 용량을 낮추는 것이 바람직하다.

아편계 약물 사용에서 주의해야 할 점은 내성(tolerance)과 관련된 문제이다. 즉 같은 용량의 아편계 약제를 장기간 사용할 경우 약물에 의한 생리적 반응이 점차 줄어들게 되고 따라서 통증 억제 기능도 약화된다. 이를 극복하기 위해 점차 용량을 증가시키는 악순환이 발생할 수 있는데, 고용량의 아편계 약제를 지속적으로 사용할 경우 섬망, 중독(intoxication), 의존(dependence) 등의 부작용이 발생할 수 있다. 이를 피하기 위해 한 가지 약제가 아닌 여러 종류의 아편계 약제를 혼합 투여하는 경우도 있다. 이는 각각의 아편계 약물의 작용 기전이 조금씩 다르고 작용제와 부분 작용제에 의한 아편계 수용체의 흥분 체계가 조금씩 다르기 때문에 적절한 혼합 투여가 내성을 방지하는 효과를 볼 수 있다고 생각되기 때문이다.

또한 생리적 평형 유지 기능(homeostasis)으로 인하여 아편계 약물에 의한 신경 흥분 억제 기능은 다른 신경의 흥분을 유발할 수 있다. 즉 아편계 약물의 투여에 의해 소화기 관련 부작용이 발생하거나 아편계 약물을 갈망하는 신경체계가 흥분되어 의존 증후군을 유발할 수도 있다.

아편계 약물의 종류

아편계 약물은 수용체에서의 작용, 진통 효과 등으로 분류하는 것이 일반적이며 여기에서는 진통 효과에 따라 기술하고자 한다.

경증 및 중등도 통증에 사용되는 약물

코데인(Codein) 코데인은 천연 화합물로 진통, 기침 억제, 설사 억제 등의 용도로 사용되는 약제지만, 최근 향정신성 약물로 분류되어 제한적으로 사용이 가능하다. 모르핀에 비해 약효가 약한 편으로 μ 수용체에 결합하여 진통효과를 나타낸다. 코데인은 대부분 간에서 분해되며 신장으로 배출되는데 분해 과정 중 약 10% 정도가 모르핀으로 합성된다. 이러한 합성물이 진통효과와 관련되는 것으로 추정되고 있다. 기침 억제 효과는 코데인 자체의 효과이며 관련 수용체와의 결합을 통해 효과를 나타낸다.

코데인은 진통효과를 위해 단독으로 사용되는 경우는 드물고, 다른 진통제와 함께 투여하는 것이 일반적이다. 특히 아세트아미노펜 등과 복합 투여할 경우 좀 더 좋은 효과를 보는 것으로 알려져 있다. 코데인은 경구 투여 시 30~60mg 정도 사용되며 4~6시간 정도 효과를 볼 수 있다. 240~360mg의 코데인을 사용해도 통증이 조절되지 않는 경우 약 60mg 정도의 모르핀으로 교체 투여하여 점차 증량한다.

하이드로코데인(Hydrocodein) 코데인의 반합성물질로 진통, 기침 억제, 설사 억제 등의 용도로 사용된다. 경구 투여 시 코데인과 거의 동등한 효능을 보인다. 하지만 정맥 주사할 경우 거의 2배 정도의 효과를 보인다. 이는 간에서의 대사와 관련된 효과(first-pass effect)로 추정되고 있다. 일반적으로 30mg을 3~4시간마다 투여하는 것으로 시작한다. 효과가 없을 경우 60mg으로 증량하는데 하이드로코데인은 용량 증가 시 진통효과는 미미하고 부작용의 위험이 증가하므로 60mg Qid(주 : 1일 4회 분복) 이상은 투여하지 않는 것이 좋다. 특히 고용량 투여 시 심한 신장 독성이 나타날 수 있어 주의가 필요하다.

트라마돌(Tramadol)　트라마돌은 중추신경계에 작용하는 아편계 약물로 다른 약물과 다른 독특한 작용기전을 보인다. 아편계 수용체의 결합력은 중등도 정도이지만 δ, κ 수용체에 대한 결합력에 비해 μ 수용체에 대한 결합력이 20배 정도 높은 것으로 알려져 있다. 다른 아편계 약물과 달리 중추신경계에서 노르아드레날린과 세로토닌의 재흡수(reuptake)를 억제하여 비아편계 진통효과를 나타낸다. 또한 모르핀에 비해 남용이나 호흡 억제 등의 부작용이 적어 비교적 안전하게 사용될 수 있다. 통상 사용 용량은 25~100mg을 4~6시간마다 경구 투여하는데 어지러움(dizziness), 현기증(vertigo) 등의 부작용을 유발할 수 있어 하루 최대 400mg을 넘기지 않도록 한다.

중등도 이상 고도 통증에 사용되는 약물

모르핀(Morphine)　모르핀은 약 200년 전부터 임상에서 진통 목적으로 사용되어 온 천연물질이다. 특히 다른 합성 아편계 약물에 비해 저렴하기 때문에 WHO에서 마약성 진통제 중 표준 약물로 지정되었다.

　투여된 약물의 1/3은 혈장 단백과 결합하지만 나머지는 혈장에 분포한다. 모르핀은 친수용성(주 : 물에 잘 녹는) 약제이므로 조직 내로의 침투는 제한적이다. 모르핀은 간에서 모르핀-3-글루크로나이드(glucuronide)와 모르핀-6-글루크로나이드로 대사된다. 모르핀-3-글루크로나이드는 비활성 물질이지만 모르핀-6-글루크로나이드는 모르핀보다 좀 더 강력한 효과를 보이며 반감기도 길다. 위의 대사물질은 소변으로 배출되는데 만약 신장 기능이 저하된 경우 모르핀-6-글루크로나이드에 의해 호흡 억제와 같은 부작용이 발생할 수 있어 주의가 필요하다. 반면 간기능이 저하된 경우에는 모르핀의 대사에 별다른 영향을 받지 않아 비교적 안전하게 사용될 수 있다.

정맥 주사 시 모르핀의 효과는 10~15분 이후에 발현되며 4~6시간 정도 효과를 볼 수 있다. 근육 주사나 피하 주사의 경우 70kg 정도의 건강한 성인을 기준으로 초기 용량은 10mg 정도이나 건강 상태 등에 따라 용량의 편차가 다르게 나타날 수 있다. 노인이나 기타 전신 상태가 불량한 완화 치료 환자의 경우 성인 용량의 절반 이하(5mg)에서 시작하는 것이 좋다. 정맥 주사의 경우 20mg까지 사용할 수 있다. 경막외(epidural)나 경막내(intrathecal) 주사 시 좀 더 강력한 효과를 오랫동안 얻을 수 있는데 경막외의 경우 1~4mg, 경막내의 경우 0.1~0.4mg 정도의 소량의 모르핀(Duramorph)으로 효과를 얻을 수 있다.

경구 투여제로는 즉시 효과를 볼 수 있는 약제와 서방제(MS Contin)가 있으며 같은 용량을 투여할 경우 정맥 주사제에 비해 20~30%의 효과를 얻을 수 있다. 일반적인 모르핀의 경우 하루 4번에 걸쳐 투여하며 저용량으로부터 시작하여 통증의 정도에 따라 점차 증량하는 것이 좋다. 통상적인 모르핀으로 시작하여 통증 조절에 필요한 용량이 결정되면 서방형으로 교체하여 하루 두 번 투여한다. 단, 서방형의 경우 급성 통증이나 돌발 통증(breakthrough pain)에는 적절하지 않다.

하이드로모르핀(Hydromorphine)　하이드로모르핀은 모르핀 유사 약물로 반합성물질이다. 모르핀에 비해 5~10배 정도의 강력한 효과를 갖는 것으로 알려져 있으며 주사제, 경구 투여제, 좌약 등으로 투여할 수 있다. 작용시간은 4~6시간 정도이며 간에서 대사되지 않고 거의 대부분 그대로 신장을 통해 배출되므로 투약 용량의 35~80%가 신체에서 작용한다는 장점을 갖는다. 이러한 특성 때문에 피하 주사로 투여되는 경우가 많다. 경구 투여 시 2~6mg, 정맥 주사 시 1.5mg을 3~4시간 간격으로 투여한다.

옥시코돈(Oxycodone) 옥시코돈은 모르핀과 같은 성질의 반합성물질로 모르핀과 거의 비슷한 약리 작용 및 효과를 보인다. 옥시코돈은 나라별로 사용 방법이나 용량의 차이를 보이는데 가장 보편적인 것은 경구 투여이다. 과거에는 비아편계 약물과 병용 투여하는 경우가 많았으며 최근에는 옥시콘틴(Oxycontine)이라는 이름으로 판매되는 서방형(주 : 서서히 분해되어 오랫동안 작용하는 약물 제조법) 약제가 발매되었고 투약의 간편성 때문에 널리 사용되고 있다. 옥시코돈은 진통효과가 빨리 나타난다는 장점 때문에 중간중간 갑작스럽게 나타나는 돌발 통증(breakthrough pain)에 유용하게 사용되고 있다. 옥시코돈과 옥시콘틴은 모르핀에 의해 의식이 저하되거나 졸린 증상을 보이는 노인에게 유용한 대체물로 활용되고 있다.

옥시코돈은 통상 5mg 정도를 아세트아미노펜 등의 비아편계 약물과 병용 투여하며 암과 같은 심한 통증에서는 5~15mg을 하루 4번 투여한다. 작용 시간은 3~6시간 정도이다. 옥시콘틴은 처음 10mg을 하루 두 번 투여하고 통증의 정도에 따라 증량할 수 있다. 최소한의 옥시콘틴을 투여하면서 중간에 발생하는 돌발 통증을 옥시코돈으로 조절할 경우 남용의 위험을 줄일 수 있다.

헤로인(Heroin) 합성 아편계 약물로 가장 많이 남용되는 마약류이다. 영국이나 캐나다와 같은 일부 국가에서는 암 환자의 통증에 의료 목적으로 활용되는 경우도 있다. 경구 투여 시 흡수율이 작아 효과를 보기 어려우며 헤로인 자체로는 진통 효과가 없고 반드시 간 대사를 거쳐 모르핀-6-글루크로나이드로 대사된 이후에만 효과를 볼 수 있다. 헤로인은 모르핀에 비해 지용성 특성을 갖고 있어 정맥 주사 시 모르핀에 비해 좀 더 많은 효과를 얻을 수 있다. 특히 발현 시간이 모르핀에 비해 빠르며 좀 더 좋음효과가 강하고, 오심 등의 부작용이 적은 것으로 알려져 있다.

펜타닐(Fentanyl) 반합성물질로 모르핀에 비해 약 80배 정도의 강력한 통증 저하 효과를 보이며 μ 수용체에 매우 선택적으로 결합하는 특성을 갖는다. 저용량(2~10μg/kg)에서는 진통효과를 보이며 고용량(20~100μg/kg)에서는 마취효과를 보인다. 정맥 주사 시 효과는 매우 빠르게 나타나지만 작용 시간 역시 1시간 이내로 빠르게 소멸된다. 이는 간이나 신장에서의 대사에 의한 것이 아니라 펜타닐 자체가 지용성이 높은 물질이므로 체내 지방 침착이 빠르게 진행되어 나타나는 현상으로 간주되고 있다. 실제 펜타닐의 화학적 반감기는 3~12시간 정도로 기타 아편계 약물에 비해 다소 긴 편이다. 펜타닐은 경막외, 경막내, 점막(mucous) 등을 통해 흡수될 수 있으며 특히 피부를 통해서도 효과를 볼 수 있으므로 경구 투여가 불가능한 환자에게 피부 통과 투여(transdermal)나 구강 점막 투여를 통해 말기암 환자의 통증 관리를 매우 유용하게 할 수 있다.

메페드린(Meperdrine) 흔히 페티딘(pethidine)으로 불리는 합성 아편계 약물이며 모르핀과 비슷한 약리 효과를 볼 수 있지만 다양한 부작용이 발생할 수 있어 암 환자의 통증 치료에는 많이 사용되지 않는다. 아편계 약물 중 유일하게 빈맥(tachycardia)을 유발할 수 있으며 고용량에서 떨림(tremor), 근육 수축(twitch), 동공 확대, 경련, 호흡마비, 망상(delusion), 고열(hyperpyrexia) 등의 심각한 부작용이 발생할 수 있어 간기능이나 신장 기능의 저하를 보이는 환자, 또는 노인에서의 사용은 피하는 것이 좋다. 특히 모노아민산화억제제(MAO inhibitor)를 복용하는 환자에서 병합 투여는 심각한 부작용을 유발할 수 있다.

보통 페티딘은 국소 마취에 많이 사용되며 주사 시 30분~1시간 사이에 효과를 나타내며 3~4시간 정도 지속된다. 상기 부작용 이외에도 의존 증후군의 발생 가능성이 높아 장기적 사용이 필요한 암 환자나 완화 치료 환자에서의 사용은 추천되지 않는다.

메타돈(Methadone) 아편계 약물 중 유일하게 약물 작용 시간이 긴 합성 약물로 모르핀과 비슷한 효과를 볼 수 있다. 메타돈은 간에서 대사되기는 하지만 모르핀과 다른 체계로 제거되며 간기능에 따라 축적효과를 보일 수 있으므로 원치 않는 호흡 억제 등의 부작용을 발생시킬 수 있다. 작용 시간이 긴 만큼 부작용이 뒤늦게 나타날 수 있으므로 혈장 안정 농도(steady plasma concentration)에 도달되는 1~4주 동안은 근접 관찰이 필요하다. 특히 고농도에서는 QT 간격 연장(QTc interval prolongation) 등의 심장의 독성 작용이 나타날 수도 있다.

메타돈은 아편계 수용체인 μ, δ 수용체에 작용하며 NMDA 수용체를 억제하고 세로토닌과 노르에피네프린의 재흡수를 억제하여 진통효과를 나타내므로 신경성 통증(neuropathic pain)에서도 효과적으로 사용될 수 있다. 또한 약물에 대한 내성의 발생이 다소 늦게 나타나고 금단 증상이 적기 때문에 고용량의 투여가 가능하다. 이러한 약리 작용은 아편계 의존 증상을 보이는 환자의 치료에 유용하게 활용된다.

통증 조절을 위해 경구 투여할 경우 간기능에 따라 투여량의 차이를 보일 수 있는데 통상 2.5~15mg 정도를 사용하며 주사제의 경우 2.5~10mg 정도를 사용한다. 마약 의존 증상을 치료하기 위해서는 100mg까지도 사용하는데 일반적으로 모르핀과의 동등 효과는 90mg 이하의 모르핀 사용 시

4:1(모르핀 40mg에 메타돈 10mg), 90~300mg의 모르핀 사용에서는 8:1, 300mg 이상의 모르핀 사용에서는 12:1의 비율로 조절한다. 약물 효과는 1~2시간 정도 경과 후 나타나지만 앞에서 언급한 바와 같이 축적효과가 발생할 수 있으므로 약물의 빠른 증량은 불가하다. 따라서 약물 용량이 결정되지 않은 통증 초기의 치료에서는 사용에 어려움이 있다.

날록손(Naloxone) 날록손은 μ 수용체에 강한 친화력을 갖는 화합물로 아편계 약제의 결합 부위를 대신 차지하여 아편계 약제의 수용체 결합을 방해한다. 따라서 아편계 약제의 효과를 억제하는 기능을 갖는다. 날록손은 아편계 약물에 의한 부작용을 억제하는 용도로 많이 사용되며 아편계 약물의 과용량 투여로 인한 호흡 억제, 의식 저하 등의 부작용 발생 시 정맥 주사 등을 통해 증상을 개선한다. 특히 호흡 억제의 부작용은 날록손 주사 시 1~2분 내로 회복될 정도로 빠른 효과를 보인다. 약물 효과 지속 시간은 1~4시간 정도이며 과용량 투여 시 오심, 구토, 발한, 혈압 상승, 경련, 심장 정지 등의 부작용이 발생할 수 있으므로 주의가 필요하다. 따라서 아편계 약물에 의한 부작용 치료 시 저용량으로 시작하여 서서히 증량을 시도하는 것이 바람직하다. 정맥 주사 시 식염수에 희석하여 소량씩 투여하는 것이 부작용을 예방할 수 있는 방법이 될 수 있다.

경구 투여 시 대부분 간에서 대사되기 때문에 중추신경이나 장기에서의 약물의 효과를 기대하기 어렵다. 다만 위장에서의 작용 효과는 아편계 약물에 의한 변비 증상을 개선하는 데 도움이 될 수 있다.

흔히 사용되는 아편계 약물의 종류와 특성은 표 6.6과 같다.

아편계 약물의 부작용

아편계 약물은 다양한 부작용을 유발한다. 특히 개인적 차이에 의해 발생

표 6.6 ▶ 아편계 약물의 종류 및 특성(NICE guideline, 2012 중 일부 발췌)

종류	모르핀 10mg 동등 용량	피크 타임 h	작용 시간 h	초기 투여량 경구/주사
경증 통증				
코데인	90	1.5~2	3~6	30mg q3~4h/ 10mg q3~4h
하이드로코데인	60	0.5~1	3~4	10mg q3~4/NA
트라마돌	60	1~2	3~4	
중등도 이상 통증				
모르핀	10	0.5~1	3~6	15mg q3~4h/ 10mg q3~4h
MS 콘틴	10	3~4	8~12	15mg q8~12h/NA
하이드로모르핀	10	0.5~1	3~4	2~4mg q3~4h/ 1.5mg q3~4h
옥시코돈	7.5	1	3~6	5mg q3~4h/NA
헤로인	3	–	0.5	–
펜타닐	0.2	–	–	NA/25µg/h patchy q72h
메페드린(페티딘)	100	0.5~1	3~4	100mg q3h/ 100mg q3h
메타돈	1	0.5~1.5	4~8	5mg q8~12h/ 5mg q8~12h

하는 부작용 양상도 다르지만 통증 유무에 따라 약리적 기전 및 부작용의 발생이 다른 것으로 알려져 있다(McQuay, 1999). 따라서 건강한 사람을 대상으로 한 연구는 통증 환자에게 그대로 적용할 수 없다는 독특한 특성을 보인다. 또한 경구, 정맥, 점막, 피부 등 약제의 투여 방법이나 건강 상태, 질병의 진행 정도 등에 따라 매우 다양한 차이를 보일 수 있다.

호흡 억제 일반적으로 용량이 증가할수록 호흡 억제 효과는 커지게 되며 아편 과량 사용 시 사망 원인의 대부분을 차지한다. 이전에 아편계 약물을 사용한 적이 없는 경우, 75세 이상 고령의 환자나 호흡기 질환이 동반된 경우 호흡 억제의 위험성이 커진다. 하지만 약물의 반복 사용 시 호흡 억제 관련 내성의 발생이 빠르게 진행되는 것으로 알려져 있다.

생리적으로 호흡 중추에 통각 자극이 전달되며 이러한 통각은 호흡 중추를 흥분시키는 역할을 한다. 따라서 통증이 지속되는 경우 아편계 약물의 사용과 호흡 중추의 흥분이 어느 정도 평형 상태를 이루지만 외과적 수술이나 신경차단 등으로 통증이 소실될 경우 아편계 약물의 약리 작용에 의해 호흡 억제가 일어날 수 있다. 고용량의 아편계 약물을 지속적으로 사용하는 환자에서 상태의 급격한 변화에 대한 주의가 필요할 수 있다.

아편계 약물은 연수(medulla)의 기침 중추를 직접 억제하는 기능을 갖는다. 코데인 등의 약제는 이러한 기침 억제를 목적으로 사용되기도 하는데 수술 등 시술이 필요한 환자에서 기침의 억제는 손실을 유발할 수 있다.

오심, 구토 아편계 약물의 투여 초기에 약 2/3 정도의 환자가 오심과 구토를 경험하고 이 때문에 투약을 거부하는 경우도 있다. 이는 아편계 약물이 연수의 화학수용체 자극 부위(chemoreceptor trigger zone)를 자극하기 때문에 나타나는 현상으로 알려져 있다. 오심과 구토는 용량과 밀접한 관계를 보이고 급속히 내성이 생기기 때문에 초기에 조심하면 부작용을 예방할 수 있다. 항구토제(antiemetic)를 약물 투여 초기에 함께 투여하거나 아편계 약물을 소량으로 시작하여 점차 늘려가는 것도 부작용을 예방하는 방법이다.

변비 아편계 약물을 장기간 사용할 경우 가장 흔하며 불편한 부작용이다.

이는 아편계 약물이 말초의 아편계 수용체와 결합하여 장의 운동을 저하하고 장의 분비물을 억제하며 항문의 조임 기능을 강화하여 발생하는 현상이다. 특히 변비 증상은 내성이 생기지 않아 일단 증상이 발생하면 자연적으로 완화되지 않는다. 따라서 아편계 약물을 지속 투여할 경우 변연화제(laxative)를 함께 투여하는 경우가 많다.

장기적으로 장 운동이 저하된 경우나 장 수술이 필요한 경우 아편계 길항 약물을 투여하기도 한다. 대표적으로 메틸-날트렉손(methyl-naltrexon) 등의 길항제를 사용할 경우 기존의 아편계 약물의 용량 조절 없이도 변비 완화 효과를 볼 수 있다는 보고도 있다(Kurz, 2003). 특히 최근의 메타 연구에 따르면(Ueberall M., 2015) 아편계 약제와 날록손을 함께 사용할 경우 변비 발생을 2.5배, 장 운동 저하의 위험성을 6배 이상 줄일 수 있다고 보고하였다.

졸음 및 인지 저하 아편계 약물의 초기 투여 시 흔히 발생하는 부작용으로 일주일 이내에 대부분 내성이 생긴다. 이는 알코올이나 안정제를 병용 투여하는 환자에게서 문제가 될 수 있다. 졸음이 지속되는 경우 다른 약제로의 교체가 치료 방법이 될 수 있다. 졸음이 지속되는 경우 약물 투여 용량을 줄이거나 기타 정신 자극성 약제(psychostimulant)를 투여하면 효과를 볼 수 있다.

고용량의 아편계 약물을 지속적으로 투여하는 경우 문제가 되는 것 중 하나가 인지 저하이다. 특히 직업 활동을 계속해야 하거나 운전을 해야 하는 경우 인지 저하가 심각한 문제로 대두될 수 있다. 인지 저하는 용량의 변화가 있을 경우 더 심하게 나타나는 것으로 알려져 있어 아편계 약물의 증량 시 이에 대한 충분한 조언이 필요하다.

환각 및 섬망 환촉, 환시 등의 환각이 아편계 약물 사용과 관련이 있다는 보고가 있으며 섬망도 흔히 발생되는 문제이다. 하지만 섬망이 발생한 경우 이의 원인이 아편계 약물에 의한 것인지 병세의 악화에 의한 것인지 구별하는 것은 쉽지 않다. 따라서 급격한 섬망이 발생할 경우 약물의 변화는 없었는지, 약물의 대사를 방해하는 간기능의 변동이나 신장 기능에는 문제가 없는지 주의를 기울이는 것이 필요하다. 기타 통증 환자에서의 아편계 약물의 사용에 의한 정신증, 기분장애, 불안장애 등의 정신 질환의 발생은 흔하지 않은 것으로 보고되고 있다.

경직 및 간질 정맥 주사로 급격히 투여하거나 고용량의 약물을 장기 사용할 때 주로 나타난다. 모르핀의 대사 물질인 모르핀-3-글루크로나이드가 직접 신경 독성 물질로 작용하여 발생하는 것으로 알려져 있다. 특히 메페드린(페티딘)을 고용량으로 장기적으로 사용하면 경직 및 간질이 자주 발생한다.

간질 병력이 있거나, 간질을 유발할 수 있는 약제를 병용 투여할 경우 이의 위험성이 높아진다. 또한 고용량 투여 시 부작용이 자주 발생하므로 주의가 필요하다. 증상 발생 시 아편계 약물을 바꾸어 사용하거나 클로나제팜(Clonazepam) 등의 벤조디아제핀계 약제를 함께 사용하는 것이 이를 예방하는 데 도움이 된다.

중독, 남용 및 의존 대부분의 아편계 약물이 중독(intoxication), 남용(abuse), 의존(dependence)을 유발할 수 있으며 이 중 헤로인이 정신적 부작용과 관련이 많다. 헤로인은 다른 아편계 약제에 비해 지용성 특성이 높기 때문에 대뇌로의 침투가 빠르게 이루어지고 이로 인해 행복감(euphoria)을 유발하기 때문이다.

아편계 약물이 남용과 의존을 유발하는 경로는 주로 생리적인 보상 체계(rewarding system)와 관련이 높다. 생리적인 아편(예 : endorphin, enkephalin 등)은 배쪽 뒤판(ventral tegmentum)의 도파민, 뇌실 주위 회백질(periventricular grey matter)의 노르아드레날린 등과 상호작용하여 개인의 정신적 만족감을 갖게 하는데, 외부에서 투여된 아편계 약물 역시 이러한 보상 체계에 반응하여 심리적, 신체적 남용과 의존 증상을 유발하게 된다.

아편계 약제에 대한 남용과 의존의 위험은 개인마다 다소 차이를 보이지만 아편계 약제를 처음 사용했을 때 행복감을 경험하는 환자의 경우 의존 가능성이 더 높다고 보고되고 있다. 이와 달리 오심, 구토, 우울감 등의 부작용을 경험하는 환자는 상대적으로 의존 가능성이 낮다고 보고되고 있다. 또한 아편계 약물 사용 이전에 알코올 사용력, 진정제 남용 등과 같은 기타 약물 사용 문제가 있었던 경우 의존과 남용을 주의해야 한다.

아편계 사용의 남용과 중독을 예방하기 위해 다양한 규제가 존재한다. 국내에서도 보건복지부를 중심으로 아편계 약물 사용과 관련하여 다양한 규제를 실시하고 있다. 미국 캘리포니아의 경우 아편계 약물의 정기적인 처방은 30일, 응급 상황을 위한 필요 시 처방은 3일 이상을 넘지 않도록 법제화하고 있다. 이러한 규제가 남용 및 의존을 억제하기 위한 중요한 정책임에는 틀림없지만 한편으로는 환자에게 필요한 만큼의 용량을 적절히 처방하는 데 방해 요인으로 작용할 수 있어 완화 치료 환자에 대한 전문가의 약물 사용에 대해서는 논의가 필요하다.

필요 이상 과다하게 아편계 약물을 투여할 경우 중독 상태가 발생한다. 가장 흔하며 위험한 증상이 호흡 억제이며 이와 함께 의식 저하, 동공 축소(pinpoint pupil)가 3대 특징 증상이다. 급성 중독에 대한 처치로는 날록손을 정맥 주사한다. 통상 70kg 환자를 기준으로 0.8mg을 처방하는데 약물에 반응이 없으면 수 분 후에 주사를 반복한다. 만약 4~5mg 정도를 투여함에도 불구하고 반응이 없는 경우 환자의 의식 저하 상태는 아편계 약물에 기인하지 않았을 가능성이 높다.

심리적 안정이나 기타 목적을 위해 정해진 용량 이상을 투여하거나, 강박적 사용, 갈망(craving), 해로움을 인지하면서도 과용량을 투여하는 행위 등을 보일 경우 남용 상태로 볼 수 있다. 일반적으로 아편계 약물을 투여하는 만성 암 환자의 3~19%에서 남용을 보인다. 남용의 가능성은 개인 차이를 보이며 이전 약물 남용 병력이 있는 경우 가능성이 높아지기 때문에 아편계 약물의 사용 이전에 개인력을 조사해야 한다. 흔히 환자가 아편계 약물을 남용할 경우 보이는 징후는 다음과 같다.

- 스스로 약물 용량을 증량함
- 전통적인 방법으로 재처방을 반복적으로 요구함
  - 먹다가 토했어요
  - 버스에서 잃어버렸어요
  - 세탁기에 넣어버렸어요
  - 누가 가방을 훔쳐 갔어요 등
- 여러 병원 쇼핑
- 예약 날짜 이전에 병원 방문 및 처방 요구
- 아편계 약물 증량 관련 집요한 요구 등

물론 상기 정황만으로 약물 남용 여부를 확인하는 것은 불필요한 오해를 살 수 있기 때문에 이와 관련된 숙달된 전문가가 아니라면 개인적 직관으로 남용 여부를 판단해서는 안 된다. 따라서 필요 이상의 약물을 복용하는지 여부를 확인하기 위해 감마-글루타밀 전이효소(Gamma-Glutamyl

Transpeptidase, GGT) 등의 간 효소나 적혈구 용량(예 : Mean Cell Volume) 등의 생화학 수치를 확인하거나 필요하다면 소변 검사 등으로 이를 확인할 수 있다.

고용량의 아편계 약물을 장기간 사용할 경우 의존 증후군을 보일 수 있다. 의존 증후군은 내성과 금단 증후군(withdrawal syndrome)을 보이는 상태이며 특히 아편계 약물의 금단 증상은 치명적 결과를 보일 수 있기 때문에 주의가 필요하다. 내성이란 같은 효과를 얻기 위해 사용되는 약제의 양이 점차 증가하는 경우이며 대부분의 아편계 약제는 내성을 유발한다. 금단 증상은 갑작스러운 약제의 중단으로 인해 다양한 신체적 증상이 나타나는 상태이며 도파민, 아세틸콜린, 세로토닌 등의 생리적 신경전달물질 체계의 민감성 증가와 관련된다. 또한 아편계 약제의 단기 사용은 청반(locus ceruleus)에서 노르아드레날린의 활동성을 감소시키지만 장기 사용 시 생리적 적응 상태를 보인다. 따라서 약물을 급격히 중단할 경우 반동적인 과활성 상태를 보여 금단 증상과 관련한 신체 증상을 유발할 수 있다. 따라서 금단 증상 시 클로니딘 등의 $\alpha2$-작용제를 투여하는 것이 도움이 될 수 있다. 아편계 약물의 금단 증상은 다음과 같다.

- 우울감
- 오심, 구토
- 근육통
- 눈물, 콧물
- 동공 확대, 소름, 땀
- 설사
- 하품
- 열(고열)

- 불면 등

기타 보조 치료 약물

통증 치료의 일차적 약제는 항염제(anti-inflammatory)와 아편계 약물이다. 이 약제들은 독특한 특성을 갖고 있으며 즉각적인 통증 완화 작용을 보인다. 하지만 각기 치명적 부작용의 위험성이 있기 때문에 가급적 통증에 필요한 만큼만 저용량으로 사용할 필요가 있으며 기타 약제를 보조적으로 활용할 필요가 있다. 이러한 보조적 목적의 약제를 여기에서는 보조 치료 약물에 포함하여 설명하려고 한다.

보조 치료에 사용되는 약제는 통증 치료가 아닌 다른 증상에 대한 치료를 일차적 목적으로 하고 있으나 여러 연구를 통해 통증에도 효과를 볼 수 있다고 입증된 약제이다(표 6.7 참조). 보조 약제의 통증 경감 효과는 즉각

표 6.7 ▶ 보조 치료제의 진통 적응증 예

약물	적응증
캡사이신(Capsaicin)	Postherpetic neuralgia
카바마제핀(Carbamazepine)	Trigeminal neuralgia
가바펜틴(Gabapentin)	Diabetic neuropathy, postherpetic neuralgia, migraine
라모트리진(Lamotrigine)	Trigeminal neuralgia, central pain, spinal cord injury
리도카인(Lidocaine)	Postherpetic neuralgia
옥스카바제핀(Oxcarbazepine)	Trigeminal neuralgia
프레드니솔론(Prednisolone)	Rheumatoid arthritis
토피라메이트(Topiramate)	Diabetic neuropathy, spinal cord injury, headache
발프로산(Valproic acid)	Trigeminal neuralgia, migrain

적으로 나타나는 것이 아니라 수일 내지 수 주 후부터 효과를 보는 경우가 많다. 또한 보조 약제를 사용할 경우 필연적으로 다양한 약제를 동시에 투여하기 때문에 약물 상호간의 영향에 의한 원치 않은 부작용을 유발할 가능성을 항상 고려해야 한다. 보조 약물의 투여 시 약물 상호관계에 대한 충분한 이해가 필요하며 약물의 투여에 대한 확고한 목표가 설정되어야 하고, 경과에 대한 세심한 주의가 필요하다.

일반적으로 추천되는 보조 약제의 조합은 다음과 같다. 뼈 통증(bone pain)의 경우 아편계 약제와 함께 NSAID계의 약제와 비스포스포네이트(bisphosphonate), 국소 또는 전신 방사선 치료를 병합한다. 신경병성 통증(neuropathic pain)의 경우 아편계 약제와 함께 항우울제, 항경련제, 국소마취제 등을 조합한다. 매우 심한 신경병성 통증의 경우 케타민(ketamine)과 같은 NMDA 수용체 억제제를 투여한다. 내장계(visceral) 통증 또는 산통(cloliky)의 경우 아편계 약제와 함께 진경계(antispasmodic) 약물을 투여한다(Leppert W., 2012).

항우울제

과거로부터 항우울제의 진통효과가 심리적 경감에 의한 것인지 자체의 진통 작용인지 여부에 대한 논란은 지속되어 왔지만 항우울제 투여가 진통효과를 얻을 수 있다는 것은 임상 경험상 축적되어온 사실이다. 최근 연구에 따르면 항우울제의 진통효과는 심리적 상태와 무관하게 발현되는 약리작용이며 우울증 환자에서 기분의 침체가 지속되는 경우에도 진통효과를 거둘 수 있다는 많은 보고가 축적되었다(Max M.B. et al., 1992).

동물실험에서 항우울제의 진통효과가 날록손 투여에 의해 제어된다는 보고가 있어 항우울제의 진통효과는 세로토닌, 노르에피네프린 등의 모노아민(monoamine) 계통의 신경전달물질을 통해 아편계 체계를 흥분시켜 나타나는 것으로 생각되고 있다.

삼환계 항우울제(TriCyclic Antidepressants, TCA) 전통적으로 주요 우울장애 등의 기분장애에 사용되어 온 약제이며, 항우울효과와는 독립적으로 진통효과를 갖고 있다. 통증 조절을 위해 사용되는 삼환계 항우울제는 통증 자체를 제거하는 것이 목적이 아니며, 참을 수 없는 정도의 통증을 참을 만한 정도로 낮추는 것이 목적이다.

약물 투여 초기에는 진통효과를 거둘 수 없으며 다소 시간 경과가 필요하다. 저비용으로 좋은 효과를 거둘 수 있지만 다양한 부작용을 갖고 있는 것이 단점이다. 특히 투여 초기에 졸음이 발생하는데 아편계 약물의 졸음효과와 상승 작용을 보일 수 있기 때문에 주의가 필요하다. 폐쇄형 녹내장이 있는 경우 금기이며 부정맥, 최근 심근 허혈증, 심근 경색 등의 문제가 있는 환자에서도 사용하면 안 된다. 기타 변비, 입마름 등의 부작용이 발생할 수 있다.

약물의 종류에 따라 진통 목적의 투여 용량은 다소 차이를 보일 수 있으나 소량으로 시작하여 서서히 증량한다는 투여 방법은 모든 약제에 적용된다. 가장 흔히 사용되는 아미트립틸린(amitriptyline)은 입마름, 졸음 등의 부작용이 좀 더 강한 편이나 진통효과도 강하다. 보통 10~300mg까지 사용할 수 있으나 국내 임상에서 100mg 이상 사용하는 경우는 드물다. 노르트립틸린(nortriptyline)은 아미트립틸린에 비해 부작용은 적은 편이나 진통효과는 높지 않다. 용량은 10~200mg까지 사용할 수 있다. 기타 이미프라민(imipramine, 10~300mg), 클로미프라민(clomipramine, 25~300mm) 등이 사용되는데 일반적인 용량과 부작용은 아미트립틸린과 유사하다.

세로토닌 재흡수 억제제(Selective Serotonin Reuptake Inhibitor, SSRI) 전통

적인 삼환계 항우울제에 비해 약리적 효과는 비슷하면서 부작용을 비약적으로 줄임으로써 우울증 치료의 신기원을 이룬 약물이다. 시냅스 전 신경에서의 세로토닌 재흡수 억제 기능이 통증을 줄이는 역할을 할 것으로 추정되지만 통증에서 세로토닌의 생리 효과가 아직 확실치 않은 만큼 SSRI의 진통효과와 관련된 약리 작용은 분명하게 정립되어 있지 않다. 임상 연구에서 세로토닌의 진통효과는 검증된 바 있지만 TCA에 비해 효과는 적은 것으로 알려져 있다.

TCA에 비해 부작용이 적은 것은 확실하지만 오심, 구토, 설사 등의 소화기계 부작용과 식욕 저하, 약한 떨림(tremor), 좌불안석증(akathisia) 등의 부작용은 무시할 수 없다. 이를 방지하기 위해 소량의 약물로 시작하여 점차 증량하는 것이 도움이 되며 소화기계 부작용이 심할 경우 항구토제 등을 함께 투여하면 부작용을 예방할 수 있다. 세로토닌 재흡수를 억제하는 약물을 병용 투여할 경우 심박 증가, 40℃ 이상의 고열, 떨림, 마비, 간질, 신장 기능 부전 등의 증상을 보이는 치명적인 세로토닌 신드롬(serotonin syndrome)을 유발할 수 있기 때문에 주의가 필요하다.

SSRI는 투여 후 2~3주 정도 경과 이후부터 효과를 볼 수 있다. 따라서 투약 초기에는 증량을 피하고, 약물에 의한 부작용을 주의하면서 효과를 관찰할 필요가 있다. SSRI는 종류에 따라 부작용이나 효과가 조금씩 다르기는 하지만 일반적으로 서트랄린(sertraline)이 다른 약제에 비해 부작용이 약한 편이며 다른 약제와의 상호작용이 적어 여러 약물을 복합 투여하는 완화 치료 환자에게는 우선적으로 추천할 수 있다. SSRI의 종류별 투여 용량은 표 6.8과 같다.

기타 항우울제 기타 항우울제는 세로토닌, 노르에피네프린, 도파민 등의 다양한 신경전달물질에 동시에 작용하는 약제이다. 노르에피네프린-도

표 6.8 ▶ SSRI의 종류별 투여 용량

약명	투여 용량(mg/day)
시탈로프람(citalopram)	20~60
에스시탈로프람(escitalopram)	10~40
플루옥세틴(fluoxetine)	10~80
플루복사민(fluvoxamine)	50~300
파록세틴(paroxetine)	10~50
서트랄린(sertraline)	50~200

파민(NDRI)에 작용하는 부프로피온(Bupropion), 세로토닌-노르에피네프린(SNRI)에 작용하는 벤라팍신(Venlafaxine), 듀록세틴(Duloxetine), 기타 NASA로 분류되는 미르타자핀(Mirtazapine) 등이 있으며 이 중 SNRI 계열 약물이 통증 완화에 뚜렷한 효과가 있는 것으로 보고되어 있다.

벤라팍신 서방형은 기존 벤라팍신에 비해 부작용은 적은 편이지만 초기에 고용량을 투여할 경우 소화기계 부작용을 유발할 위험이 높아 저용량으로 시작하여 서서히 증량하는 것이 좋다. 부작용이 심할 경우 항구토제 등의 소화기계 약물을 병용 투여하면 부작용을 쉽게 조절할 수 있다. 최대 용량은 225~375mg까지 투여할 수 있다고 하지만 혈압 상승의 위험이 있어 고용량에서는 혈압의 정기적 확인이 필요하다. 벤라팍신은 진통효과뿐만 아니라 통증 및 완화 치료 환자에서 보이는 심리적 불안, 동요, 우울감 등의 정신 증상도 함께 치료할 수 있어 유용하게 활용될 수 있다.

듀록세틴은 FDA에서 우울증과 통증에 적응증을 갖고 있는 약제이며 특히 당뇨병성 통증에 효과가 있는 것으로 알려져 있다. 일반적 치료 용량은 60mg 정도이다.

국소 마취제

국소 마취제는 피하지방, 신경 뿌리(nerve root), 척수 등에 주사하여 신경 흥분을 차단하는 약제이다. 하지만 리도카인(lidocaine)을 정맥 주사하는 것처럼 전신적 효과를 얻기 위해 사용하는 경우도 있다. 특히 대상포진(herpes zoster)과 같은 신경병성 통증에 효과적이다. 일부 환상통, 당뇨병 신경병증(diabetic neuropathy) 등에서도 효과를 볼 수 있다.

약리적 효과는 신경세포막의 안정화를 통해 얻어진다. 국소 마취제는 세포막의 나트륨 채널(sodium channel)을 막아 신경세포의 흥분을 억제한다.

리도카인을 정맥 주사할 경우 반드시 심장 검사와 간기능 검사 등을 수행하여 이상 여부를 확인한 후에 시행한다. 일반적으로 성인 기준 kg당 1~2mg 정도의 리도카인을 식염수에 섞어 의료인의 관찰하에 10~15분 이상 천천히 투여한다. 환자에 따라서는 이명(tinnitus), 입 주변의 무감각(numbness), 쓴 맛, 어지러움 등을 호소할 수 있다.

리도카인에 효과적인 환자에서 멕실레틴(mexiletine)과 같은 경구형 국소 마취제를 투여할 경우 대부분의 환자에서 통증이 약 50% 정도 줄어든다는 보고가 있다. 일반적으로 수면 전에 150mg 정도를 경구 투여한 후 부작용이 없으면 하루 세 번에 걸쳐 150mg을 각각 투여한다. 이후 진통 효과를 확인하면서 최대 1,200mg까지 증량할 수 있다. 흔한 부작용으로는 부정맥, 저혈압, 떨림, 긴장 등이 발생할 수 있고 피부 발진이나 간 독성 등의 심한 부작용도 발생할 수 있다.

스테로이드

스테로이드는 완화 치료에서 여러 가지 유용성을 갖는다. 이는 식욕 저하, 오심, 정체 불명의 불편감(malaise), 삶의 질 등의 문제를 개선할 수 있다. 하지만 약제가 갖고 있는 고유의 부작용 때문에 사용에 어려움을 동시에 갖는다. 여러 연구에서 스테로이드는 골 전이에 의한 통증뿐만 아니라 척수 압박(spinal cord compression), 신경총병증(plexopathy), 임파선 부종, 간비대증 등의 다양한 신체 통증에 효과적인 것으로 알려져 있다.

스테로이드의 진통효과의 원인은 아직 밝혀져 있지 않다. 스테로이드에 반응하는 악성 종양의 경우 암의 크기가 줄어들거나 주변의 부종이 줄어들어 압박 통증이 감소하는 것으로 추정되고 있다. 또한 염증 반응 물질의 분비를 억제하거나 중추신경계에서 신경전달물질 분비의 변화에 의한 효과로 진통효과가 나타나는 것으로 추정된다(표 6.9 참조).

임상적 사용은 위에 열거한 적응증 이외에 소화기관 폐쇄에 의한 통증,

표 6.9 ▶ 인체에서 글루코코르티코이드의 부작용

작용 부위	부작용
뇌/중추신경	짜증, 우울, 불면, 식욕증진, 정신증(psychosis)
눈	녹내장
내분비	LH, FSH, TSH 분비 및 GH 분비 감소
위장관	위궤양, 지방간
지방/탄수화물 대사	전반적 당뇨병성 대사
지방 분포	쿠싱 증후군 양상의 내장 지방 증가
심혈관	염분 및 수분 저장, 동맥경화, 고혈압
피부/근육	단백질 이화작용(catabolism), 콜라겐 파괴, 피부의 얇아짐, 근육 파괴(myopathy), 상처 회복 지연 등
뼈 및 칼슘 대사	뼈 형성 및 뼈 크기의 감소, 골다공증
성장	성장 지연
면역 체계	항염증 반응, 면역 저하

LH : Luteinizing Hormone, FSH : Follicle-Stimulating Hormone, TSH : Thyroid-Stimulating Hormone, GH : Growth Hormone

종괴효과(mass effect)에 의한 기관 피막(capsule)의 팽창에 따른 통증 등에도 유용하게 사용될 수 있다.

임상적 경험에 따라 고용량 처방과 저용량 처방이 가능하다. 급격히 악화되는 신경총병증과 같이 아편계 약물에 즉각적 반응을 보이지 않는 환자에서 고용량(덱사메타손 100mg)의 스테로이드를 처방할 수 있다. 기타 경막외 전이에 의한 척수 압박 증상 등이 발생할 경우에도 활용된다. 일단 통증이 완화되면 최소한의 용량으로 감량하는 것이 필요하며, 기타 대안이 있는 경우 일주일 이내에 약물을 중단하고 방사선 치료 등 스테로이드 이외의 방법으로 통증을 조절하는 것이 바람직하다. 저용량 처방의 경우 적절한 아편계 약물을 투여함에도 불구하고 통증이 지속되는 환자에서 덱사메타손 기준 1~2mg 정도의 스테로이드를 소량 추가한다. 저용량 처방의 경우 장기적으로 지속하는 것이 일반적이다.

스테로이드는 효과에 비해 발생하는 부작용이 심한 경우가 많으므로 효과가 없다고 판단될 경우 즉각 중지하는 것이 필요하며 장기 처방된 경우 천천히 용량을 줄여서 끊도록 한다. 스테로이드에 의한 급성 독성 작용은 흔하지 않지만 초조, 불안, 환각, 기분 변화, 섬망 등의 신경 정신적 문제, 과혈당(hyperglycaemia), 부종, 소화 불량 및 궤양 등의 부작용이 발생하는 경우도 있다(표 6.10 참조). 장기 투여 시 가장 잘 알려진 부작용은 외인성 쿠싱 증후군으로 얼굴이 둥글게 되고(moon face), 목 뒤에 지방이 축적되며(buffalo hump), 배에 지방이 축적되나 손발은 가늘어지는 중심성 비만 등의 외형적 변화 이외에 혈압 및 혈당의 상승, 골다공증, 병적 골질, 월경 장애, 피하 출혈 등의 증상을 보일 수 있다. 또한 위궤양, 소화기 천공 등의 부작용이 발생할 수 있다. 이러한 부작용은 NSAID를 함께 투여할 경우 위험성이 증가하기 때문에 스테로이드계 약물과 NSAID를 병용 투여하는

프레드니손 또는 동등 역가의 약물 중단 계획	
≥7.5mg	급속히 감량. 예 : 3~4일 간격으로 2.5mg씩 감량 후
5~7.5mg	2~4주 간격으로 1mg씩 감량 후
<5mg	2~4주 간격으로 1mg씩 감량함

것은 금기시되어 있다.

장기 투여 환자에서 갑자기 약물을 중단할 경우 근육통, 관절통 등의 통증과 불쾌감, 두통, 기분 변화 등의 양상이 발생할 수 있으므로 천천히 감량하는 것이 좋다(표 6.11 참조). 일반적으로 3주 이내의 투여 시 갑작스러운 중단에 의한 부작용은 흔하지 않지만 그 이상의 장기간 투여는 다음과 같은 부작용을 유발할 수 있다. 첫째, 처음 스테로이드를 처방한 목표 증상이 재발할 수 있다. 둘째, 무력감, 우울감, 식욕저하, 근육통 등의 비특이적 금단 증상이 발생할 수 있으며 이는 주로 시상하부-뇌하수체-부신(HPA axis) 축의 억제 또는 기저 질환의 재발에 의해 나타날 수 있다. 셋째, 급성 부신 부족(adrenal insufficiency)에 의한 증후군으로 심한 경우 혈액 역

표 6.11 ▶ 스테로이드의 종류 및 코르티솔 기준 상대적 생물학적 역가

스테로이드	염류 유지	항염증 효과	HPA 축 억제
Cortisol	1	1	1
Prednisolon	0.75	3	4
Methylprednisolon	0.5	6.2	4
Fludrocortisone	125	12	12
Dexamethasone	0	26	17

학적 허탈 상태를 유발할 수도 있다.

스테로이드의 선택은 환자의 상태에 따라 수분 및 염류 유지, 항염증 효과, 내분비, 특히 시상하부-뇌하수체-부신 축 억제 기능 등을 고려하여 선택해야 한다(표 6.11 참조). 앞에서 설명한 바와 같이 스테로이드의 약물학적 효과는 항염증 반응 효과 및 혈관 투과성의 감소에 의해 나타난다. 덱사메타손을 제외한 대부분의 스테로이드는 무기질대사 부신피질 호르몬(mineralocorticoid) 효과를 어느 정도 갖고 있기 때문에 나트륨 증가, 칼륨 감소, 수분 저장 등의 양상을 보일 수 있으며 신장 질환이나 심장 기능 부전 등의 환자에서 심각한 부작용을 유발할 수 있다.

진경제

진경제(antispasmodic)는 근육이완제의 일종으로 일반적인 근육 이외에 소화기계 등의 평활근(smooth muscle)도 이완시켜 진통 효과를 나타낸다. 대표적인 약제로 바클로펜(Baclofen)과 사이클로벤자프린(Cyclobenzaprine)이 있다.

바클로펜 감마아미노부티르산(gamma aminobutyric acid, GABA) B형 수용체에 결합하는 작용제로 삼차 신경통에 효과가 검증되었으며 기타 다발성 경화증(multiple sclerosis) 및 척수 손상에 따른 통증에 효과가 있는 것으로 알려져 있다. 특히 여러 원인에 의한 근육 경직(spasticity)에 효과적이며 신경병성 통증에도 유용하게 사용된다.

일반적으로 5mg 하루 두 번(Bid)으로 시작하여 하루 200mg 정도까지 점차 증량한다. 경막내 주사도 가능하며 적응증을 갖는 환자에서 많은 효과를 볼 수 있다. 초기에 어지러움, 졸림, 두통, 근무력증, 불면, 빈뇨, 소화기 장애 등의 부작용이 발생할 수 있으나 저용량으로 시작하여 천천히 증량할 경우 부작용을 피할 수 있다. 장기 투여 후 갑자기 중단할 경우 섬망이나 간질 발작과 같은 금단 증상이 발생할 수 있어 서서히 용량을 줄이는 것이 바람직하다.

과거 간질 병력이 있거나 신장 기능이 저하된 경우 투여하지 않는 것이 좋다.

사이클로벤자프린　전반적인 근육 기능에 장애 없이 국소적 원인에 의해 발생한 근육 경직에 효과를 볼 수 있다. 일반적으로 신경계 이상에 의해 발생한 경직에는 효과가 없다고 알려져 있다. 따라서 완화 치료에서는 급성 근육 통증에 부가적으로 사용되어 활용성이 제한적이다.

사이클로벤자프린은 삼환계 항우울제와 유사한 구조를 가지며 부작용 역시 이와 비슷하다. 즉 졸음, 입마름, 어지러움 등의 부작용이 흔하며, 드물게 빈맥, 혈압 상승, 실신 등의 양상이 발생할 수도 있다.

일반적인 사용량은 10mg 하루 세 번(Tid) 투여이며 개인별 증상에 따라 하루 20~40mg 정도를 사용한다. 사이클로벤자프린은 MAO 억제제(Monoamine oxidase)와 함께 사용하는 것은 금기이며 기타 부정맥, 갑상선 항진증, 요로폐색(urinary obstruction)이 있는 경우에도 피하는 것이 좋다.

항경련제

1960년대 이후 신경병성 통증에 효과가 입증된 항경련제는 항우울제와 더불어 통증환자의 보조치료제로 널리 활용되어 왔다. 특히 가바펜틴(Gabapentin)과 프리가발린(Pregabalin) 등의 알파-1 델타-2 조절제는 항경련 효과 이외에 진통효과가 널리 알려져 진통 목적으로 널리 활용되고 있다. 항경련제의 진통효과는 약물마다 작용기전이 다소 다르지만 간질과 신경병성 통증의 병리기전이 유사한 것에 기인한다. 즉 신경 내 칼슘 채널

을 조절하여 얻어지는 약리 작용으로 추정된다. 특히 아편계 약물과 항경
련제를 병합 투여할 경우 아편계 약물 단독 사용에 비해 암 환자의 신경병
성 통증 조절에 유의한 효과가 있음이 입증되었다. 기타 말초 신경 통증이
나 유방암 환자의 수술, 궤사 조직의 상처 치료 등에서도 진통효과를 볼
수 있다.

미국 FDA에서 항경련제의 진통효과가 공인된 질병은 다음과 같다.

- 삼차 신경통, 신경성 대상포진
- 말초신경 및 중추신경의 암 침습에 의한 신경통증
- 뇌졸중, 시상 통증 등의 중추신경성 통증
- 교감신경 절단술 이후의 통증
- 외상성 신경통증
- 포르피린증(porphyria), 파브리병(Fabry disease) 등 대사성 통증
- 당뇨 신경병성 통증
- 다발성 경화증에 의한 통증
- 편두통
- 사지절단술 이후 통증 및 환상통
- 다양한 질병에 의한 말초신경 통증

항경련제의 진통효과를 확인하기 위해서는 4~6주 정도의 경과 관찰이
필요하다. 항경련제를 처음 투여할 경우 '낮은 용량으로 시작해서 천천히
증량'하는 것이 일반적이다. 즉 신체가 새로운 약제에 천천히 적응할 시간
을 갖도록 하는 것이 심각한 부작용을 줄이는 데 도움이 된다. 일반적으로
치료 효과를 얻거나 최소한의 부작용이 나타날 시점까지 서서히 증량한다.
따라서 약물 투여 초기에 환자에게 충분한 설명을 하고 동의를 얻도록 하

는 것이 필요하며 인내심을 갖고 약물 효과를 기다리는 것이 좋다. 일반적인 혈청 약물 농도와 진통효과 사이에 상관관계는 뚜렷하지 않다. 이는 통증이 개인적 특성에 의해 다르게 느껴지는 것과 관련이 있다.

약물의 고유 특성과 환자의 상태에 따라 약물을 선택하게 되는데 일반적으로 널리 활용되는 것은 카바마제핀과 가바펜틴이다. 특히 가바펜틴은 심각한 부작용이 없다는 점에서 일차 약물로 선호된다. 진통 목적으로 활용되는 항경련제는 다음과 같다.

카바마제핀(Carbamazepine) 카바마제핀은 화학적 구조나 약리 작용이 삼환계 항우울제와 비슷하다. 이는 신경세포에서 노르아드레날린의 흡수를 방해하며 반복적 유리(discharge)를 억제한다. 특히 칼로 베는 듯한 신경통증에 효과가 입증되었다. 오래전부터 삼차 신경통과 당뇨병성 신경 통증에 사용되어 왔으며 기타 대상포진에 의한 통증, 척수신경매독, 중추 신경성 통증에 활용되어 왔다.

카바마제핀의 흡수는 서서히 일어나며 2~8시간 이후에 최고 농도 상태를 보인다. 간에서 대사되어 소변으로 방출되며 반감기는 14시간 정도이다. 일반적으로 하루 200mg 정도로 시작하여 서서히 증량하며 통증 치료를 위한 최대 용량은 1,500mg 정도이다. 부작용이 관찰될 경우 즉시 초기 용량으로 감량하며 부작용이 사라진 이후 다시 서서히 증량한다.

졸음, 오심, 어지러움 등이 흔한 부작용이며 기타 재생불량성 빈혈(aplastic anemia), 무과립구증(agranulocytosis), 범혈구감소증(pancytopenia)와 함께 저혈소판증(thrombocytopenia) 등의 혈액장애가 발생할 수 있다. 따라서 처음 투여 시에는 첫 1개월간은 2주에 한 번, 이후 3개월간은 매달 혈액검사를 하는 것이 추천된다. 만약 혈액장애가 발생할 경우 상태에 대한 밀착 관찰이 필요하며 특히 혈액장애와 함께 고열, 인후통, 피하 출혈 등의 징후가 있을 때는 심각한 부작용이 우려되므로 즉시 중단하는 것이 좋다.

약물 투여 3주 이내에 10~15%의 환자에서 피부 발진이 나타날 수 있으며 이 경우 약물을 중단하면 자연 회복되는 경우가 많다. 발진이 있음에도 약물 투여를 지속할 경우 스티븐 존슨 증후군이나 피부 괴사와 같은 심각한 부작용이 발생할 수 있어 주의가 필요하다. 간혹 약물 중단 후 재투여 시 피부 증상이 나타나지 않는 경우도 있지만 다른 선택의 여지가 없는 경우가 아니라면 다른 약제를 투여하는 것이 바람직하다.

기타 약물에 의한 간염 발생이 있을 수 있으나 대부분 초기에 경도의 양상으로 일과성으로 나타난다. 만약 지속적으로 간수치가 정상에 비해 3배 이상 증가된다면 약물 투여를 즉각 중단해야 한다.

옥스카바제핀(Oxcarbazepine) 카바마제핀 유사 성분으로 부작용을 대폭 감소시킨 약제이다. 나트륨 채널에 결합하여 신경의 활성화를 억제하는 기능을 가지며, 이러한 기전에 의해 고빈도의 흥분을 억제하고 불응기(refractory state)를 연장하는 역할을 하여 통증 반응을 억제한다. 기타 칼슘 채널의 활성화를 억제하는 역할도 수행한다. 통증에 대한 반응은 카바마제핀과 거의 비슷하지만 부작용의 발현이 적어 좀 더 안심하고 사용할 수 있으며 삼차 신경통에 널리 사용되고 있다.

카바마제핀과 달리 식사 여부와 관계없이 거의 대부분 위장관을 통해 흡수되며 10-모노하이드록시(10-monohydroxy) 활성 대사물로 전환되는데 옥스카바제핀의 반감기가 2시간 정도인 것에 비해 활성 대사물의 반감기는 9시간 정도이다.

일반적으로 통증 치료 목적으로 사용할 경우 간질 치료에 비해 서서히 용량을 증량하는 것이 좋다. 처음 용량은 150mg 하루 두 번(Bid)으로 시작하여 일주일 간격으로 150~300mg씩 증량한다. 통상 간질 치료의 하루 투여량은 1,200mg 정도이나 통증 치료에는 하루 600~1,200mg 정도를 투여한다.

흔한 부작용은 어지러움, 졸림, 복시, 피로, 오심 등이며 기타 약물에 의한 저나트륨증(hyponatremia)이 발생할 수 있어 혈중 나트륨 농도를 확인할 필요가 있다.

토피라메이트(Topiramate)   나트륨 채널과 칼슘 채널을 억제하는 기능 이외에 GABA 신경의 통증 신경 억제 기능을 강화하고, AMPA와 카이네이트(kinate) 수용체에 결합하여 흥분성 신경 물질인 글루타메이트(glutamate)의 유리를 억제한다. 이러한 기능은 신경병성 통증을 억제할 것으로 기대되며 기타 편두통의 예방이나 당뇨병성 신경병증, 척수 손상에 의한 통증 등에 널리 활용되고 있다.

약물의 흡수는 빠른 편으로 2시간 정도면 혈장내 최고 농도에 이르며 간에서 거의 대사되지 않고 소변으로 배출된다. 반감기는 21시간 정도로 긴 편으로 3~4일 투여로 항정상태인 혈중 안정 농도(steady state)에 도달한다. 시작 용량은 25mg이며 매주 25~50mg 정도씩 진통효과가 나타날 때까지 증량한다. 일반적인 유지 용량은 400~600mg 정도이다.

독특한 부작용으로는 환자의 1.5% 정도에서 신장 결석이 발생할 수 있다. 졸음, 어지러움, 감각 마비 등이 발생할 수 있으며 고용량에서는 기억 및 집중력 등의 인지기능장애가 발생할 수 있다. 기타 약물에 의한 체중 감소가 나타날 수 있으며 보통 체중의 1.7~7.2%까지 줄 수 있다. 이러한 체중 감소 효과는 약물을 중단하면 치료 전 상태로 회복된다.

가바펜틴(Gabapentin)   GABA 수용체에 작용제로 작용할 것으로 기대하여 합성된 물질이나 실제 GABA 수용체에 대한 작용은 거의 없는 것으로 알려져 있다. 이의 진통효과의 생화학적 기전은 잘 알려져 있지 않으나 여러 실험에 의하면 생체 내 대뇌에서 GABA 농도를 올리는 것으로 알려져 있으며, 칼슘 채널에 결합하여 통증 관련 신경의 흥분을 억제하는 것이 밝혀져 이러한 기능에 의해 진통효과가 나타나는 것으로 알려져 있다. 가바펜틴의 약리적 작용에 대한 기전과 관계 없이 임상적으로 진통효과는 널리 알려져 있는데 특히 대상포진에 의한 신경통증의 효과가 FDA에 의해 공인되었다. 이외에도 당뇨병성 신경통증, 바이러스 감염 등에 의한 다발성 신경염이 발생하는 길랑-바레 증후군(Guillain-Barre syndrome), 환상통, 기타 신경병성 통증에 효과가 입증되어 있다. 또한 유방 절제술 이후 통증에도 효과가 있는 것으로 알려져 있으며 모르핀과 병합 투여 시 모르핀의 사용량을 절반까지 줄일 수 있고 단독 사용으로도 통증을 감소시킬 수 있다. 단, 수술 3개월 이후에는 진통효과가 없는 것으로 알려져 있어 수술 초기의 통증 조절에 활용하는 것이 좋다.

신체에서 특이한 대사가 일어나지 않아 생리 활용률이 높은 편이며 대부분 신장을 통해 배출된다. 혈장 단백질과의 결합도 거의 없으며 반감기는 5~7시간 정도이다. 신장 기능에 따라 체외 배출 정도가 달라질 수 있어 신장 기능 저하 환자에서는 저용량의 투여가 필요하다. 신장 크레아티닌(creatinine) 제거 기능 정도에 따라 기능 부진을 보이는 환자(15mL/min 이하)에서는 정상 용량의 10% 정도만 투여한다. 간에서의 대사가 거의 없어 간기능에 따라 투여량을 조절할 필요는 없으며 약물 상호작용에 특별한 주의가 필요치 않다.

처음 투여 시는 200mg 정도를 수면 전에 복용하도록 하며 특별한 부작용이 없는 경우 하루 세 번 분복(Tid)하도록 한다. 3~5일마다 300mg

정도씩 증량하여 진통효과를 확인한다. 최대 용량은 1,200mg Tid(하루 3,600mg)이지만 진통효과가 미미할 경우 900mg Qid(주 : 하루 네 번 분복)로 바꾸어 투약할 경우 효과를 보는 경우가 있다.

기타 항경련제에 비해 심한 부작용이 적어 진통 목적 항경련제로는 일 차적으로 사용된다. 주된 부작용은 졸림, 어지러움, 피로, 집중력 저하이 며 1.7% 정도에서 다리 부종이 관찰된다고 하나 임상적으로 특이한 문제 를 유발하지는 않으며 약물 중단 시 회복되는 것으로 알려져 있다.

라모트리진(Lamotrigine) 나트륨 채널 및 칼슘 채널의 활성화를 억제하며 글루타메이트의 병적 활성화를 억제하는 기능을 갖고 있어 진통효과 및 진통 예방 목적으로도 활용된다. 다양한 통증에 대한 효과가 연구를 통해 입증되었으며 삼차 신경통, 다발성 경화증, 뇌졸중 이후 통증뿐만 아니라 복합부위 통증 증후군에도 효과가 있는 것으로 알려져 있다.

약물 흡수 시 간에서의 대사는 거의 일어나지 않으나 배출 시에는 간에 서 대사되므로 약물 상호작용에 주의가 필요하다. 특히 카바마제핀과 병 합 투여 시 카바마제핀의 혈중 농도를 증가시키며, 발프로산(Valproic acid) 과 병합 투여 시 라모트리진의 배출이 2배 이상 지연되고 발프로산의 농도 는 낮아지게 된다. 경구 투여 시 혈중 최대 농도는 1.5~5시간 이후에 도달 하게 되고 반감기는 24시간 정도이다.

약물 상호작용에 주의하면서 낮은 용량으로 천천히 증량하는 것이 추천 되며 초기 투여량은 25mg을 하루 두 번(Bid) 투약한다. 100mg을 하루 두 번 투여할 때까지는 일주일에 25mg씩 서서히 증량하며 이후에는 통증이 조절될 때까지 일주일에 50mg씩 150~200mg 하루 두 번까지(최대 하루 300~400mg) 증량한다. 약물 중단 시에도 최소 2주간에 걸쳐 서서히 감량 하도록 한다.

부작용은 비교적 심하지 않은 약물로 대부분 어지러움, 오심, 두통, 일시적 시력 저하, 졸림 등의 양상이 발생할 수 있다. 하지만 소아의 1%, 성인의 0.3%에서 심한 피부 발진이 있을 수 있으며 스티븐-존슨 증후군 같은 전신 발진이 나타날 수 있어 치료 초기 피부 발진에 주의하도록 한다. 치료 초기 피부 발진이 발견되면 즉시 약물을 중단하고 관련 전문가의 조언을 구하는 것이 좋다.

프리가발린(Pregabalin)   GABA 유사 합성물로 가바펜틴과 유사하게 칼슘채널의 활성화를 억제하고 생체 GABA 농도를 높이는 것으로 알려져 있다. 말초 당뇨병성 신경통증과 대상포진에 의한 진통효과가 FDA에 의해 공인되었으며 기타 섬유신경통(fibromyalgia), 범불안장애(generalized anxiety disorder)에서의 효과가 입증되었다.

약리 작용과 대사는 가바펜틴과 거의 유사하며 반감기는 6시간 정도이고 간에서 대사되지 않은 채 소변으로 배출된다.

하루 투여량은 150~600mg 정도이며 두 번 또는 세 번에 나누어 복용하도록 한다. 일반적으로 부작용은 심하지 않으며 어지러움, 졸림, 두통 등의 부작용이 발생할 수 있다.

통증 치료의 기본 원칙

통증 치료는 질병의 종류, 환자의 신체적 상태, 현재 사용되는 약제의 종류 등에 따라 다양하기 때문에 보편적으로 적용될 수 있는 원칙은 많지 않다.

일반적으로 가장 많이 인용되고 보편적으로 활용되는 원칙 중 하나가 1986년 WHO에서 제안한 암 환자 등을 비롯한 환자에서의 통증 치료 가이드라인이다. 특히 다음 다섯 가지의 원칙은 매우 유용하며 어떤 종류의 통증을 치료할 경우에도 지켜야 할 사항이다.

진통제의 경구 투여

특별히 경구 투여를 시행할 수 없는 상황이 아닌 경우 진통제는 경구로 투여하는 것을 원칙으로 한다.

진통제는 정해진 시간 간격으로 투여한다

통증을 적절히 조절하기 위해 환자의 상태를 고려하여 약물을 투여하며 이 경우 약물의 약동학, 약역학을 참고하여 정해진 간격으로 투여하는 것이 매우 중요하다. 약물의 용량은 환자가 편하게 느껴질 때까지 조절해야 한다.

진통제는 척도 등을 활용하여 측정된 통증의 강도에 따라 투여한다

통증을 완화하기 위해 사용되는 약제는 통증에 대한 의학적 검사와 적절한 평가 이후에 투여되어야 한다. 약물의 처방은 의사의 주관적 느낌에 따라 처방되어서는 안 되며 환자가 느끼는 통증의 정도에 따라 처방되어야 한다. 만약 환자가 통증을 느낀다고 호소한다면 그 말을 믿어줄 필요가 있다.

통증 약물의 용량은 개인적 차이를 고려해야 한다

통증에 대한 표준적 약물 용량이란 있을 수 없다. 모든 환자는 각각 다른 반응을 보일 수 있다. 적절한 용량이란 개인적인 통증 경험이 사라지는 용량이다. 약의 적정 용량은 진통효과와 부작용 사이의 균형을 최대한 맞출 때 정해지는 용량이다.

진통제는 세세한 지속적 관찰하에 처방되어야 한다

규칙적인 진통제의 복용은 통증을 적절히 치료하기 위해 필수적인 요소이다. 일단 하루 동안 복용해야 할 약물의 스케줄이 정해지면 복용 방법을 적어서 환자에게 주는 것이 좋다. 이러한 방법을 통해 환자와 가족, 기타 의료진은 언제 어떻게 약을 복용해야 하는지에 대한 정보를 공유할 수 있다.

기타 통증의 종류에 따라 점진적으로 효과가 강한 약제를 사용할 것이 권고되고 있는데 이를 통증 사다리(pain ladder)라고 부른다(WHO, 2009).

경증 통증

통증이 심하지 않은 경우 비아편계 약제를 사용하며 필요한 경우 보조 치료제를 병용한다. 예를 들면 다음과 같다.

- 아세트아미노펜 650mg 4시간마다 투여
- 아스피린 650mg 4시간마다 투여
- 이부프로펜 400mg 4시간마다 투여
- 기타 NSAID 약제 투여
- 필요 시 보조 치료제(예 : 항우울제 등) 병용 투여

중증 통증

비아편계 약제에 부작용이 심하거나 통증이 줄어들지 않는 경우 또는 중등도 통증이 있는 경우 아편계 약제의 사용을 고려한다. 아편계 약제를 투여할 경우 일차적으로 비아편계 약제와의 병용 투여를 시행한다. 또한 필요할 경우 보조 치료제를 추가할 수 있다. 통증의 경과를 관찰하면서 비아편계 약제의 최대 용량까지 증량하며 통증이 조절되지 않는 경우 다음 단계(고도 통증)로 이동한다. 중증 통증 치료 약제 투여 방법은 다음과 같다.

- 아세트아미노펜 325mg+코데인 30mg 4시간마다 투여
- 아세트아미노펜 325mg+코데인 60mg 4시간마다 투여
- 아세트아미노펜 325/500mg+옥시코돈 5mg 4시간마다 투여
- 필요시 보조 약제 추가
- 하루 400mg의 코데인이나 80mg의 옥시코돈으로 통증이 치료되지 않는 경우 다음 단계를 고려

고도 통증

2단계 약물 투여에 반응하지 않거나 고도 통증이 있는 환자에서는 아편계 약제의 사용을 고려한다. 고도 통증에 사용되는 아편계 약제에는 모르핀, 디아모르핀, 펜타닐, 펜타조신, 메타돈 등의 약물이 포함된다.

- 모르핀 5~10mg을 4시간마다 투여하면서 증량한다.
- MS 콘틴 또는 기타 서방형 약제 30~60mg을 8~12시간 간격으로 투여한다.
- 펜타닐(25μg/h)을 투여하면서 중간에 발생하는 통증에 대해서는 모르핀 황산염(morphine sulphate) 5mg을 2시간 간격으로 추가한다. 이는 아편계 약물을 복용한 병력이 없는 환자에서는 사용해서는 안 된다.
- 기타 보조 약제를 추가한다.

참고문헌

Argoff C. E. Pharmacologic management of chronic pain. Journal of Am Osteopath Assoc. 2002 Sep;102(9 Suppl 3) : S21-7.

Ballantyne J. The Massachusetts general hospital handbook of pain management. 3rd edition, 2006. Lippincott Williams and Wilkins press.

Bjordal J. et al., Non-steroidal anti-inflammatory drugs, including cyclo-oxygenase -2 inhibitors, in osteoarthritic knee pain : meta-analysis of randomized placebo controlled trials. Primary Care. 2004; 23 : 1-6.

Eisenberg E., River Y., Shifrin A., et al., Antiepileptic drugs in the treatment of neuropathic pain. Drugs. 2007; 67(9) : 1265-89.

Fishbain D. A., Cole B., Lewis J. E., Gao J. Does pain interfere with antidepressant depression treatment response and remission in patients with depression and pain? An evidence-based structured review. Pain Med. 2014 Sep; 15(9) : 1522-39.

Gallagher H. C., Gallagher R. M., Butler M., et al., Venlafaxine for neuropathic pain in adults. Cochrane Database Syst Rev. 2015 Aug 23;8

Gärtner R., Kroman N., Callesen T., et al., Multimodal prevention of pain, nausea and vomiting after breast cancer surgery. Minerva Anestesiol. 2010 Oct; 76(10) : 805-13.

Haywood A., Good P., Khan S., et al., Corticosteroids for the management of cancer -related pain in adults. Cochrane Database Syst Rev. 2015 Apr 24; 4.

Hosh R. et al., NSAIDs and Cardiovascular Diseases : Role of Reactive Oxygen Species. Oxid Med Cell Longev. 2015; 3 : 1-25.

Kaloostian P. E., Yurter A., Etame A. B. et al., Palliative strategies for the management of primary and metastatic spinal tumors. Cancer Control. 2014 Apr; 21(2) : 140-3.

Johannessen L. C. Antiepileptic drugs in non-epilepsy disorders : relations between mechanisms of action and clinical efficacy. CNS Drugs. 2008; 22(1) : 27-47.

Konaghan P. et al., A turbulent decade for NSAIDs : update on current concepts of classification, epidemiology, comparative efficacy, and toxicity. Rheumatology International. 2012; 32 : 1491-1502.

Leppert W., Buss T. The role of corticosteroids in the treatment of pain in cancer patients. Curr Pain Headache Rep. 2012; 16 : 307-313.

McMarhon S. Textbook of pain 5th edition. 2006. Elsevier Churchill Livingstone press.

Moore R. A., Derry S., Aldington D., Cole P., Wiffen P. J. Amitriptyline for neuropathic pain in adults. Cochrane Database Syst Rev. 2015 Jul 6; 7.

Tarownik L. et al., Gastroprotective strategies among NSAID users. Canadian Family Physicians. 2006 : 52 : 1100-1105.

Ueberall M., Mueller-Schwefe G. Development of opioid-induced constipation : post hoc analysis of data from a 12-week prospective, open-label, blinded-endpoint streamlined study in low-back pain patients treated with prolonged-release WHO step III opioids Journal of Pain Research 2015 : 8 459-475.

Vargas-Schaffer G. Is the WHO analgesic ladder still valid? Can Fam Physician 2010; 56 : 514-7.

Wiffen P. J., Derry S., Moore R. A., et al., Carbamazepine for acute and chronic pain in adults. Cochrane Database Syst Rev. 2011 Jan 19; (1).

Xuan W., Hankin J., Zhao H, et al., The potential benefits of the use of regional anesthesia in cancer patients. Int J Cancer. 2015 Dec 15; 137(12) : 2774-84.

Yan P. Z., Butler P. M., Kurowski D., et al., Beyond neuropathic pain : gabapentin use in cancer pain and perioperative pain. Clin J Pain. 2014 Jul; 30(7) : 613-29.

Yomiya K., Matsuo N., Tomiyasu S., et al., Baclofen as an adjuvant analgesic for cancer pain. Am J Hosp Palliat Care. 2009 Apr-May; 26(2) : 112-8.

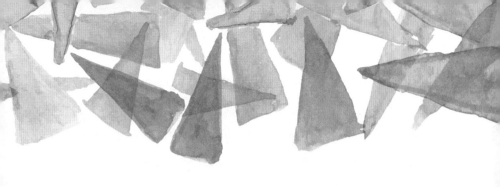

암 환자의 완화 치료

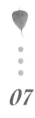

07

2014년 통계청의 자료에 의하면 국내 사망 원인의 1위가 암에 의한 사망으로, 전체 사망 원인의 28.6%에 이른다. 이는 기타 원인에 비해 압도적으로 많은 비율을 차지하는 것이다. 특히 60대 이후의 사망 원인으로는 40% 이상을 차지하고 있다. 현대 의학의 발전 덕분에 조기 검진과 조기 치료가 일반화되고 있는 시점에서도 암으로 인한 사망률이 많은 부분을 차지하고 있다는 것은 시사하는 점이 많다. 즉 암의 발견으로부터 사망까지의 시간이 길어지고 있음을 암시하며 말기 상태에서 다양한 개입이 필요할 수 있음을 짐작할 수 있다.

한 연구에 의하면 암 환자에서 흔히 호소되는 증상은 피로감(74%), 통증(71%), 기력저하(69%) 등이며 기타 짜증(48%), 걱정(36%), 불면(35%), 불안(30%) 등의 심리적 증상 호소도 많이 관찰되었다(Teunissen, 2007). 이러한 증상 중 일부는 치료적 개입에 의해 개선될 여지가 없는 경우도 있으나 통증, 정신적 문제 등은 치료적 개입에 의해 증상이 호전될 가능성이 높은 부분이므로 완화 치료가 필요한 영역이라고 할 수 있다.

암 환자의 완화 치료적 개입이 어떤 시점에 이루어지는 것이 좋을지에 대해서는 다양한 의견이 있을 수 있다. 단순히 삶의 질 향상이라는 관점에서 포괄적 완화 치료의 개입을 도입할 경우 빠른 개입이 환자의 신체적·정서적 증상을 호전시킬 수 있다고 볼 수 있지만 의료경제적 관점에서는 불필요한 의료비 상승 및 중복 치료 등의 문제를 유발할 수도 있다.

완화 치료의 개입 시점은 각 나라의 경제적 여건, 사회적 분위기에 따라 다르게 나타난다. 미국의 경우 향후 기대 여명이 6개월 정도로 예상되는 시점부터 메디케어(medicare)나 메디케이드(medicade) 등의 혜택이 적용되며 일본의 경우 암 진단이 내려진 환자에서 환자와 보호자의 고통과 부담을 덜어주기 위한 전인적인 치료를 시행할 수 있다고 명시하고 있다. 국내의 경우 완화 치료 시점에 대한 명확한 언급은 없으나 암 관리법 2조에서 '말기암 환자란 적극적인 치료에도 불구하고 근원적인 회복의 가능성이 없고 점차 증상이 악화되어 몇 개월 내에 사망할 것으로 예상되는 암 환자'라고 언급하고 있으며 '말기암 환자 완화 의료란 통증과 증상의 완화 등을 포함한 신체적, 심리사회적, 영적 영역에 대한 종합적인 평가와 치료를 통하여 말기암 환자와 그 가족의 삶의 질을 향상시키는 것을 목적으로 하는 의료를 말한다'고 명시하고 있다.

필자의 사견으로는 기본적으로 완화 치료란 더 이상의 완치를 기대하기 어려운 시점에서 삶의 질 향상과 증상에 의한 고통을 덜어주기 위한 목적에서 비롯되었음을 상기하여 종양 병기 분류(staging of tumor)나 검사 수치, 환자를 진료하던 의사가 완치를 기대하기 어렵다는 판단 등 객관적 근거를 바탕으로 완화 치료가 시작되는 것이 의료경제적 관점과 윤리적 관점에서 필요하지 않을까 생각된다. 최근 유럽이나 WHO에서 권유하는 완치가 어렵다고 판단되는 시점부터 최대한 빨리 개입하는 것이 좋다는 의견은 윤리적으로는 옳은 선언일 수 있으나 실제 임상에서는 불필요한 중복 치료와 전문가 간의 의견 차이를 유발할 가능성이 적지 않다. 또한 '완치가 어렵다'는 시점 역시 매우 모호한 용어이며 당뇨병이나 고혈압과 같이 완치가 어려운 관리형 질병의 경우 어떤 시점에서부터 완화 치료를 시작하는 것이 좋은가 하는 문제가 제기될 수 있다.

암의 진단과 분류

암은 침습적인 조직 생검(biopsy)을 통해서 진단을 할 수 있으며 조직을 얻지 못하면 진단을 할 수 없다. 비침습적인 방법을 통해서는 확실한 진단 및 경과를 유추할 수 없다. 예외적인 상황에서 미세바늘 흡인술 생검(fine needle aspiration biopsy)을 시행할 수는 있지만 대부분은 충분한 조직을 확보하여 정확한 검사를 통해 조직학적 평가와 단계, 침습성(invasiveness) 정도를 평가하게 된다.

임상적 단계는 신체 검사, 영상의학적 검사(예 : CT, MRI 등) 등을 통하여 판단하게 되며 혈액 검사 등의 방법도 추가된다. 임상적 단계는 치료에 있어 계획의 수립이나 치료 반응 등을 판단하는 데 유용하게 활용된다. 병리적 단계(pathologic staging)의 진단은 수술 등을 시행하여 얻어지는 결과로 임파선 생검이나 수술 중 관찰된 상태, 수술 중 제거된 조직에 대한 병리학적 검사 등을 통하여 판단된다.

통상 암세포가 발견된 조직의 이름에 따라 위암, 폐암 등으로 불리지만 일반적으로 암의 단계를 평가하는 가장 보편적인 방법은 TNM(Tumor, Node, Metastasis) 체계에 따른 분류이다. 이 분류는 기본적으로 해부학적 바탕을 근거로 암을 분류하는 것으로 일차적인 암 부위의 상태(T1~4), 인접한 림프절(lymph node) 침습 유무(N0, N1), 원거리 전이 여부(M0, M1) 등으로 분류한다. TMN 분류와 함께 조직학적 단계(G)를 추가하여 전반적인 암 상태를 I단계에서 IV단계까지 나누는데 단계가 높아질수록 완치의 확률은 낮아진다. 기타 대장암이나 부인과 암, 호지킨병(Hodgkin's disease) 등은 각자의 체계에 따른 분류표를 사용하기도 하며 뇌암의 경우 TNM 분류표의 적용을 받지 않는다.

TNM 분류표의 의미는 다음과 같다.

- T : 일차(primary) 암의 상태

  TX : 암의 상태를 평가할 수 없음

  T0 : 암이 있다는 근거가 없음

- Tis : 조직의 표층 부위에만 암세포가 발견되며 조직의 심층 부위에는 암세포가 없음. 내암종(carcinoma in situ)라고도 하며 암 전 단계로 분류한다.

- T1~4 : 암의 크기나 주변 조직의 침범 정도에 따라 분류하며 수치가 높을수록 암의 크기가 크거나 주변 조직 침범이 많음을 의미한다.

- N : 인접한 림프절의 침습 여부

  NX : 인접한 림프절의 상태를 평가할 수 없음

  N0 : 인접한 림프절에 암세포가 발견되지 않음

- N1~3 : 암세포의 침습과 관련한 림프절의 크기, 숫자, 위치 등에 따라 평가되며 수치가 높을수록 인접한 림프절의 침습이 많음을 의미

한다.

- M : 전이 여부

    M0 : 원거리의 조직에서 암세포가 발견되지 않음

    M1 : 전이 암이 발견됨

TNM 분류에 따라 암의 단계가 평가되면 다양한 전문 영역의 참여에 의해 암 치료의 방침이 결정된다. 즉 수술적 치료가 필요할지, 방사선 치료가 필요한지, 또는 항암요법(chemotherapy)이 필요한지 결정하게 되는데 이러한 완치 목적의 치료가 효과를 거두기 어렵다고 판단될 때 완화 치료적 개입이 시작된다.

암 환자의 예후 인자

암 환자를 비롯하여 모든 질병의 예후를 예측하는 것은 매우 어려운 일이며 간혹 인간의 한계를 벗어나는 일일 수 있다. 환자에게 희망적 예후를 설명할 경우 환자와 의료진 모두 행복할 수 있지만 완화 치료와 같은 다소 비극적인 예후를 예측하거나 설명하는 것은 의료진에게는 곤혹스러운 일이 될 수 있다. 또한 예측이 빗나갈 경우 피할 수 없는 비난과 곤욕을 회피하고자 이에 대해 언급을 꺼리는 경향도 있다.

하지만 완화 치료를 위한 환자의 예후를 평가하는 것은 의료진의 의무일 수 있다. 비극적 상황에 대한 대화일 수 있지만 환자가 직면한 죽음에 대해 준비하고, 가족과 마지막 시간을 보내고, 적절한 서비스를 이용하는 등의 대책을 마련하는 데 이러한 대화가 유용할 수 있다. 프리스(Fries, 1981)는 의료진이 평가해야 할 다섯 가지 예후를 (1) 질병의 경과와 재발, (2) 사망 관련 예후, (3) 장애 및 동반 증상, (4) 약물의 독성 반응, (5) 향후 예상되는 치료 비용으로 설명하고 있다.

희망이 남아 있는 초기 암 환자의 예후를 측정하는 것은 암의 종류에 따라 잘 분류되어 있지만 말기암 환자의 경우 세세한 예후를 측정하는 것은 아직 확실한 척도가 정해져 있지 않다. 이는 말기 상태에 이르게 된 암의 종류나 환자의 기능 등이 매우 다르기 때문이다. 일반적으로 말기암 환자의 예후를 평가하는 척도는 세밀하지는 않지만 기능 정도, 식사 및 영양 상태 정도, 삶의 질, 정신사회적 기능 등이 포함된다. 이러한 정보를 통해 향후 2~4개월 정도의 기대 여명을 추정하고 있다. 물론 생존과 관련한 예후를 평가하는 것은 일기예보만큼이나 어렵고, 다양한 변수가 작용한다. 최근까지의 연구에 따르면 향후 질병의 진행에 대한 예측의 정확성은 50~75% 정도에 이르지만 몇 개월 정도 살 수 있을 것 같다는 등의 시간과 관련한 예측의 정확성은 25% 정도에 머무르고 있다.

말기 환자의 예후를 예측하는 데 임상가는 개인적 경험을 활용할 수도 있다. 하지만 이러한 경험에 의한 예측은 근거가 불확실할 뿐만 아니라 최근에 경험한 환자에 대한 기억이 많은 영향을 미칠 수 있다. 1972년에 시행된 연구에서 경험을 근거로 한 예후 예측의 80%는 부정확한 것으로 밝혀졌다. 따라서 완화 치료 환자의 예후에 대한 평가는 객관적 근거에 바탕을 두고 시행될 필요가 있다. 완화 치료에서 최근 활용되고 있는 예후 평가와 관련된 척도는 다음과 같다.

카르노프스키 수행 지수(Karnofsky Performance Scale, KPS) 척도

비교적 오래전인 1940년대에 환자의 기능 상태에 대한 화학 요법의 효과를 평가하기 위해 고안된 척도이다. 하지만 연구를 진행하면서 환자의 예후를 예측하는 데 도움이 된다는 것이 확인되어 암 환자의 예후를 예측하는 척도로 활용되었다. 1980년대 미국에서 호스피스 치료를 받은 1,000명의 암 환자를 대상으로 예후를 평가한 결과 기대 여명을 평가하는 데 통계적으로 유의함이 증명되었다. 한 연구에 따르면(Lopirinzi, 1994) 충분한 임상적 경험을 갖고 있는 임상가가 본인의 경험과 함께 이 척도를 활용할 경우 좀 더 나은 예후의 예측이 가능하다고 발표하였다(표 7.1 참조).

이 척도를 활용할 경우 다음의 예측이 가능하다고 한다.

● 수행 상태 평가 20% 미만 : 평균 생존기간 2주
● 수행 상태 평가 30~40% : 평균 생존기간 7주
● 수행 상패 평가 50% 이상 : 평균 생존기간 12주 이상

표 7.1 ▶ 카르노프스키 수행 지수

정상 대비 수행 상태(%)	정의
100	정상, 증상 호소 없음, 질병 없음
90	정상생활 가능, 사소한 질병 관련 증상과 징후
80	힘들지만 정상생활 가능, 일부 질병 관련 증상과 징후
70	스스로의 관리 필요, 일상적 활동을 지속하지 못하거나 활동적인 업무를 수행할 수 없음
60	가끔 외부의 도움이 필요, 하지만 대부분 스스로 관리 가능
50	상당한 정도의 외부 도움이 필요, 가끔 의료적 관리가 필요
40	무능력 상태(disabled), 특별한 관리와 지원이 필요
30	심각한 무능력 상태, 사망이 임박하지는 않으나 입원이 필요
20	병세가 매우 심함, 입원이 필요, 적극적이고 지지적인 치료가 필요
10	빈사상태(moribund), 치명적이고 급속한 병세의 진행
0	사망

특히 KPS 척도 점수와 임상 증상을 종합할 경우 좀 더 정확한 예후를 예측할 수 있다는 보고도 있다. 루벤 등(Reuben et al., 1988)은 식욕부진, 체중 감소, 구강건조증(xerostomia), 연하곤란(dysphagia), 호흡곤란(dyspnea) 등의 증상이 예후에 중요한 인자라고 주장하였으며 KPS 척도 점수가 50 이상이면서 상기 5대 증상이 없는 환자의 경우 평균 생존기간은 6개월에서 1.5년(10% 정도) 정도에 이른다고 보고하였다. 하지만 KPS 점수가 50 이상인 경우에도 상기 5대 증상이 모두 있는 경우 평균 생존기간은 2개월 정도였으며, KPS 척도가 10~20 정도이지만 5대 증상이 없는 경우는 약 8주, 모든 증상이 함께 나타나는 경우의 생존 기간은 평균 2주 정도였다고 보고하였다.

완화 수행 척도(Palliative Performance Scale, PPS)

1996년 앤더슨(Anderson, F.) 등이 캐나다에서 고안한 척도로 기존 카르노프스키 척도의 단점을 보완하였다. 즉 카르노프스키 수행 지수를 좀 더 세분화했으며 식사 및 의식(consciousness) 수준을 첨가하였다. 완화 수행 척도를 활용한 예후 예측 관련 연구가 여러 나라에서 활발히 시행되면서 이의 예후와 관련하여 나이나 성별 등과 함께 신뢰성이 높은 척도로 평가되고 있다.

초기 연구에서 완화 수행 척도가 10%인 환자의 평균 생존 일수는 1.9일이었으며 40%인 경우 평균 생존 일수는 10일 정도였다. 일본에서 수행된 한 연구에서는 완화 수행 척도가 10~20%인 경우 평균 10일, 30~50%인 경우 41일, 60~70%인 경우 108일 정도 생존했던 것으로 보고되었다(Morita T. et al., 1999). 특히 입원 환자의 경우 완화 수행 척도가 저하되는 정도가 빠를수록 사망이 임박한 신호로 간주되며 수행 척도의 변화가

표 7.2 ▶ 완화 수행 척도(이하 PPS)

PPS	거동	활동	질병근거	자기관리	식사	의식
100	완전	정상	없음	완전	정상	완전
90	완전	정상	일부	완전	정상	완전
80	완전	정상이나 노력이 필요	일부	완전	정상/감소	완전
70	감소	직업/작업 불가	일부	완전	정상/감소	완전
60	감소	취미/가정생활 불가	일부	가끔 도움 필요	정상/감소	완전/혼돈
50	준와상	어떤 일도 불가	중요 질병	상당한 도움	정상/감소	완전/졸음/혼돈
40	와상	어떤 일도 불가	광범위한 질병	대부분 도움	정상/감소	완전/졸음/혼돈
30	완전 와상	어떤 일도 불가	광범위한 질병	전적 의존	제한	완전/졸음/혼돈
20	완전 와상	어떤 일도 불가	광범위한 질병	전적 의존	몇 숟갈 정도	완전/졸음/혼돈
10	완전 와상	어떤 일도 불가	광범위한 질병	전적 의존	한 입 정도	졸음/혼수
0	사망	–	–	–	–	–

적을 경우 퇴원 확률이 높은 것으로 알려져 있다.

완화 수행 척도에서 활용되는 용어의 의미는 다음과 같다(이하 Victoria Hospital PPS version2 가이드라인 참고).

■ **거동**

준와상(주로 앉아 있음), 와상(주로 누워 있음), 완전 와상(전적으로 누워 있음)은 비슷한 상태일 수 있다. 이의 미묘한 차이는 자기관리 항목과 관련이 있다. 예를 들어 심각한 쇠약과 마비로 인하여 완전 와상으로 PPS 30%에 해당되는 경우 침상에서 벗어나는 것뿐만 아니라 어떠한 자기관리도 할 수 없는 상태이다. 준와상과 와상의 차이는 환자가 앉아 있을 수 있는 시간과 누워 있는 시간의 비율에 따라 구별될 수 있다.

거동의 감소는 PPS 70%와 60%에 해당될 수 있다. 인접한 행을 이용하여 거동의 감소가 정상적인 일이나 업무 활동을 할 수 없는 정도인지, 취미 생활이나 집안일도 할 수 없는 정도인지를 구분한다. 스스로 일을 하거나 이동이 가능한 경우에도 가끔 도움이 필요하다면 PPS 60%에 해당된다.

■ 활동 및 질병근거

일부, 중요, 광범위한 질병이란 신체적, 검사상의 근거를 갖고 병의 진행 상태를 평가하는 것이다. 예를 들어 유방암의 경우 국소적 재발은 '일부'에 해당된다. 폐나 뼈에 한두 개의 전이가 있는 경우 '중요' 질병으로 분류한다. 폐, 간, 뼈, 뇌 등의 다수의 기관에 전이가 되었거나 고칼슘증 등 기타 심각한 합병증이 있는 경우 '광범위'로 평가한다.

질병의 근거는 개인의 업무, 취미, 활동 유지 능력의 맥락에서 평가될 수 있다. '활동의 감소'란 예를 들어 골프를 즐기는 환자가 아직 골프를 즐길 수 있으나 18홀에서 9홀, 3홀로 감소하거나 또는 퍼팅만을 할 수 있을 정도로 감소한 경우를 의미한다. 산책을 즐기는 환자의 경우 점차 걷는 거리가 짧아지게 된다. 일부 환자의 경우 죽음에 임박해서도 병원 복도를 걷는 등 이와 같은 활동을 계속하려고 하는 경우가 있다.

■ 자기관리

'가끔 도움 필요'는 침대에서 벗어나기, 걷기, 씻기, 화장실 사용, 식사 등 대부분의 활동을 스스로 할 수 있으나 가끔, 예를 들어 하루 한 번 또는 일주일에 수차례 정도 사소한 도움이 필요한 경우이다.

'상당한 도움'이 필요한 경우는 보통 한 사람의 개호인이 필요하며 매일 위에 언급한 활동을 위해 정기적인 도움이 필요한 경우이다. 예를 들어 혼자서 이를 닦거나 얼굴, 손 정도는 씻을 수 있지만 화장실에 가는 것을 도와주어야 하는 경우에 해당된다. 혼자서 먹을 수는 있지만 음식을 잘라 주어야 하는 경우도 이에 해당된다(주 : 생선 가시 바르기, 고기 잘게 잘라 놓기 등).

'대부분 도움'은 상당한 도움보다 심한 경우이다. 위의 예를 들자면 침상에서 일어나는 데 도움이 필요하거나 세수, 면도 등에 도움이 필요하지만 식사는 혼자서 가능한 경우이다. 이러한 상태는 하루 중에도 피로감 등의 문제로 변화를 보일 수 있다.

'전적 도움'은 외부의 도움 없이는 식사, 화장실 사용도 불가능한 경우이다. 임상적 상황에 따라 숟가락에 음식을 떠서 입에 넣어도 씹거나 삼키는 것이 어려운 경우도 있다.

■ 식사

'정상'이란 건강을 유지하기 위한 식사를 할 수 있는 경우이다. '감소'는 개인적인 상태에 따라 매우 다르게 나타날 수 있다. '제한'이란 일반적으로 미음이나 죽 같은 유동식을 섭취하며 건강 유지에 필요한 정도 미만의 소량의 음식을 섭취하는 경우이다.

■ 의식

'완전'은 충분한 각성 상태와 지남력이 유지되는 상태이며 다양한 영역의 생각과 기억이 가능한 상태이다. '혼돈(confusion)'은 섬망이나 치매가 있거나 의식의 상태가 감소한 상태이다. 경도, 중등도, 고도의 상태로 나눌 수 있으며 다양한 원인에 기인한다. '졸음(drowsiness)'은 피로감, 약물 부작용, 섬망, 임종 직전 등의 상태에 해당되며 혼미(stupor)에 해당되는 상태라고 볼 수 있다. 혼수(coma)는 언어적, 신체적 자극에 반응이 없는 상태이며 일부 반사 작용이 나타나지 않을 수 있다. 혼수 상태는 24시간을 기준으로 다소 다르게 나타날 수도 있다. 따라서 전반적 상태를 관찰하여 평가하는 것이 필요하다.

PPS 척도 활용법은 표 7.3과 같다.

표 7.3 ▶ PPS 척도 활용법

---

1. PPS 척도는 각 행을 읽고 환자의 상태와 '가장 적당한' 단계를 골라 PPS 점수를 선택한다.
2. 왼쪽 열에서 시작하여 환자의 거동에 적절한 항목을 선택한 후 같은 단계의 열에서 밑으로 내려가면서 활동 및 질병근거에 적합한 단계를 찾는다. 이러한 과정은 점수를 확정하기 전까지 5개의 행이 모두 해당되는 항목을 찾도록 한다. 이 과정에서 왼쪽에 위치한 열이 다른 항목에 비해 우선된다.

   (예 1) 한 환자는 진행된 질병으로 인한 피로감 때문에 대부분의 시간을 앉아 있거나 누워 있다. 또한 짧은 거리를 갈 때도 상당한 도움을 필요로 한다. 하지만 의식 수준은 완전하고 식사도 잘한다. 이 경우 PPS 50%에 해당된다.

   (예 2) 사지마비에 의해 마비가 되었으며 전적인 도움이 필요한 경우는 30%가 된다. 환자는 휠체어에 앉아 있을 수도 있다(이 경우 50%라고 생각할 수 있다). 하지만 이 경우 보호자가 휠체어로 운반하여 앉게 하지 않는다면 질병이나 후유증으로 인해 전적으로 침대에 누워 있을 수밖에 없으므로 30%가 된다. 물론 식사나 의식이 완전한 경우를 가정했을 경우에 해당된다.

   (예 3) 예 2의 경우 환자가 스스로 식사를 할 수 있다든지, 스스로 관리가 가능한 경우 PPS는 40% 또는 50%가 될 수 있다. 이는 전적인 도움이 필요한 상태라고 볼 수 없기 때문이다.
3. PPS 척도는 10% 단위로 평가한다. 간혹 다른 항목은 모두 같은 행에 위치하지만 한두 가지 항목에서 다른 행에 비해 높거나 낮을 수 있다. 그러한 경우 가장 적합한 항을 고르는 것이 필요하다. 중간 정도, 예를 들어 45%로 평가하는 것은 옳지 않다. 의학적 판단과 '왼쪽 열 우선' 원칙을 고려하여 40% 또는 50%로 판단한다.
4. PPS는 여러 가지 목적으로 활용될 수 있다. 첫째, 환자의 현재 상태를 빠르게 기술할 수 있는 좋은 의사소통 수단이 될 수 있다. 둘째, 업무량(workload) 평가나 기타 평가 척도와의 비교에 활용될 수 있다. 셋째, 예후 측정에 가치가 있는 것으로 여겨진다.

■ 기타 예후와 관련되는 요인

식욕부진과 종말증(cachexia)은 예후를 예측할 수 있는 중요 증상이며 특히 영양분 섭취 부족에 의한 현저한 체중 감소를 보이는 종말증은 암 환자의 최종 증상으로 여겨지고 있다. 기타 인지 저하 역시 말기암 환자에서 예후 예측 인자로 간주되고 있는데 간이정신상태검사(Mini-Mental Status Exam, MMSE)의 수치가 24점 이하면서 체중 감소, 호흡곤란이 있는 경우 생존기 간은 평균 4주 미만이라고 한다. 하지만 식욕부진이나 호흡 곤란 단독으로 는 예후를 예측하기 어렵다. 기타 통증의 심한 정도 역시 예후를 예측하기 에는 부족한 요소로 여겨진다.

기타 생물학적 검사 소견과 예후에 대한 연구가 진행되었는데 이탈리 아에서 시행된 연구(Maltoni, 1997)에 따르면 백혈구 수치 증가, 중성구 (neutrophil) 수치 증가, 림프구(lymphocyte) 수치 감소, 혈청 가성콜린에스 터라제의 감소, 혈청 알부민 감소, 소변 내 단백질 증가 등이 좋지 않은 예후와 관련된다. 최근 추가 연구에 따르면 이러한 소견 중 백혈구 수치 증가와 림프구 비율 감소가 가장 강력한 예후 예측 인자로 간주되고 있다.

■ 종합적 예후 예측 척도

위에 열거한 임상적 평가와 생물학적 인자를 종합하여 예후를 예측하고 자 하는 시도가 최근 많이 이루어지고 있다. 이 중 완화 수행 지수(Palliative Performance Score)와 완화 예후 점수(Palliative Prognostic Score)가 가장 널리 활용된다. 완화 수행 지수는 모리타(Morrita, 1999) 등이 기존에 활용되던 PPS 척도에 기타 요인 등을 추가하여 고안한 척도이다(표 7.4 참조).

- A그룹(총점수≤4) : 6주 이상 생존
- B그룹(총점수>4) : 6주 이내 생존

표 7.4 ▶ 완화 수행 지수 계산 방법

요인	점수
PPS 10~20%	4
PPS 30~50%	2.5
PPS > 50%	0
섬망	4
안정 시 호흡곤란	3.5
음식 섭취 한 입 정도 또는 이하	2.5
음식 섭취 감소, 몇 수저 정도	1
음식 섭취 정상	0
부종(edema)	1

- C그룹(총점수>6) : 3주 이내 생존

완화 예후 점수(이하 PaP)는 이탈리아에서 수행된 생물학적 지표의 예후 인자와 기타 임상적 관찰 소견 등을 종합한 예후 평가 척도이다. 30가지 이상의 관련 요인을 분석하여 예후를 평가하는 데 가장 적합한 내용을 반영하였다. 이는 주로 단기 생존율을 평가하는 데 사용하며 혈액 검사 소견이나 임상가의 소견 등을 포함하고 있다(표 7.5 참조). 이는 이탈리아와 오스트레일리아 등 다임상 기관 연구에서 유효성이 검증되었다.

암 변경 치료

완화 치료에서 암 진행 변경을 위해 사용되는 치료 방법(cancer modifying treatment)에는 크게 방사선 치료, 수술적 치료, 화학 요법 치료 등이 있다.

표 7.5 ▶ PaP 척도의 시행

요인	점수
호흡곤란 　예 　아니요	 0 1
식욕부진 　예 　아니요	 0 1.5
카르노프스키 수행 지수 　≥ 30% 　10~20%	 0 2.5
생존에 대한 임상가의 평가(주, weeks) 　> 12 　11~12 　7~10 　5~6 　3~4 　1~2	 0 2 2.5 4.5 6 8.5
총백혈구 수 　≤ 8.5 　8.6~11.0 　> 11	 0 0.5 1.5
림프구 비율 　20~40% 　12~19% 　< 12%	 0 1 2.5
위험 그룹	총점
A(30일 생존 가능성 > 70%) B(30일 생존 가능성 30~70%) C(30일 생존 가능성 < 30%)	0~5.5 5.6~11 11.5~17.5

방사선 치료란 방사선을 이용하여 암세포의 DNA를 파괴하는 치료다. 물론 암세포를 제거하기 위해 특정한 부위를 방사선에 노출하지만 이 과정에서 정상 세포의 파괴를 피할 수는 없다. 일반적으로 방사선 치료는 완치를 목적으로 하지만 완화 치료에서는 국소 증상을 조절하기 위해 사용한다. 특히 암 덩어리에 의해 조직이 파괴되거나 팽창이 일어난 부위에 대한 방사선 치료는 통증 감소 효과를 볼 수 있다(Falkmer U., 2003). 일반적으로 암세포의 60~80%는 한두 번의 방사선 노출에 의해 없앨 수 있으므로 완치 목적의 치료와 달리 부작용을 최소화하면서 통증을 완화할 수 있다.

완화 치료 환자의 경우에도 수술적 접근이 필요한 경우가 있다. 예를 들어 대장암 환자에서 장기 폐쇄(obstruction)가 발생할 경우 통증 제거 및 삶의 질 향상을 위한 수술이 필요하다. 물론 신체적으로 쇠약한 상태인 완화 치료 환자에서 수술적 치료를 시행하는 것은 또 다른 위험을 초래할 수 있으므로 수술을 시행했을 때 얻을 수 있는 이득과 부작용을 신중히 고려하여 선택해야 한다. 일부 뼈 전이나 병적 골절 등에 의한 통증의 경우 정형외과적 수술에 의해 효과를 볼 수 있다.

완화 치료에서의 화학 요법은 삶의 연장과 삶의 질 향상을 위해 활용될 수 있다. 유념해야 할 점은 완화 치료의 목적이 재발 방지나 완치가 아니라는 점이다. 화학 요법은 많은 부작용을 동반하므로 환자가 겪어야 하는 고통도 적지 않다. 의료진은 화학 요법을 시행했을 때 기대되는 효과와 부작용을 충분히 설명하고 환자가 직접 결정할 수 있도록 도와야 한다. 대부분의 완화 치료 환자는 이전에 화학 요법을 시행한 경험이 있으므로 스스로의 결정에 참고가 될 수 있다. 단, 화학 요법에 대한 설명 이전에 간, 신장 등의 기능과 전이 상태, 신체적 상태, 나이 등을 고려하여 혈액-종양 전문가와 충분한 상의가 이루어져야 한다. 유념해야 할 것은 완화 치료에서 화학 요법 시행 여부의 결정은 환자의 몫이라는 점이다. 이를 무시할 경우 법적, 윤리적 문제가 대두될 수 있다.

대부분의 화학 요법은 암세포의 제거를 목적으로 한다. 특히 암세포의 분화가 빨리 이루어짐을 감안하여 시행되는데 약물에 따라 DNA 합성(antimetabolite), 세포의 분화(alkylating), DNA의 결합과 분리(antitumor antibiotics)를 방해하는 약리 작용을 갖고 있다. 따라서 이러한 약리 효과는 정상 세포에도 영향을 미치게 되며 이로 인한 다양한 부작용을 피할 수 없다. 특히 이러한 부작용은 골수(bone marrow), 소화기계, 피부와 같이 세포의 분화가 활발한 기관에서 많이 발생한다.

골수에서는 조혈세포의 형성이 저하될 수 있으며 이로 인하여 빈혈, 혈소판 감소, 백혈구 감소 등이 나타난다. 특히 감염의 위험성이 발생할 수 있는데 중성구의 수치가 $1.5 \times 10^6/mm^3$ 이하인 경우 심각한 감염증상에 대비해야 한다.

위장관에서는 점막세포(mucosal cell)를 파괴하여 오심, 구토, 점막 염증, 설사 등의 부작용이 발생할 수 있다. 물론 약제에 따라 부작용의 정도는 다양하게 나타나는데 오심이나 구토가 심각한 경우 덱사메타손(dexamethasone) 등의 약제나 돔페리돈(domperidone), 메토클로프라미드(metoclopramide) 등의 약제도 효과를 거둘 수 있다. 일반적으로 설사의 경우 세포 독성에 의한 부작용이며 심각한 문제를 유발하지는 않는 것으로 알려져 있다(Ioannidis, 2000).

입 안, 혀, 구개(pharynx) 등에 발생하는 점막 염증은 궤양으로 발전할 수 있으며 통증이 심한 경우 음식 및 수분 섭취에 어려움을 초래하여 전반적인 건강 상태를 악화시키는 요인이 될 수 있다. 또한 패혈증을 유발할 수 있어 이 경우 원인균에 대한 치료 및 통증 감소 치료가 필요하다.

일반적으로 피부에 대한 부작용은 탈모 및 손톱 기형 등의 증상을 유발한다. 화학 요법에 의한 피부 발진은 흔하지 않지만 광과민성, 가려움증, 색소 침착, 피부염 등의 증상은 흔히 발생할 수 있다. 탈모의 경우 화학 요법 중단 시 자연 회복되는 경우가 많다.

기타 약물에 따라서는 신장, 심장, 신경계, 폐, 심장 등에 부작용을 유발할 수 있다.

암 통증

암 통증과 관련하여 세부적인 정확한 정의는 없다. 암 환자에서 발생하는 통증은 다양한 원인에 의해 발생할 수 있다. 암 환자의 통증 원인을 분류하면 다음과 같다.

- 암의 침습(invasion), 또는 암에 의한 다른 조직의 압박
- 수술 또는 생검(biopsy)에 의한 통증
- 방사선 치료 중 발생한 조직의 손상
- 화학 요법이나 기타 치료에 의한 신경성 통증
- 괴사
- 염증
- 기관 구조의 손상이나 차단(block)에 의한 장기 통증(visceral pain)
- 관절 통증이나 거동 감소에 의한 근육골격계(musculoskeletal) 통증
- 병적 골절(pathological pain)

일부 통증은 수술과 같은 직접적 원인에 의해 발생하기도 하지만 어떤 통증은 원인 발생 이후 수일에서 수개월 이후에 점차 악화되는 양상으로

나타나기도 한다. 이러한 양상의 대표적인 예가 화학 요법 이후에 발생하는 신경병성 통증이다. 또한 대부분의 암 환자에서는 여러 종류의 원인이 복합적으로 작용한다. 일부 통증은 지속적인 반면 일부 통증은 일과성인 경우도 있다. 통증의 발생 시점 역시 치료적 접근 방법에 영향을 미친다.

완화 치료에서 중요한 통증의 원인 중 하나가 골 전이에 의한 통증이다. 암의 전이 중 64~80%가 뼈에서 이루어짐을 고려한다면 골 전이에 의한 통증을 이해하는 것은 통증 치료에 중요한 요인이 될 수 있다. 일부 통계에 따르면 호스피스 환자의 28%, 암 통증 클리닉의 34%, 질병의 진행에 의해 가정 관리를 받는 환자의 45%에서 뼈 통증을 호소하는 것으로 조사되었다(Banning H., 1991).

골 전이가 발생할 경우 암세포에 의한 뼈 조직의 침습이 발생하고 이에 의해 뼈에 분포하고 있는 많은 말초 신경과 교감 신경에 자극이 가해지게 되어 5장에서 설명한 바와 같은 병태생리적 증상이 발생하게 된다. 암세포의 침습은 필연적으로 염증 반응을 유발하게 되는데 염증 반응에 대처하는 백혈구 세포의 침습과 동반하여 유리되는 다양한 화학물질에 의해 통증 반응이 더욱 심하게 나타날 수 있다. 또한 폐, 유방, 전립선 등에서 유래한 암의 경우 골 전이가 발생할 경우 뼈 구조를 파괴하는 성질을 갖고 있어 이러한 병리 반응 역시 통증에 기여하게 된다. 또한 암 조직이 커지게 되면 골막(periosteum)을 팽창시켜 이로 인한 통증을 유발할 수도 있다.

연조직(soft tissue)에서의 암 발생도 통증을 유발한다. 연조직의 암이 어떻게 통증을 유발하는지는 정확하지 않으나 암세포이 중기에 따른 조직 내 통증세포 자극과 관련이 있는 것으로 추정되고 있다.

신경병성 통증 역시 암 환자에서 흔히 관찰되는 양상이다. 신경병성 통증이란 '신경 체계의 손상이나 파괴에 의해 발생하거나 일차적 원인이 신경변성에 기인하는 경우'를 의미한다(국제통증연구협회 정의). 신경 손상 이후 말초 또는 중추신경의 변화가 발생하며 이에 의해 통증이 유발된다. 완화 치료에서 신경의 손상은 암에 의한 신경 압박, 수술에 의한 손상, 방사선 치료 및 화학 요법에 의해 발생할 수 있다. 특히 빈크리스틴(Vincristine)이나 파클리탁셀(Paclitaxel) 등의 화학 요법 약물은 신경의 생리적 대사를 방해하여 신경 변성을 유발해 신경병성 통증을 유발하는 것으로 알려져 있다.

따라서 암 통증을 적절히 치료하기 위해서는 현재 환자가 호소하는 통증의 원인이 무엇인지 충분히 조사하는 것이 필요하며 실험실 검사나 영상 검사 등의 자료를 활용하는 것이 필요하다. 이러한 결과를 바탕으로 적절한 약물을 투여하거나 기타 필요한 치료적 방침을 고려해야 한다. 예를 들어 조직막의 팽창에 의한 경우 암 크기를 줄이는 접근이 필요하며, 염증에 의한 통증인 경우 NSAID의 적절한 투여가 필요할 수 있다. 기타 항우울제, 항경련제 등의 보조 치료 약제를 적절히 사용하면 아편계 약제의 사용량을 줄이면서 좀 더 효과적인 통증 관리가 가능하다.

돌발성 통증

최근 암 환자의 통증 평가 기술이 발달하면서 암 환자가 호소하는 통증에는 두 종류가 있음이 알려지게 되었다. 즉 항상 지속되는 기본적인 통증과, 갑작스럽게 일시적으로 악화되는 돌발성 통증(breakthrough pain)이 그것이다.

돌발성 통증은 암 진행 과정 중 언제든 나타날 수 있지만 말기로 진행된 경우 및 수행 능력이 떨어진 경우 더 많이 관찰된다. 특히 척추 전이나 신경총(nerve plexus)의 침습이 있는 경우 흔히 관찰되며, 통증의 위치는 기본적인 통증이 발현되는 위치에서 더욱 악화된다고 하고, 극도 또는 고문당하는 듯한 정도의 고통을 호소한다. 돌발성 통증의 출현은 사람에 따라 다르나 보통 1일 1~4회 정도 발생하며 지속 시간은 30분 이내가 가장 많다.

돌발성 통증은 사건 관련 통증(incident pain), 자발성 통증(spontaneous pain), 투약 말기 통증(end of dose)으로 분류될 수 있다. 사건 관련 통증이란 걷기, 신체 움직임 등의 자발적 행동 이후에 발생하는 경우에 해당되며 32~94%의 환자에서 이러한 통증이 보고되었다. 이러한 통증은 사전에 예측할 수 있지만 주로 아편계 약제에 대한 반응이 좋지 않은 환자에서 더 많이 발생한다는 문제점이 있다. 자발성 통증은 암 환자의 17~59%에서 발생하며 통증으로 의도적인 행위와 관계 없이 나타나고 장의 움직임, 방광 내의 소변 용량, 기침 등과 같은 비의도적 상태에 의해 악화되기도 한다. 투약 말기 통증은 투여되는 진통제의 효과가 떨어질 즈음 발생하는 통증으로 2~29% 정도에서 관찰된다.

돌발성 통증은 비록 짧은 시간 나타나고 스스로 없어지긴 하지만 이러한 통증을 겪는 환자는 삶의 질 저하는 물론, 기본적 약물에 대한 불신과 사회적 기능 수행에 어려움을 겪으며 불안장애, 우울장애 등의 정신적 문제도 함께 발생할 수 있다.

돌발성 통증을 줄이기 위해서는 일차적으로 투여되는 아편계 약제의 용량이 적절한지를 평가해야 한다. 만약 통증을 적절히 조절하지 못한다면 부작용을 고려하여 가장 적절한 용량까지 증량하도록 한다. 만약 증량에도 불구하고 돌발성 통증을 적절히 조절하지 못한다면 다시 감량할 필요가 있으며, 이러한 경우 보조 치료제, NSAID 등을 병합 투여하는 것이 좋다. 또한 돌발성 통증이 출현할 경우를 대비한 비상용(PRN) 즉각 분해형 아편계 약제를 소량 추가 처방하는 것이 필요하다. 기타 최근에는 점막 흡수형 펜타닐(transmucosal fentanyl) 등이 개발되어 기존의 약제에 비해 즉각적인 효과를 볼 수 있어 단기간 발생하는 돌발성 통증에 좀 더 효과적으로 대처할 수 있다.

암 통증 치료 원칙

암 통증의 치료는 기본적으로 WHO에서 제안하고 있는 통증 사다리(pain ladder)의 스케줄에 따라 시행하는 것이 전 세계적인 기준이다. 하지만 임상에서는 항상 정해진 가이드라인에 따라 시행될 수는 없으며 유연한 대처가 필요한 경우도 많다. 암 통증을 비롯하여 통증 치료의 기본적 원칙은 임상가의 판단보다는 환자의 증상에 입각해서 치료해야 한다는 것이다. 실제로 일부 연구에서(Deandrea S., 2008) 암 환자의 43%는 암 통증에 대해 적절한 치료를 받지 못하고 있다는 발표가 있었으며 이러한 양상은 임상가의 선입견에 의한 결과일 수 있다고 보고하였다. 물론 보상 문제나 법적 문제 등이 얽혀 있는 경우 환자의 호소 증상만으로 통증의 정도를 판단해서는 안 되지만 완화 치료만큼은 통증을 유발할 만한 원인 질환이 밝혀진 경우가 많기 때문에 상기 원칙을 충실히 지킬 필요가 있다.

또한 치료를 시행하면서 다양한 사회문화적 배경을 이해해야 한다. 예를 들어 전이되지 않은 암을 갖고 있는 젊은 남성이 만성적 통증을 심하게 호소한다고 하여 강력한 아편계 약제를 고용량으로 장기 투여하는 것은 무책임한 짓이며 다발성 전이 상태의 70대 여성에게 아편계 약물의 의존을 걱정하여 충분한 약물을 투여하지 않는 것은 어리석은 일이 될 것이다. 말기 환자의 통증의 원인을 고려하여 필요한 약제를 혼합 투여하는 것은 다량의 아편계 약제를 사용하면서 발생할 수 있는 부작용을 줄이는 데 효과적이다. 또한 페티딘(pethidine)이나 덱스트로프로폭시펜(dextropropoxyphene) 등의 약제는 잠재적 부작용의 위험성 때문에 만성적 암 통증의 치료에 사용하지 않음을 기억해야 한다(Portenoy, 2011).

암 환자에 대한 통증 치료 원칙에는 WHO의 가이드라인 이외에도 여러 지침서가 발표된 바 있으나 여기서는 비교적 최근에 발표되고 의료경제적 요인을 충분히 고려한 영국의 임상보건연구소(National Institute for Health and Clinical Excellence)에서 제안하고 있는 암 환자의 아편계 약물 치료 가이드라인을 소개하고자 한다(NICE clinical guideline, 2012).

의사소통

1. 악화되고 진행 중인 질병을 가진 환자에게 강력한 아편계 약제를 투여할 경우 남용, 내성, 부작용, 생의 마지막 단계에서 적용되는 치료에 대한 불안 등에 대해 걱정하는 바를 물어볼 필요가 있다.
2. 강력한 아편계 약제를 투여할 환자 및 보호자에게 다음의 항목이 포함된 구두 및 서면 정보를 제공해야 한다.

- 통증을 치료하기 위해 아편계 약제를 언제부터, 왜 써야 하는지
- 이러한 약물이 얼마나 효과적인지
- 강력한 아편계 약물을 사용하는 배경과 발작성 통증에 대해서 설명하며 언제, 어떻게, 얼마나 자주 약을 먹게 되는지, 약을 먹으면 진통 효과가 얼마나 지속되는지
- 부작용과 약물 중독(toxicity)의 징후
- 안전한 복용량
- 추적 관찰과 추후 처방 계획

- 치료 초기, 특히 의료진의 근무 이외 시간에 누구와 어떻게 연락해야 하는지

3. 자주 약물 복용 중인 환자의 통증 및 부작용에 대해 확인해야 한다.

강력한 아편계 약물의 시작과 증량

4. 강력한 아편계 약제를 처음 사용할 경우 악화되고 진행 중인 질병을 갖는 환자에게 환자의 선호도에 따라 서방형 또는 즉각-분해형 모르핀을 경구로 투여하며, 돌발성 통증에 대해 즉각-분해형 모르핀을 필요한 만큼 투여한다.

5. 신장 또는 간질환이 없는 환자에게 시작하는 전형적인 약물 용량은 하루 20~30mg의 경구형 모르핀이다(예 : 15~30mg의 서방형 모르핀을 하루 두 번 투여). 여기에 돌발성 통증을 조절하기 위해 5mg의 즉각-분해형 모르핀을 예비로 제공한다.

6. 받아들일 만한 진통효과와 부작용 사이에 좋은 균형을 잡을 때까지 용량을 조절한다. 만약 몇 번의 용량 조절을 통해서도 균형을 잡을 수 없으면 전문가의 자문을 구한다. 특히 증량 시기에는 검토한 사항을 환자에게 제공한다.

7. 중등도나 고도의 신장 및 간 장애를 갖는 경우 아편계 약제를 투여하기 전에 전문가와 상의한다.

일차 유지 치료

8. 강력한 아편계 약제를 필요로 하는, 악화되고 진행 중인 질병을 갖는 환자에게 서방형 모르핀을 일차 유지 치료제로 제공한다.

9. 경구 투여가 가능한 환자에게 경피형(transdermal) 패치를 일차 유지 치

료 약제로 사용하지 않는다.

10. 만약 적절한 일차 유지 치료 약제의 사용에도 불구하고 충분히 조절되지 않는 통증이 있으면, 진통 전략을 검토하거나 전문가에게 자문을 구한다.

경구 아편계 약제의 투여가 적절치 않은 환자의 일차 유지 치료 : 피하지방

11. 아편계 약제의 경구 투여가 불가능하거나 진통효과가 불안정한 환자에서 가장 저렴하게 공급될 수 있는 피하지방 투여가 필요하다고 판단될 경우 전문가의 자문을 구하여 투여한다.

경구 투여가 가능한 환자에서 돌발성 통증의 일차 치료

12. 경구형 모르핀을 유지 치료하고 있는 환자의 돌발성 통증에 대해서 즉각-분해형 모르핀을 일차 치료 약으로 고려한다.

13. 급속 작용 펜타닐(fast-acting fentanyl)은 일차 치료약으로 사용하지 않는다.

14. 적절한 처방에도 불구하고 통증이 적절히 조절되지 않는 경우 전문가의 의견을 구한다.

변비의 관리

15. 강력한 아편계 약제를 투여하는 거의 모든 환자에서 변비가 발생함을 환자에게 알린다.

16. 강력한 아편계 약제를 시작하는 모든 환자에게 정기적이고 효과적인 용량의 완화제(laxative)를 처방한다.

17. 환자에게 변비를 치료하는 약물이 작용하는 데 시간이 필요하며 약물

을 유지하는 것이 중요함을 설명한다.

18. 변비로 인해 약물을 교체할 경우 우선 완화제의 용량이 적절한지 살펴보아야 한다.

오심의 관리

19. 강력한 아편계 약물을 처음 시작하거나 용량을 증량할 때 오심(nausea)이 발생할 수 있으나 대부분 일과적인 현상임을 설명한다.

20. 오심이 지속될 경우 약물의 교체에 앞서 항구토제(anti-emetic)를 처방하거나 용량을 조절해본다.

졸음의 관리

21. 강력한 아편계 약제를 처음 투여하거나 용량을 올릴 경우 가벼운 졸음이나 집중력 감소 현상이 나타날 수 있으며 일부에서는 일시적으로만 지속됨을 고지한다. 집중력 감소 등의 현상은 운전이나 기타 집중이 필요한 업무에 지장을 초래할 수 있음을 경고한다.

22. 중등도 내지 고도의 졸음이 지속되는 환자에서는

- 통증이 조절되고 있다면 용량 감소를 고려한다.
- 통증이 조절되지 않는 경우에는 다른 약제로의 교체를 고려한다.

23. 적절한 용량의 약물을 투여했음에도 불구하고 통증의 조절이 이루어지지 않는 경우 전문가의 자문을 구한다.

앞서 설명한 바와 같이 상기 NICE 가이드라인은 의료경제적 문제 등을 우선적으로 고려한 내용으로 일부 환자에서는 적절치 않을 수 있다. 예를 들어 신장 기능에 이상이 있거나 기타 부작용이 고려되는 경우 다른 약제를 선택하는 것이 바람직하며 최근에는 모르핀에 비해 메타돈이 우선적으로 추천되기도 한다(Bryson J., 2006). 특히 메타돈은 약물 사용에 의한 부작용의 위험성이 상대적으로 작고 하루 3~4회 투여로 충분하며 다른 약제에 비해 저렴하여 우선적으로 추천되고 있다. 활성 분해물질이 없기 때문에 신장 기능에 이상이 있는 환자에서도 사용이 가능하다. 또한 아편계 약물의 남용 위험성이 걱정되는 환자에서 다른 아편계 약물에 비해 안전하게 사용될 수 있다.

아편계 약제를 장기적으로 사용할 경우 피할 수 없는 위험성 중 하나가 내성에 관한 문제이다. 일단 약제에 대한 내성이 발생하면 약제를 계속 증량해야 하는 경우가 발생할 수 있으며 이러한 문제를 대비하기 위해 정기적으로 약제를 바꾸어 사용할 수 있다(drug rotation). 단, 이 경우 약물의 반감기와 체내 배출 정도를 고려하여 불필요한 과용량의 사용을 억제하도록 한다.

약물 증량의 경우 일반적으로 정해진 스케줄에 따라 30~100%씩 추가하거나 수일 동안의 사용 용량과 돌발성 통증 조절을 위해 사용된 용량을 종합하여 동등한 용량으로 나누어 분복하게 하는 것도 방법이다. 하지만 처음 약물 투여 시 하루 200mg 이상을 투여하는 경우는 드물기 때문에 이 정도의 용량이 필요한 경우에는 부작용이나 약물 간 상호작용 여부 등을 살펴야 하고, 남용의 여지는 없는지 고려해야 한다. 용량 증가는 서방형 경구 투여제의 경우 2~3일, 경피 패치의 경우 3~6일 간격으로 이루어지며 메타돈 투여의 경우 5~6일 간격으로 시행하는 것이 추천된다. 물론 통증이 극심한 경우 좀 더 빠른 증량이 요구되기도 하며 단기간에 국한하여 정맥주사를 통해 통증 조절이 필요한 경우도 있다. 돌발성 통증의 경우 하루 정기 투여량의 5~15% 이상을 투여하지 말 것을 권장한다(Portnoy, 2011).

참고문헌

Bryson J., Tamber A., Seccareccia D. et al., Methadone for treatment of cancer pain. Curr Oncol Rep. 2006; 38 : 418-425.

Fries J. F. and Ehrlich G. E. Prognosis, contemporary outcome of disease, 1981. The Charles Press Publishers.

Kasper D. L. et al., Harrison's principals of internal medicine, 19th ed. 2015. McGraw Hill Education Publish.

Hank G. et al., Oxford textbook of palliative medicine 4th edition. 2010. Oxford University Press.

National Institute for Health and Clinical Excellence. Opioids in palliative care : safe and effective prescribing of strong opoids for pain in palliative adults. 2012. NICE clinical guideline 140.

Portenoy R. Treatment of cancer pain. Lancet. 2011; 377 : 2236-47.

Rueben D. B., Mor V., Hiris J. Clinical symptoms and length of survival of patients with terminal cancer. Archives of Int Med. 1998; 148(7) : 1586-89.

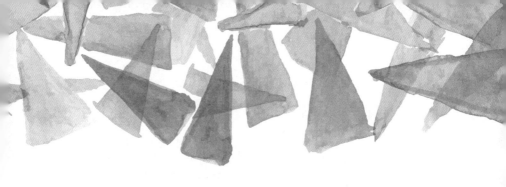

치매 환자의 완화 치료

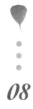

08

치매의 이해

치매란 의식 저하 없이 진행성 인지 저하 증상을 나타내는 질병이다. 치매라는 진단은 이전의 기능에 비해 인지 기능의 저하가 심해져서 사회적, 직업적 기능 수행이 불가능해진 상태를 의미하며, 증상 발생 이전부터 정신지체나 낮은 지능 상태가 지속되는 경우에는 치매의 진단을 내릴 수 없다. 반면 어떠한 질병이든 인지 기능의 저하를 초래하여 독립적 기능 수행에 어려움이 발생한 경우 치매에 해당된다. 예를 들어 두부 외상(head trauma), 일산화탄소 중독, 뇌염 등도 치매를 유발한다.

일반적으로 치매는 진행성 질병이며 비가역적인 인지 기능을 유발한다.

표 8.1 ▶ 가역적, 비가역적 치매의 종류

잠재적 가역성 치매	비가역성 치매
양성, 악성 뇌암 대사성 질환 : 갑상선, 전해질, 간, 신장 질환 두부 외상 독성물질 : 중금속, 알코올, 살충제 등 뇌 감염 자가면역질환 : 뇌혈관염, 홍반루푸스, 　　다발성 경화증 약물 부작용 비타민 등 영양결핍 정상압 수두증	신경변성질환 : 알츠하이머형 치매, 루이체 　형 치매, 전두-측두엽 치매, 픽병(Pick's 　disease) 헌팅턴병, 파킨슨병 혈관성 치매 : 다발성 뇌경색 치매, 뇌색전증 　빈스완거병(Binswanger's disease), 일 　산화탄소 중독 등 허혈성 병변 감염 : 뇌염 후 변성 치매, 크로이츠펠트-야 　콥병(Creutzfeldt-Jakob)

단, 약물 또는 영양분 결핍에 의한 치매 등 일부에서는 기저 질환에 대한 조기 발견과 치료를 통해 원래의 상태로 회복될 수 있으므로 조기 발견과 원인 확진이 중요하다. 치매의 약 15% 정도가 조기 발견에 의해 회복될 수 있는 것으로 알려져 있다.

모든 치매의 약 50~60%는 알츠하이머형 치매에 해당되며 다음으로는 혈관성 치매가 15~30%에서 발견된다. 또한 알츠하이머형 치매와 혈관성 치매가 동반되는 경우도 10~15% 정도를 차지한다.

알츠하이머형 치매

1907년 알로이스 알츠하이머(Alois Alzheimer)에 의해 처음 기술된 이후 치매와 관련하여 가장 많이 알려진 질병이다. 정확한 발병 원인은 아직 밝혀져 있지 않지만 뇌에 아밀로이드 단백질의 침착이 중요한 병리적 원인으로 알려져 있다. 또한 알츠하이머형 치매 환자의 40%에서 가족력이 있다고 알려져 있어 유전적 원인이 발병 원인 중 하나로 추정되지만 확실치는 않다.

아밀로이드 단백질의 형성은 염색체 21번에 위치하며 네 가지 형태의 아밀로이드 전구 단백질이 형성되는데 특히 42개의 아미노산으로 구성된 β/A4형 전구 단백질의 침착으로 인하여 뇌신경의 장애를 유발한다. 뇌신경장애에 의해 처음 문제가 발생하는 곳은 주로 기억의 중추를 담당하는 해마(hippocampus)이며 따라서 알츠하이머형 치매의 초기 증상인 새로운 일에 대한 기억 감퇴가 우선적으로 발생한다. 이후 점차 뇌의 다른 부위에서도 병적 변성이 생기며 전반적 뇌 용량이 감소한다. 뇌신경의 손상으로 인해 아세틸콜린(acetylcholine)과 같은 신경전달물질 분비가 저하되면 인지 기능에 장애가 발생하게 되며 특히 집중력 등에 장애를 초래한다. 이와 더불어 노르에피네프린도 질병에 의해 영향을 많이 받는 신경물질로 알려져 있다. 과거에는 뇌의 알루미늄 침착이 이 질환을 유발하는 원인으로 주장되기도 하였으나 최근에는 받아들여지지 않고 있다.

혈관성 치매

과거 다발성 뇌경색 치매로 불렸으며 뇌의 여러 부위에 경색증이 발생하여 치매 증상을 유발한다. 흔히 남성에서 많이 관찰되며 고혈압이나 기타 심혈관성 질환을 갖는 사람에서 많이 발생한다. 보통 소형 또는 중형 크기의 뇌혈관에서 문제를 유발하며 점차 뇌의 여러 부위에 광범위하게 병변을 보인다. 뇌경색이 생기는 원인으로는 동맥경화 또는 심장과 같은 기관에서 발생한 혈전에 의해 뇌혈관이 막힘으로 인한 경우가 많다.

혈관성 치매 중 빈스완거병은 피질하 동맥경화성 뇌병변(subcortical arteriosclerotic encephalopathy)으로도 알려져 있으며 뇌의 피질 부위가 아닌 영역에 작은 뇌경색이 많이 존재하는 특징을 갖는다. 과거에는 빈스완거병이 드문 질환으로 알려졌으나 최근 MRI 등의 장비를 통해 과거의 생각보다 훨씬 많은 것으로 밝혀졌다.

전두-측두엽 치매(frontotemporal dementia, Pick's disease)

알츠하이머형 치매와 달리 병소가 주로 전두-측두엽에서 발견되며 픽 소체(Pick's body)라고 하는 세포골격 물질과 함께 신경 소실, 신경아교증(gliosis)이 발견되는 것이 특징이다. 이 병의 원인은 밝혀져 있지 않으나 전체 비가역성 치매의 5% 정도를 차지하는 것으로 알려져 있다. 초기에 픽병은 성격 변화와 행동장애, 보속증(perseveration)이 특징적으로 나타나는 것으로 알려져 있으나 임상 증상만으로 알츠하이머형 치매와 감별하는 것은 쉽지 않다. 일부 연구에서는 약 절반 정도의 픽병은 가족력을 보이는 것으로 알려져 있다(Graff-Radford, 2007). 기타 부적절한 물건을 입에 넣는 과구강증(hyperorality), 과성욕(hypersexuality), 평정(placidity) 등 클루버-부시 증후군(Kluber-Bucy syndrome)의 발현이 알츠하이머형 치매에 비해 빈번하다.

레비소체 치매(Lewy body dementia)

레비소체 치매는 알츠하이머형 치매와 임상적으로 유사하지만 환각, 파킨슨 증후군의 양상, 추체외로(extrapyramidal) 징후를 보이는 차이가 있다. 질병의 초기에는 기억력에는 문제를 보이지 않으며 집중력, 시공간 능력, 전두피질하(frontosubcortical) 기능 등의 저하를 보일 수 있다. 특히 (1) 집중력과 의식의 변동, (2) 반복적인 환각, (3) 파킨슨 증후군 양상 중 두 가지 이상의 소견이 관찰되면 레비소체 치매의 가능성이 높은 것으로 추정되며 한 가지가 관찰되면 레비소체를 의심할 수 있다. 기타 양상으로 반복적 낙상, 실신, 항정신병 약제에 대한 민감성, 체계화된 망상, 기타 환각

(환청, 환촉 등) 등이 있을 때 이 질환을 고려할 수 있다.

치매의 진단과 양상

치매의 진단에는 여러 가지 도구가 활용되지만 여기서는 미국정신과의사협회에서 개발한 정신질환의 진단 및 통계 편람(Diagnostic and Statistical Manual of Mental Disorder, DSM) 5판을 중심으로 설명한다.

DSM 5판에서는 기존에 인지 기능의 원인에 따라 치매를 분류하는 것에서 벗어나 주요신경인지장애와 경도신경인지장애로 분류하고 있다. 임상적으로 기억과 관련하여 환자의 주관적 호소를 전적으로 신뢰해서는 안 되는데 간혹 자신의 건망증 및 집중력 저하를 확대하여 보고하는 경우도 있으며 반대로 이를 은폐하려는 환자도 적지 않기 때문이다. 따라서 환자의 호소 증상을 자세히 살펴볼 필요가 있으며 가능하면 보호자의 정보를 종합하여 인지 저하가 의심되는 경우 객관적인 검사 도구를 활용하여 진단을 하는 것이 필요하다. 간혹 지나친 정돈, 사회적 위축, 사건과 관련한 세세한 부분에의 집착, 갑작스러운 분노 폭발, 비난적 태도 등의 행동 및 성격 변화도 노인에서의 치매 초기 증상을 의심할 수 있는 변화이다.

기억력의 저하는 알츠하이머형 치매를 비롯하여 대부분의 치매에서 중요한 임상적 변화이다. 하지만 치매의 초기에서는 일반적인 건망증과의 구별이 쉽지 않은 경우가 많으며 좀 더 복잡한 검사 도구를 활용할 필요가 있다. 초기에는 전화번호나 사물의 이름 등을 기억하지 못하는 증상이 나타날 수 있으며 증상이 심해지면서 나중에는 자신의 생일이나 고향과 같은 중요한 개인 정보도 잊어버리게 된다.

치매의 진행에 의해 발생할 수 있는 정신 및 행동 증상은 다음과 같다.

표 8.2 ▶ DSM-5 주요신경인지장애

A. 다음에 근거해 한 가지 또는 그 이상의 인지 영역(복합 주의력, 실행 기능, 학습 및 기억력, 언어 능력, 지각-운동 기능, 사회 인지)에 대해 이전의 수행 수준보다 유의한 인지 기능 저하의 증거가 확인되어야 한다.
   (1) 환자 자신, 환자의 상태를 잘 알고 있는 정보 제공자, 또는 임상가가 인지 기능의 유의한 저하가 있음을 염려함
   (2) 표준화된 신경심리 검사 결과, 또는 그렇지 못할 경우 수량화할 수 있는 임상적 평가를 통해 인지적 수행에서 실질적인 손상이 확인되어야 함
B. 인지적 결함이 독립적인 일상적인 활동 수행을 방해함(즉 최소한 복잡한 도구적 일상생활 활동에서 도움이 필요한 경우. 예를 들어 물건값 지불, 투약 관리 등에서 도움이 필요함)
C. 인지 결함이 섬망의 맥락에 한정해 발생하지 않음
D. 인지 결함이 다른 정신장애(예를 들어 주요우울장애, 조현병)로 더 잘 설명되지 않음

   원인에 의한 세분화
   알츠하이머 치매
   전두-측두엽 퇴행
   레비-소체병
   혈관 질환
   외상성 뇌손상
   약물/중독물질 사용
   HIV 감염
   프리온병
   파킨슨병
   헌팅턴병
   기타 내과적 상태
   다발성 원인
   상세불명

성격 변화

치매 가족을 가장 힘들게 하는 증상 중 하나가 성격 변화이며 일반적으로 치매 발생 이전의 성격이 더욱 강화되는 경향이 있다. 많은 경우에서 자기 중심적인 태도를 취하며 자신의 행동이 다른 사람에게 미치는 영향에 대해서 무관심한 경우가 많다. 편집증적 망상을 갖는 치매 환자는 가족이나 개호인에게 적대적일 수 있으며 특히 전두-측두 치매 환자의 경우 쉽게 짜증을 내거나 폭발적인 성격 변화를 보일 수 있다.

환청 및 망상

알츠하이머형 치매를 비롯한 치매 환자의 20~30%에서 환각이 보고되며 30~40%에서 망상이 관찰된다. 망상은 편집증적 망상과 피해 망상이 주를 이룬다. 대부분은 체계화되지 않은 내용이지만 일부에서는 지속적이며 체계화된 망상이 보고되기도 한다. 이러한 환자에서는 신체적 공격성 등의 폭력적 행위가 나타날 수 있어 주의가 필요하다.

기분

우울증의 진단기준에 부합하는 우울증의 경우 10~20% 정도에 머물지만 우울과 불안 등에 의한 행동 변화는 약 40~50%의 환자에서 관찰된다. 상황에 맞지 않는, 공감할 수 없는 병적 웃음이나 울음을 보이는 경우도 적지 않다.

인지 변화

기억력 저하와 함께 실어증(aphasia), 실행증(apraxia), 실인증(agnosia) 등의 증상이 발생할 수 있다. 실어증은 언어의 이해 능력이나 표현 능력이 감소하는 경우이며 실행증은 순차적인 행동의 실행에 어려움을 겪는 상태이다. 실인증은 감각 신경에 문제가 없음에도 불구하고 사물을 인식하는 데 어려움을 보이는 경우이다. 기타 약 10% 정도의 치매에서는 간질 발작이 발생할 수 있는데 대발작(grand mal seizure)의 경우는 많지 않아 임상적으로 간과될 수 있다. 혈관성 치매 환자에서는 두통, 어지러움, 현기증, 쇠약(weakness) 등의 가벼운 증상들이 있을 수 있어 이에 대한 확인이 필요하다.

파국적 반응

치매 환자는 추상적 상황에 대한 적응에 어려움을 보일 수 있으며 특히 사건의 일반화, 개념화, 유사성 파악, 개념의 차이 파악, 문제 해결, 논리적 추론, 판단력 등의 인지 영역에 어려움을 보인다. 이런 지적 능력에 부족을 스스로 느낄 경우 상당한 심리적 동요를 보일 수 있으며 이러한 양상을 '파국적 반응(catastrophic reaction)'이라고 한다. 이러한 심리적 동요를 보상하기 위해 환자는 문제 풀이를 회피하거나 주제를 변환하거나 농담을 하거나 기타 면담자의 주의를 산만하게 하려는 시도를 한다. 특히 전두엽에 손상이 있는 환자의 경우 충동 조절의 어려움을 보일 수 있으며 분노 폭발을 하는 경우도 있다. 이러한 양상과 동반하여 거친 언어, 부적절한 농담, 청결이나 외모에 대한 관심 결여, 사회적 규칙의 무시 등의 양상도 나타날 수 있다.

완화 치료에서의 치매의 예후

암 환자가 일정 시점부터 급격한 쇠약과 증상의 악화가 나타난다면 치매 환자의 경우에는 장기적이고 지속적인 인격의 황폐화와 일상생활 기능의 어려움을 나타낸다. 따라서 단기적인 예후 또는 생존 가능성 여부를 예측하기 어려운 영역이기도 하다(그림 8.1). 또한 통증 등의 불쾌한 경험을 언어적으로 적절히 설명하기 어려운 경우가 많아 적절한 치료적 개입을 어렵게 한다. 하지만 이러한 경우에도 마지막 기간을 예측하는 것은 치료적 계획 및 적절한 치료 개입을 위해 필요하다.

일반적으로 치매 환자의 생존 기간에 가장 큰 영향을 미치는 요인은 식사 관련 문제로 알려져 있다(Brown, 2002). 식욕 감소, 불충분한 식사량, 영양실조, 체중 감소 등 영양분 공급 부족은 향후 6개월 이상의 생존을 위협하는 요인으로 알려져 있으며 기타 식사를 방해하는 구강건조증, 구내염증 등도 예후에 영향을 미친다. 치매 척도에서 추가적인 인지 기능의 저

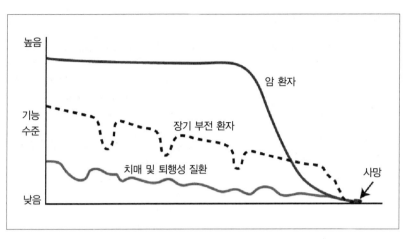

그림 8.1 ▶ 질환별 일상생활 정도 추이(출처 : 2008년 영국 보건부)

하가 확인되는 것 역시 예후와 관련이 있는 것으로 알려져 있다. 아미노프 (Aminoff, 2008)의 연구에 따르면 간이고통상태 검사 척도(mini-suffering status examination)의 점수가 높을 경우 6개월 이내 사망 확률이 최대 3배 (OR=3.25)까지 높아진다. 또한 암이나 심장 질환이 동반된 경우에도 예후가 좋지 않으며, 거동이 불가한 경우에도 예후가 좋지 않은 것으로 알려져 있다. 기타 일상생활의 가능 정도, 하루 중 의식 명료 기간, 언어 능력 등의 인지 관련 기능도 예후와 관련이 있다.

기타 빈혈, 고콜레스테롤, 혈장내 총 단백질 수치 등도 6개월 이후의 예후가 불량할 것으로 예측할 수 있는 인자이며 비명, 통증 등의 요인들도 예후와 관련이 있다. 해리스(Harris, 2007)가 요약한 치매 환자의 예후 인자를 요약하면 표 8.3과 같다.

표 8.3 ▶ 치매 환자의 예후 인자

일반적 예후 인자	비가역성 치매
다발성 동반 질환 체중 감소 : 6개월간 > 10% 전반적 신체 능력 감소 혈중 알부민 < 25g/L 카르노프스키 척도 < 50% 대부분 일상생활의 의존	도움 없이 걸을 수 없으며 대소변 실금이 있고 도움 없이 옷을 입을 수 없음 바텔(Barthel) 척도 < 3 기타 다음 중 하나 • 특별한 이유 없이 6개월 동안 10% 이상 체중 감소 • 신우신염 또는 요로감염 • 반복적 고열 • 식사량/체중 감소 • 흡인성 폐렴

치매의 일반적 관리 원칙

치매 환자를 관리하는 경우 환자의 거동 등을 비롯한 독립성을 증가시키는 것을 목적으로 해야 한다. 관리 계획은 환자의 독립적 활동을 최대한 격려하고 외부의 도움을 받지 않고 스스로 해결할 수 있도록 지도한다. 특히 일상생활 수행에 관하여, 외부의 도움이 필요한 경우가 아니면 스스로 해결하도록 지지하는 것이 좋다. 또한 본인이 유지하고 있는 기능을 최대한 활용하도록 지지하며 그러한 기능을 적용하고 발전시킬 수 있는 기회를 제공해야 한다. 예를 들어 요리, 가계부 정리, 청소 등의 가능한 기능을 돕지 말고 스스로 할 수 있도록 하는 것이 좋다. 이러한 계획은 환자의 기능 수준이나 인지 정도에 따라 다양하게 적용되므로 개인적 능력에 대한 평가가 우선되어야 한다.

환자를 돌보는 의료진이나 도우미는 가급적 같은 사람이 유지하는 것이 좋으며 환자가 익숙한 환경에서 생활하도록 하는 것이 좋다. 특히 거주지의 변경은 신중을 기해야 하는데 본인 스스로의 기능이 어느 정도 유지된다면 농촌에서 대도시로, 개인 주택에서 아파트 등으로의 이사는 심사숙고하는 것이 좋다.

일상생활 능력의 향상이 필요하다면 작업치료사와의 상담이 필요한 경우도 있다. 실금(incontinence)의 경우 기타 원인에 대한 충분한 검토와 화장실 훈련 이후에 기저귀 등의 외적 재료 활용을 결정하는 것이 좋다. 예를 들어 전립선 비대증이나 방광염 등의 이상이 있는 경우 실제 일상생활 능력에 어려움이 크지 않은 경우에도 실금과 관련한 문제가 발생할 수 있다. 거동이 어려운 경우 화장실이나 기타 용변 처리가 가능한 공간으로부터 가까운 곳에서 거처하도록 배려하는 것도 방법이 될 수 있다. 환경의 변경이 필요한 경우에는 개인의 독립성을 최대한 발휘하는 것을 목적으로 해야 한다. 예를 들어 시골집 같은 경우 방에 붙은 화장실 시설을 설치하거나 출입이 힘들지 않도록 문턱을 낮추는 등의 개선이 필요하다.

치매 동반 증상과 치료

인지 기능 저하

알츠하이머형 치매를 비롯한 대부분 치매의 인지 저하와 관련한 일차적 치료는 아세틸콜린에스테라제 억제제(AcetylCholinEsterase Inhibitor, AChEI)이다. 일반적으로 사용되는 AChEI에는 도네페질(Donepezil), 갈란타민(Galantamine), 리바스티그민(Rivastigmine) 등이 있으며 기억력을 비롯한 인지 기능 향상과 관련하여 확실한 효과를 얻을 수 있다. 이러한 약제의 효과는 대부분의 치매에서 신경세포가 감소하거나 파괴되는 것과 관련이 있다. 즉 치매가 진행되면서 신경세포의 손상이 발생하고, 이에 따라 아세틸콜린을 분비하는 신경세포의 기능 감소가 발생하는데 이에 의해 집중력 감소 등의 인지 기능 저하가 발생하게 된다. 따라서 아세틸콜린의 분해를 늦추게 되면 관련된 기능을 최대한 증가시킬 수 있으며 이에 의해 인지 기능의 향상이 나타날 수 있다. 하지만 약리작용에서 볼 수 있듯이 이러한 약제가 치매의 병리적 악화에 직접 작용하는 것은 아니므로 장기적인 관점에서 인지 기능의 저하는 피할 수 없다.

AChEI는 인지 기능의 저하는 있지만 일상생활에는 지장이 없는 경도인지장애(mild cognitive impairment) 시기부터 예방적 투여를 시도할 수 있으며 초기 이상의 치매에서는 기본적 인지 기능 저하 억제 목적으로 활용된다. 초기 약물은 의료진의 선호도에 따라 다르나 대부분의 약제가 비슷한 효능을 보인다. 따라서 비용 등을 감안하여 초기 약제를 선택하는 것이 필요하다. 약물에 의한 부작용 발생 시 다른 약물과의 상호작용 등을 고려하여 교체한다.

AChEI와는 약리적 기전이 다른 메만틴(Memantine)의 경우 아세틸콜린이 아닌 글루타메이트의 기능을 억제하여 인지 기능의 호전을 유도할 수 있으며 대부분 중등도 이상의 치매 환자에서 효과가 있는 것으로 보고되어 있다.

정신 행동 증상

치매 환자에서는 환청, 망상, 불안, 초조 등의 심리적 문제와 함께 공격적 행위 및 안절부절못함, 배회, 물건 숨기기, 성적 행위, 소리 지르기 등의 행동 문제가 발생할 수 있다. 정신 및 행동 증상이 발생할 경우 우선적으로 이러한 행동을 유발할 만한 환경적 요인에 대한 탐색이 필요하다. 흔히 정신 행동 증상을 유발하는 문제는 다음과 같다.

- 신체적 문제
- 우울증
- 발견되지 않은 통증이나 신체적 불편감
- 약물의 부작용(특히 항정신병 약제 사용 시)
- 정신 사회적 스트레스
- 물리적 · 환경적 요인
- 간병인의 태도 등

특히 좁은 공간에 사람이 너무 많거나, 사생활이 보호되지 않거나, 무료하거나, 의료진이나 간병인의 태도, 의사소통의 단절 등의 환경에서 공격적 행태가 발생할 수 있으므로 주의가 필요하다. 영국의 국립정신건강센터(2007)에서 권고하는 정신 행동 증상 예방을 위한 비약물적 치료 개입은 다음과 같다.

- 향기 치료(aroma therapy)
- 다감각 자극(multi-sensory stimulation)
- 음악 또는 춤 등의 치료적 활용
- 동물을 이용한 치료
- 마사지

불안이나 우울이 의심되는 경우 약물 치료에 앞서 인지행동치료나 회상 요법, 기타 개인적 안정을 유발할 수 있는 취미 활동 등을 권유한다. 주요우울장애나 불안장애에 해당되는 증상이 있을 경우 약물 투여가 필요하다. 특히 삼환계 항우울제 등 일부 항우울제의 경우 아세틸콜린 기능을 억제하기 때문에 약제 선택에 신중을 기해야 한다.

일단 심각한 정신 및 행동 증상이 발생할 경우 환자 자신과 타인의 안전을 위해 가급적 자극이 적은 안전한 공간에 격리하는 것이 필요하다. 일단 약물 사용이 필요하다고 결정된 경우 목표 증상을 정확히 할 필요가 있으며 특히 공격성과 관련된 증상의 경우 기저 망상이나 환청을 치료할 목적으로 약물을 투여하지 말고, 공격 증상 조절을 목적으로 약물을 투여해야 한다. 레비소체 치매의 경우 항정신병 약제에 의해 심각한 부작용이 발생할 수 있으므로 클로자핀(Clozapine)을 제외한 항정신병 약제의 투여는 금지한다. 알츠하이머형 치매나 혈관성 치매의 경우에도 심혈관장애의 위험성을 고려하여 약제 사용에 신중을 기해야 한다. 영국 등 일부 국가에서는 치매 환자에서 항정신병 약제의 사용을 전면적으로 금하고 있다. 약물 사용 시 가급적 최소한의 용량을 투여해야 하며 주사제 처방에 앞서 경구 투여를 유도한다. 경구 투여가 용이하지 않은 경우 근육 주사로 대체하며 정맥 투입은 예외적인 경우가 아니라면 피하도록 한다(Harris D., 2007). 반면 일본의 경우 근육 주사가 통증을 유발할 수 있기 때문에 이전에 혈관이 확보되어 있는 경우 할로페리돌(Haloperidol)을 식염수에 섞어 점적(dropping)하기도 한다.

행동 증상으로 인한 사고의 위험성 때문에 강박을 시행한 환자에서는 약제 사용에 의한 의식 저하, 과잉 진정(over-sedation) 등의 양상에 주의해야 한다. 약제 사용이나 강박을 시행할 경우 혈압, 맥박, 체온, 호흡 등을 정기적으로 확인하도록 한다. 또한 강박이나 약제를 사용하여 진정을 유도한 경우 보호자에게 상황을 설명할 필요가 있으며 이를 문서화하여 기록해 두어야 한다.

진정을 위해 사용되는 약제로는 항정신병 약물, 벤조디아제핀 계열의 안정제, 항불안제 등이 일차로 사용되며 항경련제, 항우울제, 리튬 등의 약제가 예방 또는 조절 목적으로 활용될 수 있다.

응급 상황에서 근육 주사를 시행할 경우 할로페리돌, 로라제팜(Lora-zepam), 올란자핀(Olanzapine) 등이 사용되는데, 가급적 병용 투여보다는 한 가지 약제로 조절하는 것이 진정 과잉 상태를 예방하는 데 도움이 된다. 공격성이 심각하여 의도적인 진정 과잉 상태를 유발할 경우 할로페리돌과 로라제팜을 병용 투여하는 것도 도움이 된다. 할로페리돌을 사용할 경우 추체외로 증상을 유발하는 경우가 많으므로 근육긴장이상(dystonia), 좌불안석증(akathisia) 등의 부작용 발생 여부를 확인해야 한다. 치매 환자에서 행동 조절 목적으로 클로로프로마진(chloropromazine)이나 디아제팜(diazepam)을 사용하는 것은 섬망 양상을 유발하거나 악화할 수 있기 때문에 권장되지 않는다.

치매 환자의 완화 치료

대부분의 치매 환자는 사망 이전에 다양한 입소 경험을 갖는다. 국내에서도 가정에서 치매 환자를 관리하는 추세는 점차 줄어들고 있으며 다양한 지역사회 기반의 시설을 이용하는 경향이 늘어나고 있다. 유럽의 경우 가정에서 사망하는 치매 환자는 전체의 19% 정도에 그칠 정도로(Kay, 2000) 증상 말기에 병원이나 시설을 이용하는 경향이 높다. 하지만 많은 연구에서 치매 환자에 대한 완화 치료적 접근은 부족한 것으로 조사되었다(Sampson, 2006). 치매 환자에서 생의 마지막 1년 동안 혼돈(83%), 요로감염(72%), 통증(64%), 기분 저하(61%), 변비(59%), 식욕감퇴(57%) 등의 다양한 정신적·신체적 어려움에 노출되어 있음을 고려한다면 치매 환자에 대한 완화 치료적 모색과 활성화가 필요하다(McCarthy, 1997).

의료경제적 관점에서도 치매 환자에 대한 완화 치료의 필요성이 제기되고 있다. 영국의 한 조사에 따르면 2031년까지 치매 환자에 대한 의료 비용은 약 3배 이상 늘어날 것으로 예상하고 있으며 만약 10년 간격으로 치매 노인의 일상생활능력(activity of daily living)의 수치를 0.5점 정도만 낮출 수 있다면 2031년의 의료 비용을 65~70% 정도 낮출 수 있을 것으로 기대되었다(McNamee, 2001). 또한 2001년 기준으로 치매 환자에서 발생하는 정신 및 행동 증상의 경우 신경정신척도(Neuropsychiatric Inventory)에서 1점이 오를 경우 연간 추가되는 의료 비용이 247달러에서 409달러까지 증가된다고 보고하였다(Muran, 2002).

의료 비용뿐만 아니라 치매 환자와 관련된 보호자의 기회 비용 감소 역시 상당하다. 치매 환자를 돌보기 위해 소요되는 가족의 시간은 일일 평균 6.8시간, 매주 44시간 정도이며, 정신 및 행동 증상이 동반된 경우에는 평균 소요 시간의 79%까지 증가한다(Kirchner, 2000). 영국의 한 통계에 따르면 치매 환자를 가정에서 돌볼 경우 보호자의 노동력 비용은 연간 2,800만 원 정도이며 주간 보호 또는 가까운 거리 이동 등 환자의 이동까지 고려하면 연간 3,600만 원 정도가 소요된다(Holms, 1998). 미국의 경우 노동 연령의 보호자가 치매 환자를 돌봄으로 인해 발생하는 사회적 손실은 연간 3조 4,000억 원 정도에 달한다는 보고도 있다(Koppel, 2002). 따라서 말기 치매 환자에 대한 적절한 완화 치료적 개입은 치매 환자와 보호자의 고통을 덜 수 있을 뿐만 아니라 의료 비용, 사회적 손실 등을 피하기 위해서도 정책적 개입이 필요한 부분이다.

치매 환자에 대한 완화 치료에서 흔히 접할 수 있는 문제와 이에 대한 대처 방법은 다음과 같다.

인위적 영양 및 수분 공급

치매의 증상이 악화되면서 음식물 삼킴 능력이 감소할 수 있으며 음식물이 기관지로 넘어가서 생기는 흡인성 폐렴(aspiration pneumonia)의 발생 가능성이 높아진다. 비강영양관(nasogastric tube)이나 경피적위조루술(percutaneous gastrostomy, 복부와 위 사이에 관을 삽입하여 이를 통해 영양분을 공급하는 것)을 통해 영양분을 공급하는 것이 삼킬 수 없는 말기 치매 환자에게 더 안전한 것으로 여겨져 왔다. 하지만 최근 일부에서는 관을 통해 음식물을 인위적으로 공급하는 것이 말기 치매 환자에게 별 도움이 되지 않는다는 주장이 제기되었다(Finucane, 1999). 이와 관련한 추가적 연구들이 시행되었으며 관의 삽입이 오히려 비강 분비물이나 위장의 역류 물질을 제거하는 데 방해가 되기 때문에 흡인성 폐렴의 위험성을 증가시킨다고 한다. 또한 삽입된 관이 감염의 요인으로 작용할 위험성이 높다.

발열 및 감염

폐렴은 치매 환자의 흔한 사망 원인이 된다. 하지만 발열 또는 감염증을 치료하기 위해 항생제를 사용하는 것에 대해서는 아직 논란이 있다. 일부에서는 항생제를 투여한 치매 환자의 사망률은 그렇지 않은 환자와 다르지 않았다고 주장하였다(Fabiszewski, 1990). 오히려 감염 치료를 위해 항생제 등을 적극적으로 처방할 경우 치매의 증상이 악화되었다는 보고도 있다. 치매 환자의 감염을 치료하기 위해서는 정맥 주사제보다는 경구 투여를 시행하는 것이 바람직하며 만약 경구 투여가 여의치 않은 경우 해열진통제와 충분한 산소 공급 등의 비침습적 치료를 시행하는 것이 항생제 투여와 동등한 효과를 보인다는 주장도 있다(Van der Steen, 2002).

물론 감염에 대한 치료의 결정은 치매 진행의 정도, 전반적 건강상태,

동반 질환, 영양 상태 등 다양한 요인을 고려하는 것이 바람직하나 위의 결과 등을 참고한다면 경구 투약이 어려울 정도의 말기 치매 환자에서는 단순 유지 치료가 더욱 윤리적일 수 있다.

심폐 소생술

대부분 고도 치매 환자에서의 심폐 소생술은 효과를 거두기 어렵다. 미국에서 시행된 조사에서 대부분의 노인은 본인이 초기 치매가 아니라면 심폐 소생술을 받지 않겠다고 하였다(Gjerdingen, 1999). 실제로 시설 입소자에게 시행된 심폐 소생술의 18.5%만이 즉각적 효과가 나타났고, 병원 이송 후 퇴원이 가능했던 경우는 3.4%에 그쳤다. 치매 증상이 있는 경우 심폐 소생술의 효과가 1/3로 감소하며 심장 정지로 병원에 입원한 환자의 1%만이 퇴원이 가능하다는 연구도 있다(Finucane, 1999). 오히려 심폐 소생술 중 발생하는 갈비뼈 골절, 기흉 등이 더 심각한 문제를 야기 할 수 있다. 따라서 심폐 소생술 이후 병원에서 퇴원하는 환자의 경우 심장 정지가 발생하기 이전보다 인지 기능 등의 문제가 더욱 악화되는 경우가 많다.

치매 환자의 완화 치료 초기에 이러한 심폐 소생술 등의 문제에 대해 자세히 설명을 하고 환자의 판단을 존중할 필요가 있으며 가급적 환자의 결정을 문서화해 둘 필요가 있다.

통증

말기 환자에서 통증은 매우 흔한 증상이지만 치매 환자에서 통증을 정확히 평가하기는 쉽지 않다. 치매 환자에서의 통증은 대변의 막힘(fecal impaction), 요 정체(urinary retention), 확인되지 않는 골절 등의 급성 원인에 의해서 발생할 수 있지만 관절염이나 과거의 골절, 신경병성 통증, 암 등의 만성적 원인에 의한 경우가 더 많다. 하지만 말기 치매 환자의 경우 의사소통에 의해 통증을 호소할 수 있는 능력이 없는 경우가 많아 충분한 치료가 이루어지지 않는 경우가 많다. 관찰에 의한 통증의 평가는 그 한계점이 분명하기는 하지만 의사소통이 되지 않는 치매 환자를 위해서는 도움이 될 수 있다(표 8.4 참조).

말기 치매 환자에서 변비는 흔한 증상이며 대변의 막힘 증상은 사망의 원인이 될 수도 있다. 이를 예방하기 위해서는 섬유질이 많은 식사를 하거나 삼투성 설사약(osmotic laxative)을 사용하는 것이 도움이 되며, 증상이 발생한 이후에 일반적인 변 연화제를 투여하는 것은 효과를 거두기 어렵다. 자극성 설사제(stimulating laxative)는 필요한 경우에 제한적으로 사용하는 것이 좋다.

표 8.4 ▶ 말기 치매 환자의 통증 평가(출처 : Warden V. et al., 2003)

점수	0	1	2
소리와 관계 없는 호흡	정상	가끔 힘든 호흡 단기간 과호흡	소음 섞인 힘든 호흡 장기간의 과호흡 체인-스토크스 호흡
부정적 소리	정상	가끔 신음, 불평 부정적이거나 불쾌한 낮은 소리	반복적 고함 큰 신음, 불평 울부짖음
얼굴표정	웃음, 무표정	우울, 놀람, 찌푸림	얼굴 전체의 찡그림
신체 언어	이완	긴장, 안절부절못함 꼼지락거림	뻣뻣, 주먹에 힘이 들어감, 무릎을 끌어당김, 관절을 굽혔다 폈다, 주먹질
위로	위로가 필요 없음	음성이나 매만짐으로 안정	위로하거나 안정시키거나 주의를 돌릴 수 없음

※ 통증 평가 : 1~3=mild pain, 4~6=moderate pain, 7~10=severe pain

기타 통증에 대한 치료는 일반적인 통증 치료의 지침을 따라서 시행해야 하며 아편계 약제의 사용을 주저할 필요는 없다. 약물 치료 이외에 마사지, 향기 치료, 피부 전기 자극 등의 비약물적 치료 방법을 혼합하여 사용할 수 있다.

참고문헌

Burn A., O'Brain J., Ames D. Dementia 3rd edition. Part 3 Therapeutic strategies. 2005. Hodder Arnold Publish.

Brown M. A., Sampson E. L., Jones L. et al., Prognostic indicators of 6-month mortality in elderly people with advanced dementia : A systemic review. Palliative Medicine. 2012; 27(5) : 389-400.

Clare L., Whitaker C. J., Nelis S. M. et al., Self-concept in early stage dementia : Profile, course, correlates, predictors and implication of quality of life. Int. Geriatr Psychiatry. 2013; 28(5) : 494-503.

Graff-Radford N. R., Woodruff B. K. Frontotemporal dementia. Semin Neurol. 2007; 27-48.

Harris D. Forget me not : palliative care for people with dementia. Postgrad Med. 2007; 83 : 362-366.

National collaborating center for medical health. Dementia : a NICE-SCIE guideline on supporting people with dementia and their carers in health and social care. National clinical practice guideline No. 42. 2007. The British psychological society and Gaskell.

National collaborating center for mental health. Quick reference guide for dementia. 2006. National institute for health and clinical excellence.

Warden V., Hurley A. C., Volicer L. Development and psychometric evaluation of the Pain Assessment in Advanced Dementia (PAINAD) scale. Journal of American Medical Directors Association. 2003; 4(1) : 9-15.

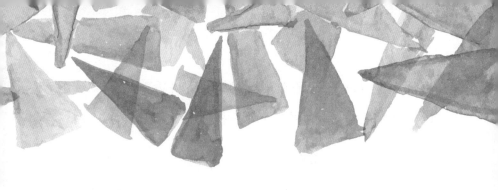

기타 질환별 완화 치료

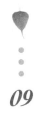

09

호흡기 질환의 완화 치료

암 환자와 달리 만성 호흡기 질환의 경우 증상의 악화가 천천히 이루어지
며 증상의 완화와 악화를 반복하기도 하지만 호흡 곤란과 신체 움직임과
관련한 능력이 점차 나빠지면서 반복적인 입원을 하기도 한다. 따라서 많
은 환자는 임종 전부터 자신감 결여와 사회적 고립, 정신적 문제 등으로
인한 고통을 겪기도 한다. 한 영국 자료를 보면 결핵 및 폐렴(29.2%), 폐암
(29.6%), 만성 폐쇄성 호흡기 질환(23.3%)이 호흡기 질환에 의한 사망 중
가장 많은 비율을 차지하고 있다(British Thoracic Society, 2006). 특히 만성
호흡기 질환은 일상생활의 장애를 유발하는 질병 중 9~13% 정도를 차지

할 정도로 많은 수의 환자가 고통을 받고 있으며 미국의 경우 전체 사망에서 3위를 차지하고 있다(미국 통계청, 2011).

만성 폐쇄성 호흡기 질환

만성 폐쇄성 호흡기 질환(Chronic Obstructive Pulmonary Disease, COPD)은 숨을 내쉴 때 공기 흐름에 문제를 보이는 질환으로 보통 흡연이나 공해물질에 의해 유발되기도 하고 폐공기증(emphysema)이나 기도(airway)질환에 의해 발생한다. 폐공기증이란 기관지의 말단에 거대한 공기 주머니가 생기는 것으로 폐포벽이 파괴되고 섬유화가 진행되기도 한다. 기도 질환은 안쪽 지름 2mm 이하의 작은 기도에 발생하는 질병으로 만성 기관지염이 대표적이다. 만성 기관지염은 1년에 최소 3개월 이상 가래, 기침이 나타나며 이러한 현상이 2년간 지속될 때 진단된다. 만성 기관지염이 있는 경우에도 공기 흐름을 방해하지 않는다면 COPD로 분류하지 않는다.

COPD의 흔한 증상은 움직임과 관련한 호흡 곤란, 기침, 가래, 쌕쌕거림(wheezing) 등이다. 특히 움직임과 관련한 호흡 곤란은 시간이 지날수록 점차 악화되지만, 증상이 주로 야간에 발생할 경우에는 위식도역류(gastroesophageal reflux), 울혈심부전(congestive heart failure), 수면 관련 호흡장애 여부를 감별해야 한다. 임상적으로는 흡연 경력이나 직업상 위험물질 노출 여부에 대한 병력 파악이 필요하다.

일반적으로 강제 호기 유량[forced expiratory volume(FEV), 강제로 숨을 내쉴 때 나오는 공기의 양]이 50% 이하로 감소되기 전까지 COPD 증상은 나타나지 않는다. 최대 강제 호기(maximal forced exhalation) 시 숨소리가 연장되며 흉부 타진 시 과다 공명(hyper resonance)이 들리기도 하지만 쌕쌕거림은 없을 수도 있다. 기타 폐동맥 고혈압이나 우측 심상부전이 관찰될 수 있다.

COPD의 근본적 치료는 없으며 주로 증상을 완화하기 위한 치료를 시행한다. 증상에 대한 치료적 접근 방법은 표 9.1에 정리하였다. 산소의 공급은 동맥 산소 분압이 55mmHg 이하이거나 산소 포화도가 88% 이하인 경우에 적용하며 기타 폐동맥고혈압, 적혈구 용적률(hematocrit, 전체 혈액 중 적혈구가 차지하는 부피)이 55% 초과인 경우, 심부전증이 의심되는 경우는 상기 수치와 관련 없이 산소를 공급한다.

COPD는 다양한 원인에 의해 급격히 악화될 수 있는데 이 중 가장 많

표 9.1 ▶ COPD 증상에 따른 분류

분류	증상	치료
Stage 1 : 경도	FEV1/FVC < 0.70 FEV1 ≥ 80% 예측	금연/예방(인플루엔자) 단기작용 β 작용제
Stage 2 : 중등도	FEV1/FVC < 0.70 FEV1 50~79% 예측	상기 사항에 더하여 장기작용 기관지 확장제 호흡 기능 재활 증상 악화 시 마크롤라이드(macrolide) 사용 고려
Stage 3 : 고도	FEV1/FVC < 0.70	상기 사항에 더하여 반복적 악화 시 흡입성 스테로이드 필요 시 산소 공급 만성 기관지염이나 잦은 증상 악화 시 FDE4 억제제 고려
Stage 4 : 최고도	FEV1 30~49% 예측 FEV1/FVC < 0.70 FEV1 < 30% 예측되거나 FEV1 < 50% 예측되고 만성 호흡부전이 있는 경우	상기 사항에 더하여 수술적 치료 고려

FEV1 : 1초 동안 내쉰 공기 용량
FVC : 최대로 숨을 들이쉰 뒤 강제로 최대한 빨리 내쉴 수 있는 공기의 양
만성 호흡부전 : 동맥 산소 분압이 60mmHg 미만이고, (또는) 동맥 이산화탄소 분압이 50mmHg 초과인 경우
FED4 : phosphodiesterase 4

표 9.2 ▶ COPD 급성 악화 시 약물 치료

약물명	처방	
Albuterol	MDI : 2~4번 호흡 매 1~4시간 간격 흡입기 : 2.5mg 매 1~4시간 간격	
Ipratropium	MDI : 2번 호흡 매 4시간 간격 흡입기 : 0.5mg 매 4시간 간격	
Prednisone	하루 30~40mg, 7~10일간 사용	
항생제 사용 여부	병원균	치료 약물
약물 저항성 병원균의 위험이 없음	Haemophilus Influenza Streptoccocus pneumoniae Moraxella catrrrhalis	Macrolide 또는 2~3세대 세팔로스포린
위험성 존재 시	상기 병원균 및 휴도모나스(Pseudomonas) 등을 포함한 그람 음성균	Antipseudomonal fluroquinolon 또는 β-lactam

MDI : metered-dose inhaler

은 원인은 세균성 감염에 의한 것으로 급격한 증상 악화의 50% 정도를 차지한다. 또한 호흡기의 바이러스 감염에 의한 악화도 전체의 1/3을 차지한다. COPD의 급속한 악화는 의료경제적으로도 많은 문제를 야기하는데 미국의 경우 매년 10억 달러 이상의 비용이 소모된다고 한다. COPD의 급성 악화의 경우 기침, 가래, 쌕쌕거림, 가슴 통증 등의 증상을 보인다. 일반적인 COPD 급성 악화 시 약물 치료 방침은 표 9.2와 같다.

폐동맥 고혈압

폐동맥 고혈압(Pulmonary hypertension)이란 휴식 시에도 평균 폐동맥 압력이 25mmHg 이상 상승된 경우로 원발성인 경우(group I), 좌측 심장 실환

에 의한 경우(group II), 폐질환이나 저산소증에 의한 경우(group III), 만성 혈전에 의한 경우(group IV), 원인 불명의 다발성 원인에 의한 경우(group V)로 분류한다(Dana point classification system, 2008).

폐동맥 고혈압이 발생할 경우 운동성 호흡 곤란, 피로, 빈맥, 운동성 어지러움, 가슴 통증, 사지 부종, 복수, 쉰 목소리(폐동맥의 확장에 의한 후두신경의 눌림 현상에 의해 발생) 등의 증상이 나타날 수 있다. 결합 조직(connective tissue) 질환, 좌측 심장부전, 폐쇄성 수면 무호흡 증후군, 정맥혈전증 등의 질병이 동반된 경우도 적지 않다. 특히 목 정맥(jugular vein)의 혈압 상승, 간 비대증, 간에서 박동 촉진, 사지 부종, 복수 등의 우측 심장부전의 징후가 많이 나타난다.

폐동맥 고혈압이 의심되는 경우 혈전증이나 폐렴 등 상기 증상 유발 원인이 있는지 확인하고 원인에 대한 치료가 우선시된다. 원인 치료 이후에도 폐동맥 고혈압이 지속되는 경우는 가슴경유심장초음파검사(transthoracic echocardiogram)를 반드시 시행하여 상태를 확인해야 한다. 기타 폐 기능 검사, 심전도 검사, 영상 검사 등으로 원인 확인 및 진단을 하게 되는데 이러한 검사는 해당 전문과의 의뢰하에 이루어지는 것이 바람직하다. 폐동맥 고혈압은 원인에 따라 치료적 접근이 상당히 달라지기 때문에 원인 규명이 우선시된다. 예를 들어 좌측 심장 문제에 의한 경우 모세혈관후(postcapillary) 압력을 줄이도록 노력해야 하며, 기존 폐질환에 의한 경우 기관 확장제나 면역질환 치료제, 비침습적 인공호흡기 등의 사용이 필요할 수 있다.

다음의 경우 폐동맥 고혈압 환자의 예후가 좋지 않을 것으로 예상한다.

- 피부 경화증(scleroderma), 가족성 폐동맥 고혈압 등
- 60세 이상의 남성

- 신장 기능 부전
- B-type natriuretic peptide > 180
- Pulmonary vascular resistance > 32 Wood unit
- 좌측 심방 혈압(right ventricular pressure) > 20mmHg
- 일산화탄소 확산 용적(diffusing capacity for CO) ≤ 32%
- 심막삼출액(pericardiac effusion)
- 수축기 혈압(systolic pressure) < 110mmHg
- 안정 시 심박 수 > 92

폐동맥 고혈압이 의심되는 경우 우선적으로 이뇨제, 산소 공급 등이 필요하며 혈전 등이 의심되는 경우 와파린 등의 항혈액응고제를 투여할 수 있다. 상기 약제에 반응하지 않는 경우 전문가의 자문이 필요하다.

상기 약제 사용 이후에 반응이 없는 경우 일반적으로는 혈관 확장제(예 : nitric oxide, epoprosterol, adenosine) 등을 사용하며 이에 반응이 있을 경우 칼슘 채널 차단제를 투여한다. 혈관 확장제에 반응이 없는 경우 엔도텔린(endothelin) 수용체 차단제나 인산이에스테르(phosphodiesterase)-5형 억제제를 투여하는데, 증상이 심하지 않으면 경구 투여하며 증상이 심각한 경우 정맥 주사를 한다. 폐동맥 고혈압에 사용되는 약물은 표 9.3과 같다.

흉막 삼출

흉막 삼출(pleural effusion)이란 흉막 내 공간에 수액이 고이는 현상으로 좌측 심장부전(36%), 폐렴(22%), 폐, 유방, 림프종 등의 암(14%), 폐색전증(11%), 바이러스 감염(7%) 등에 의해서 발생할 수 있다. 흉막은 정상적으로 하루에 약 15ml 정도의 수액이 생성되고 흡수되는데 이 경우 일반적인 영상 검사에서는 나타나지 않는다. 수액은 누출액(transudate)과 삼출액

표 9.3 ▶ 폐동맥 고혈압에 사용되는 약제

약물	분류	적응증	투여방법	용량	부작용	주의
Nifedipine amolipine diltiazem	CCB	확장제 반응	PO	환자 반응에 따라 다름	부종, 저혈압, 피로	심장 혈액 분출이 적거나 좌측 심장 부전증은 금기
Sildenafil/ tadalafil	PPI-5I	II-IV형	PO	20mg Tid 또는 40mg/d	두통, 저혈압, 복통, 근육통, 시력 저하	Nitrates, protease inhibitor 사용 금지
Bosentan	ERA	II-IV형	PO	125mg Bid	간독성, 사지 부종	간기능 검사 필요
Ambrisentan	ERA	II-III	PO	5~10mg/d	간독성, 사지부종, 코막힘	간기능 검사 필요
Iloprost	Prostanoid	III-IV	IH	2.5~5.0mcg 6~8/d	기침, 열감, 두통, 근긴장	
Treprostinil	Prostanoid	II-IV	SQ/IV	환자 반응에 따라 다름	두통, 턱 통증, 설사, 사지 통증	주사 부위 통증

CCB : Calcium Channel Blocker, PPI-5I : Phosphodiesterase-5 inhibitor, ERA : Endothelial Receptor Inhibitor, PO : per oral, IH : inhalator, SQ : subcutaneous, IV : intravenous

(exudate)으로 나뉘는데 누출액이란 맑은 수액으로 심장 부전, 간경화, 신장 증후군 등에서 나타나며 삼출액이란 고름과 같은 수액으로 감염이나 일부 암에서 나타날 수 있다.

흉막 삼출이 500~1,000ml 이상인 경우 호흡 곤란이 발생하지만 증상과 항상 일치하는 것은 아니며 간혹 통증을 유발하는 경우도 있다. 흉막 삼출 상태는 영상 검사로 쉽게 확인할 수 있다. 기립상태에서 일반 엑스레이 검사를 시행할 경우 삼출의 용량이 75ml 정도의 경우 후방 늑골횡격막 각(costophrenic angle)이 모호해지고, 175ml 이상인 경우 측면 늑골횡격막이 모호해지고, 500ml 이상인 경우 전체 횡격막의 모양이 모호해지며, 1,000ml 이상인 경우 4번째 늑골의 위치까지 삼출이 고이게 된다. 일단 흉막 삼출에 의한 호흡 곤란이 추정되는 경우 수액을 검출하여 임상병리학적 검사를 시행하여 원인을 확인할 필요가 있다.

흉막 삼출은 다음과 같이 임상병리적 검사를 통하여 원인을 추정할 수 있다.

유핵 세포(nucleated cell)

- 총 50,000 이상 : 호중구증가증(neutrophilia) — 감염, 농흉(empyema)
- 총 50,000 이하 : 기타 원인에 의한 삼출액
- 림프구증가증(lymphocytosis) > 85% : 결핵, 림프종(lymphoma), 만성 류머티즘, 유육종(sarcoid) 등
- 호산백혈구증가증(eosinophilia) > 10% : 기흉(pneumothorax), 혈흉(hemothorax), 진균성, 기생충, 암 등

임상병리 분석

- 단백질 상승

  > 3g/dL : 대부분의 삼출

  > 4g/dL : 결핵

  > 7~8g/dL : 혈액세포 이상(dyscrasias)

- LDH(lactase dehydrogenase) 증가 > 1,000IU/L : 농흉, 류머티즘, 심한 암
- 글루코스(glucose) < 60mg/dL : 감염/농흉, 류머티즘, 루푸스, 결핵, 식도 파열, 암
- PH < 7.3 : 감염/농흉, 류머티즘, 루푸스, 결핵, 식도 파열, 암

흉막 삼출의 치료는 원인 질환에 따라 달라지는데, 암에 의한 경우 대증적 치료를 시행해도 95% 정도에서는 일주일 내에 증상이 재발한다. 암에 의한 경우 삼출이 많지 않고 증상이 심하지 않은 경우 경과 관찰이 추천되지만, 호흡 곤란을 유발할 정도로 심한 경우 치료적 흉강 천자술(thoracentesis)을 시행한다. 일반적으로 1.5L 정도의 수액을 제거하는 것은 안전하지만 천자술 도중 가슴 통증이 발생하면 바로 중단한다. 흉강 천자술 시행 후 삼출이 서서히 증가하는 경우 천자술을 재시행하는 것이 도움이 되지만, 삼출이 빠르게 증가하는 경우 전문가에게 의뢰하여 화학적 흉막 유착(chemical pleurodesis)을 시행할 수 있다. 흉강 천자술은 원인에 따라 다르지만 겨드랑이 중앙선을 중심으로 8~10번 늑골의 공간을 이용한다. 시술 시 가급적 초음파 유도하에 시행하는 것이 안전하다.

만성 호흡기 질환의 완화 치료 원칙

암에 의한 호흡기 질환 이외의 다른 원인에 의한 질병의 경우 사망을 예측하는 것은 매우 어렵다. 1995년에 시행된 한 조사에서(SUPPORT principal investigators) 담당 의료진의 50% 이상이 COPD 환자의 사망 5일 이전에 해당 환자가 향후 적어도 6개월은 생존할 것이라고 예측했다는 결과가 있다. 반면 암 환자의 경우 동일 조건에서 6개월 이상 생존할 것이라고 예측한 의료진은 10%도 되지 않았다. 이러한 예측의 불안 때문에 의료진은 환자와 완화 치료 여부에 대해 질문할 기회를 갖지 못하는 경우가 대부분이며 이 중 많은 수는 실제 완화 치료에 대한 정확한 내용을 파악하고 있지 못하다.

적지 않은 호흡기 질환 환자는 병원을 떠나는 것을 꺼리는데 인공 호흡기를 떼기 어렵고, 가정에서 적절한 조치를 받기 어려우며, 병원을 벗어날 경우 삶의 질이 저하되고, 의료진의 지속적인 도움을 받을 수 없으며, 퇴원 후 바로 재입원하는 경우가 적지 않기 때문이다. 또한 의료보험의 문제도 호흡기 질환자의 완화 치료적 접근을 어렵게 하는 요소로 작용한다. 국내의 경우 2016년에 마련된 완화 치료, 호스피스 치료 및 연명의료 중단 관련 법률에서 다행히 만성 호흡기 질환자에 대한 완화 치료가 적용되도록 하고 있지만 일본의 경우 호흡기 질환에 대한 완화 치료는 정당한 보험료를 청구하기 어렵고 미국의 경우도 각 주의 원칙에 따라 보험 적용이 되지 않는 경우도 있다.

일반적으로 COPD 환자의 완화 치료를 시작하는 시점은 다음과 같다 (Curtis J.R., 2008).

- 숨쉬기가 어려운 경우
- 1초 동안 내쉰 공기 용량(FEV1)이 30% 미만으로 예측되는 경우
- 증상의 급성 악화로 인하여 전년도에 한 번 이상 입원한 경우
- 좌측 심장 기능 부전이나 관련 문제가 발생한 경우
- 종말증(cachexia) 등의 체중 감소
- 전반적 기능 감소
- 타인에 대한 의존 증가
- 70세 이상

기타 호흡기 질환의 치료 시점도 위에서 열거한 COPD 환자와 크게 다르지 않다. 환자에 대한 완화 치료를 시행하는 것이 적절할지에 대한 명확한 답을 얻기 어려운 경우 '놀라운 질문(surprise question)'을 해보는 것도 도움이 된다. 이는 머레이(Murray S. A., 2005) 등이 발표한 내용으로 의료진 스스로가 "저 환자가 1년 이내에 사망한다면 놀라시겠습니까?"라는 질

문을 해보는 것이다. 만약 그렇지 않다면 그 시점이 완화 치료를 시작할 좋은 시기라는 의미이다.

호흡기 질환에 대한 완화 치료는 환자의 삶의 질 향상과 불필요한 고통을 덜어주는 등의 도움 외에도 의료경제적 이점을 가질 수 있는데 미국의 한 조사에 따르면(Burmley R. D., 2003) 완화 치료를 시행할 경우 환자 개인당 생의 마지막 한 달 동안 소요되는 전체 의료 비용의 45%에 해당되는 6,580달러의 의료비를 절감할 수 있다고 한다. 특히 삽관(intubation) 등 침습적 인공 호흡 등의 불필요한 의료를 제한하고 통증과 호흡 곤란을 좀 더 자연스럽게 교정할 수 있는 장점을 가질 수 있다. 호흡 곤란 환자가 어떤 원인에 의해서든 삽관을 시행한 경험이 있다면 예후가 좋지 않을 것으로 예상되는데(Nava S., 2001), 말기 환자에 대한 침습적 인공 호흡은 예후에 영향을 미치지도 못하며 삶의 질 저하를 유발한다. 호흡 곤란으로 두 번 이상 응급 입원을 시행한 만성 호흡기 질환자의 경우 5년 생존율이 20% 이하로 떨어지게 된다. 단, 천식 등의 증상은 이에 해당되지 않는다.

만성 호흡기 질환자에 대한 완화 치료는 호흡 곤란을 해결하는 것이 가장 중요하다. 호흡 곤란에 대한 가장 효과적인 치료 방법은 모르핀 등의 아편계 약제의 사용이다. 아편계 약제는 호흡 충동을 줄이고 동맥 내 이산화탄소의 농도를 낮추며 휴식 시 필요한 산소의 양을 줄이는 효과를 거둘 수 있다(Jennings A., 2002). 아편계 약제는 경구 또는 주사제로 좋은 효과를 볼 수 있으며 수면 호전과 불안 감소 등의 효과를 볼 수 있다. 미국흉부협회(American Thoracic Society, 2008)에서는 아편계 약제의 호흡 억제 효과와 이산화탄소증 유발의 위험 때문에 호흡기 환자에 대한 아편계 약제의 사용 제한을 주장하기도 하지만 완화 치료가 필요한 환자에게 사실상 다른 대안이 없으며, 실제로 약제가 호흡 곤란을 완화한다는 결과만으로도 완화 치료 상황에서 아편계 약제의 사용은 지지될 수 있다(Carlucci A., 2012).

비침습적 호흡기도 호흡 곤란을 경험하는 환자에게 유용한 수단이 된다. 비침습적 호흡기는 삽관과 같은 침습적 치료와 달리 가정에서도 쉽게 활용할 수 있기 때문에 불필요한 입원을 줄일 수 있으며, 호흡 곤란을 상대적으로 쉽게 관리할 수 있다. 미국 중환자치료협회(Critical Care Medicine Association, 2007)는 비침습적 호흡기의 장점을 다음과 같이 열거하였다.

첫째, 특별한 제한 없이 쉽게 활용할 수 있으며 호흡 곤란 등을 충분히 완화할 수 있다.
둘째, 삽관 등에 따르는 환자의 불편을 피할 수 있다.
셋째, 최대의 효과와 최소의 부작용을 기대할 수 있다.

특히 비침습적 호흡기 활용은 환자의 편안함을 증가시킬 뿐 아니라 아편계 약제 등의 사용을 줄일 수 있다.

지나친 호흡기계의 분비물은 환자의 호흡 곤란을 유발할 수 있다. 점액용해제(mucolytics)와, 감염이 확인되는 환자에서 항생제 사용이 환자의 호흡 곤란을 완화할 수 있지만 말기 환자에 대한 연구는 많지 않다. 증상이 심하지 않은 급성 악화의 경우 물리적인 분비물 배출이 증상 악화를 예방하는 데 도움이 될 수 있다. 하루 두 번 이상 마우스피스를 통한 폐내충격호흡(intrapulmonary percussive ventilation)을 시행하는 것이 인공호흡 치료나 중환자실 입원일수를 줄일 수 있다는 보고도 있다(Antagolia V., 2006).

기타 호흡 곤란 환자의 심리적 문제도 증상 완화에 중요한 부분이다. 모든 COPD 환자의 40% 정도에서 우울증이 존재하며, 산소 공급이 필요한 환자의 경우 62% 정도에서 우울증이 발견된다. 또한 모든 COPD 환자의 19%에서 불안장애가 관찰되며 심한 호흡 곤란을 보이는 환자의 75%에서 불안장애가 관찰된다(Maurer J., 2008). 불안 및 우울은 병원 입원일수나 횟수를 증가시킬 뿐 아니라 삶의 질 저하 및 사망을 앞당기는 원인으로 작용할 수 있다.

심장 질환의 완화 치료

심장 부전의 이해

심장 부전(heart failure)이란 심장의 구조적 또는 기능적 이상으로 인하여 신체의 기초 대사(metabolic) 요구에 부응하는 기능을 수행하지 못하는 경우를 의미한다. 여기에는 완화 치료가 필요한 심장 질환 대부분이 포함된다. 심장 부전은 대부분 진행성이며 심한 기능 수행의 어려움과 높은 사망률을 보인다. 심장 부전은 심 근육의 수축 및 이완과 확장기 충만 이상(diastolic dysfunction)에 의해 발생할 수 있다.

심장 부전은 기능에 따라 다음과 같이 분류된다(New York Heart Association Functional Classification).

- Class I : 경도 — 걷기, 계단 오르기 등의 일상생활 수행에 어려움이 없는 상태
- Class II : 경도 — 일상적인 활동에서 숨이 참, 빈맥, 피로, 가슴 조임(angina) 등의 가벼운 증상이 나타나는 경우
- Class III : 중등도 — 20~100m 정도의 짧은 거리를 걷는 것에도 어려움이 있을 정도로 일상생활에 장애가 나타나는 경우이며 쉬는 동안에 국한하여 편안함을 느낌
- Class IV : 고도 — 쉬는 동안에도 증상으로 인한 행동의 제한이 있을

정도로 심함. 대부분 침대에서 생활

미국의 경우 거의 600만 명 정도의 심장 부전 환자가 있으며 영국의 경우 전체 국민의 1~3% 정도가 심장 부전이 있을 것으로 추정되고 있다. 유병률은 점차 늘어날 것으로 예측되어, 2020년에는 전체 노인의 20% 정도에서 관찰될 것이라고 예상하고 있다(Stewart S., 2003). 영국의 경우 심장 기능 부전에 의해 1년에 100만 명 정도가 입원 치료를 경험하며, 심장 부전을 관리하기 위해 매년 투여되는 비용은 500만 파운드 정도로 영국 의료비 지출의 약 4% 정도를 차지한다(Stewart S., 2002).

심장 부전은 일종의 임상적 증상군이기 때문에 이를 유발하는 질병은 매우 다양하지만 가장 많은 원인은 심장 관상 동맥의 이상에 의해 발생하며 전체의 50% 정도를 차지한다. 당뇨와 고혈압도 심장 부전을 유발하는 주요 원인 중 하나이다. 또한 기타 심장 판막 이상, 심근 이상 등 다양한 원인에 의한 심장 질환이나 부정맥, 감염, 갑상선이상, 약물 부작용 등에 의해서도 발생할 수 있다.

심장 부전은 근본 원인에 관계 없이 심장근육(myocardium)의 손상으로부터 시작된다. 심장근육의 손상은 병적 변화를 유발하여 좌측 심실의 확장과 비대증(hypertrophy) 양상이 나타난다. 심장 박출량(cardiac output)을 보상하기 위해 레닌-안지오텐신-알도스테론(renin-angiotensin-aldosteron) 체계와 바소프레신(vasopressin, 항이뇨호르몬)의 활성화가 나타난다. 또한 교감신경계가 활성화되어 체내 카테콜아민(cathecholamin)의 농도가 높아지며 결국 심장근육의 수축성이 높아지게 된다. 하지만 이러한 과보상(hyper compensation)이 지속되면 심장근육에 무리가 가게 되고 결국 심장근육은 독성 물질에 의해 섬유화가 발생하며 부정맥이 생겨 결과적으로 펌프 기능 손실이 심해진다. 이러한 악순환에 의해 심장의 혈액 박출량이 감소되게 되면 각 기관은 저혈류(hypo-perfusion) 상태가 되고 이로 인해 폐를 비롯한 전신에 부종이 발생하게 된다.

심장 부전 환자의 일반적 증상은 특히 움직일 경우 악화되는 호흡 곤란, 피로감, 운동 부적응, 좌식 호흡(orthopnea), 발작야간호흡곤란(paroxysmal nocturnal dyspnea), 전신 또는 폐정맥 울혈(congestion)에 의한 하지 부종 및 기침, 빈맥, 협심증 등이다.

신체 검사에서 전반적 울혈에 의한 하지 부종, 청진 시 폐에서의 거품 소리, 목 정맥(jugular vein)의 확장, 흉막 및 심막 삼출, 간기능에 의한 울혈과 복수 등이 관찰될 수 있다. 수축기 기능 이상이 있는 경우 청진 시 제3, 제4의 심장 소리와 판막 역류에 의한 전반적 잡음이 들릴 수 있다.

진단을 위해서 기본적으로 심전도와 영상 검사를 시행한다. 심전도 검사에서 심근 허혈(ST-T파의 이상), 이전의 심근경색(Q파) 등을 확인하며 기타 전도 이상이나 부정맥 여부를 확인한다.

영상 검사에서는 폐부종이나 심장비대(cardiomegaly) 여부를 확인하며 폐렴이나 기흉과 같은 호흡 곤란을 유발하는 기타 원인을 감별한다. 급성 심장 부전에 의해 입원하는 대부분의 환자에서는 폐 부종이 관찰되지 않음을 기억할 필요가 있다. 또한 심장 초음파를 시행하여 심실과 판막에 이상 여부를 확인하고 심장눌림증(cardiac tamponade)을 감별할 필요가 있다. 기타 판막 질환, 침윤성 심근병(infiltrative myopathies), 심근염 등을 감별하기 위한 심장 MRI 시행이 필요할 수 있다.

심장 부전은 임상적 상태에 따라 치료 방법이 다르나 가장 보편적으로 활용되는 치료 지침인 미국심장협회(American Heart Association)의 치료 지침을 소개하면 표 9.4와 같다.

표 9.4 ▶ 미국심장협회 성인 만성 심장 부전의 치료 지침

단계	상태	치료
A	심장의 구조적 변화나 증상은 없으나 다음의 위험 요인이 있음 : CAD, HTN, DM, 심 독성 물질, 심근병의 가족력	생활습관 변화 : 체중조절, 금연, 고지혈증 치료, 고혈압 치료를 위한 ACE-I
B	좌측 심실의 수축 기능 이상, 심근 경색, 심장 판막 질환 등이 있으나 임상 증상은 없음	생활습관 변화 : ACE-I, β-아드레날린 차단제
C	구조적 심장 질환과 심장 부전 증상	생활습관 변화 : ACEI, β-아드레날린 차단제, 이뇨제, 디곡신(digoxin)
D	불치성 심장 부전 증상에 대한 최대한의 의료적 개입 필요	A, B, C에 해당되는 치료 및 의학적 보조기구 활용 심장 이식 지속적인 심장근육 수축 촉진제 정맥 주사 필요한 경우 완화 치료

ACE-I : angiotensin converting enzyme inhibitor, CAD : coronary artery disease, DM : Diabetic Mellitus

심장 부전의 완화 치료

대부분 완화 치료가 필요한 심장 질환자는 표 9.4의 D단계에 해당되는 환자이다. 일단 표 9.4의 D단계에 해당되는 경우 기대 여명은 1년 이하이며 갑작스러운 심장 정지보다는 심장 펌프 기능이 점차 저하되면서 고통스러운 시간을 보내게 된다. 일반적으로 심장 부전 환자는 63%에서 기력 저하, 58%에서 호흡 곤란, 55%에서 통증을 보고하는데 심장 부전이 악화될수록 전이암 환자에 비해 더 많은 신체 증상과 더 심한 우울감, 그리고 삶의 만족감 저하가 더 높은 것으로 조사되었다(Evangelista L. S., 2009).

D단계의 경우 표준적인 경구 치료로는 증상의 완화를 기대하기 어렵

고, 진행된 심장 부전에 대한 특수한 치료나 치료적 방침에 근본적인 변화가 필요하다. 하지만 암 이외의 말기 질환과 마찬가지로 심장 부전도 정확한 예후를 예측하기 어렵다. 알렌 등(Allen L. A. et al., 2008)의 조사에 따르면 임상의는 심장 부전 환자의 기대 여명을 40% 정도 길게 본다. 이러한 어려움 때문에 완화 치료에 대한 공개적인 논의가 어려운 경우도 많다. 한 조사에 따르면 심장 부전 환자의 90%가 자택에서의 임종을 희망하나 실제 가정에서 사망하는 경우는 29%에 그치며 대부분(58%)은 병원에서 임종하는 것으로 나타났다(Olshansky B., 2007). 의료경제적 부담도 적지 않은데 미국의 경우 2011년 기준 심장 부전으로 인한 직접·간접 의료 비용은 39억 달러에 이르며 환자 개인의 마지막 2년 동안 의료보험 지출 비용도 53,432~105,000달러에 이른다. 반면 증상 악화에 의해 병원 이용 횟수가 늘어날수록 환자의 만족도는 상대적으로 줄어든다.

앞서 언급한 바와 같이 심장 부전에 대한 완화 치료의 시작 시점을 언제부터라고 규정하는 것은 매우 어렵다. 이와 관련한 연구로는 휴인 등(Huynh B. C. et al., 2006)의 연구가 비교적 널리 알려져 있는데 다음 7개의 항목 중 4개 이상일 경우 6개월 이후의 예후를 부정적으로 보고 완화 치료를 시작할 것을 권유하고 있다.

- 75세 이상
- 관상 동맥 질환의 동반
- 치매 동반
- 말초 혈관 질환 동반
- 혈액 요소 질소(serum urea nitrogen) $\geq$ 30mg/dL
- 수축기 혈압 < 120mmHg
- 혈중 나트륨 농도 < 135mEq/L

물론 상기 예측이 모든 경우에 일치하는 것도 아니고 최근 기계적 혈액 순환 보조 장치 등이 개발되어 있어(Clark J., 2011) 사례마다 예후는 다를 수 있다.

심장 부전 환자의 완화 치료에는 다양한 법적, 윤리적 문제가 대두된다. 암 환자와 달리 심폐 소생술을 원하는 경우가 적지 않으며(Krumholz H. M., 1998) 질병이 진행되어도 자신의 결정을 바꾸는 경우가 많지 않다. 이는 암 환자에 비해 심장 이식술 등의 대안에 의존할 기회가 있기 때문으로 여겨진다.

지속적인 심장근육 수축 촉진제(inotropic therapy) 투여 역시 논란의 대상이 된다. 상기 약제는 심장 부전 환자의 치료 저항성 증상을 개선하기 위해 사용되지만 심실의 구조 변화를 가속화할 위험이 상존한다. 특히 도부타민(dobutamin) 등의 약제를 투여할 경우 증상의 완화는 뚜렷하지 않지만 갑작스러운 사망의 위험은 증가한다는 보고도 있다(Thackray S., 2002). 환자가 짧지만 좀 더 편안한 생을 보내길 원하는지 또는 위험을 회피하고 좀 더 오래 생존하기를 원하는지에 따라 상기 약제 사용을 결정할 수 있으나 의료진은 약제 사용의 장단점을 구체적으로 설명하고 최종적으로 환자가 선택하도록 도와주어야 한다.

삽입형 제세동기(implantable cardioverter defibrillater)의 경우 만성 수축기형 심장 부전 환자에서 갑작스러운 사망을 예방하는 도구로 활용되고 있으나 완화 치료가 필요할 정도로 증상이 악화된 심장 부전 환자에 대해서는 효과가 없는 것으로 알려져 있다(Lindenfeld J., 2010). 오히려 시술에 따르는 불편과 의료비 지출이 문제가 될 수 있다. 따라서 환자가 상기 도구를 원할 경우 이에 대한 토의가 필요한 경우도 있다.

심장 부전의 치료는 환자의 상태에 따라 다르게 적용되는데 기본적 치료 약물은 표 9.5에 정리한 바와 같으며 미국심장협회 성인 만성 심장 부전의 치료 원칙(표 9.4)에 따라 시행한다.

완화 치료가 필요한 심장부전환자에서 흔히 관찰되는 증상 및 치료적 기본 방침은 다음과 같다.

호흡 곤란

심장 부전 환자의 호흡 곤란은 폐 울혈(pulmonary congestion)에 의한 경우가 많으며 증상을 완화하기 위한 이뇨제와 혈관 확장제 사용이 기본적인 치료 방침이다(표 9.3 참조). 하지만 저혈압, 신장 기능 저하를 동반한 경우는 기본적인 치료로 증상을 완화하기 어렵다. 치료 저항성 호흡 곤란의 경우 저용량의 아편계 약물 사용으로 효과를 거둘 수 있다. 아편계 약물 사용의 추가적인 장점은 통증을 조절할 수 있다는 것이다.

기타 최근 메타 연구에 따르면(Simons S. T., 2010) 벤조디아제핀계 약물의 사용이 비암 환자의 호흡 곤란에 도움이 된다는 보고가 있다. 상기 연구에 따르면 벤조디아제핀의 종류와 관계 없이 비암 환자의 호흡 곤란에 도움이 되며 졸림의 부작용이 있으나 아편계 약제에 비해 그 정도가 심하지 않기 때문에 아편계 약제의 증량이 필요한 경우 이차 약제로 활용할 수 있다.

비전문가의 흔한 착각 중 하나가 호흡 곤란의 경우 산소를 공급하면 증상이 호전될 것으로 생각하는데 실제 산소 공급을 통해 호흡 곤란이 해결되는 경우는 저산소증 환자뿐이며 기타의 경우 산소 공급은 별 도움이 되지 않는다(Clemens K. E., 2009).

통증

심장 부전의 경우 증상의 심각도와 관련 없이 통증이 발생한다. 한 연구에

표 9.5 ▶ 심장 부전의 기본적 치료 약물

약물 종류	시작 용량	치료 용량
Angiotensin-Converting Enzyme Inhibitors		
Captopril	6.25~12.5mg q6~8	50mg tid
Enalapril	2.5mg bid	10mg bid
Fosinopril	하루 5~10mg(bid 가능)	하루 20mg
Lisinopril	하루 2.5~5mg(bid 가능)	10~20mg bid
Qunapril	2.5~5mg bid	10mg bid
Ramipril	1.25~2.5mg bid	5mg bid
Trandolapril	하루 0.5~1.0mg	하루 4mg
Angiotensin Receptor Blocker		
Losartan	하루 25mg(bid 가능)	하루 25~100mg
Irbesartan	하루 75~150mg	하루 75~300mg
Olmesartan	하루 20mg	하루 20~40mg
Thiazide Diuretics		
Hydrochlorothazide	하루 25~50mg	하루 25~50mg
Metolazone	하루 2.5~5mg(bid 가능)	하루 10~20mg
Loop Diuretics		
Bumetadnide	하루 0.5~1mg(bid 가능)	하루 10mg(최대 용량)
Furosemide	하루 20~40mg(bid 가능)	하루 400mg(최대 용량)
Torsemide	하루 10~20mg	하루 200mg(최대 용량)
Aldosterone Antagonist		
Eplerenone	하루 25mg	하루 50mg
Spilonolactone	하루 12.5~25mg	하루 25mg
β-Blockers		
Bisprolol	하루 1.25mg	하루 10mg
Cavedilol	3.125mg q12h	25~50mg q12h
Metoprolol succinate	하루 12.5~25mg	하루 200mg
Digoxin	하루 0.125~0.25mg	하루 0.125~0.25mg

따르면 심장 부전 환자의 67%에서 각종 통증을 호소하였으며 특히 완화
치료가 필요한 D단계에서는 89%에서 통증을 호소하였다(Evangelista L. S.,
2009). 특히 75세 이상 노인에서 통증의 호소가 심하게 나타났다. 심장 부전
환자의 통증 기전은 확실치 않으나 심장 부전 자체 또는 퇴행성 관절 질환,
만성 척추 통증, 불안 우울 등 동반된 질환에 기인하는 것으로 여겨진다.

심장 부전 환자에서 나타나는 통증은 암 환자와 달리 아편계 약제에 대
한 반응이 좋지 않은 편이다. 아편계 약물의 사용으로 통증이 완화되는 경
우는 전체의 22%에 불과하다(Setoguchi S., 2010). 심장 부전 환자에 대한
아편계 약제를 사용할 경우 일반적인 환자에 비해 저용량으로 천천히 증
량하는 것이 필요하다. 특히 메타돈(methadone)을 사용할 경우 약 자체가
갖는 QT 연장에 주의해야 하며 주기적으로 심전도를 확인한다. NSAID
약제의 사용은 금하는 것이 좋은데 약제로 인한 나트륨과 체액의 잔류
(retention)가 심부전을 악화시킬 수 있기 때문이다(Azad N., 2014).

우울증

심장 부전 환자의 25%는 주요우울증에 해당하는 증상이 관찰되며 심한 정
도는 아니지만 우울감을 호소하는 경우는 상당히 많다(Rutledge T., 2006).
알려진 바와 같이 우울증이 동반되는 경우 증상으로 인한 불편감이 심해
지며 질병의 예후를 악화시키기도 한다. 또한 삶의 질 저하뿐만 아니라 통
증의 악화를 유발하기도 한다.

심장 부전 환자에 대한 약물 연구로는 서트랄린(Sertraline)이 가장 유명
하다(O'Connor C. M., 2010). 상기 연구는 우울감을 호소하는 심장 부전
환자에게 12주간 서트랄린을 투여한 연구로 용량 및 기간 등의 이유로 우
울증 개선 효과는 충분히 입증되지 않았으나, 상기 약제를 비롯한 대부분
의 세로토닌 재흡수 억제제(SSRI)는 심장 부전 환자의 우울증 치료에 일차

적인 약물로 간주되고 있다. 단, 삼환계 약물(tricyclic antidepressants)의 경우 QT 연장과 입마름, 기립성 저혈압 등의 부작용을 유발할 수 있어 추천되지 않는다. 기타 벤라팍신(Venlafaxine) 등의 세로토닌-노르에피네프린 재흡수 억제제(SNRI)의 경우 SSRI에 비해 부작용이 심하지 않고 동등한 효과가 있다는 연구가 있으나(Gomes H. J., 2014) 안전성 등은 좀 더 관찰할 필요가 있다.

신장 질환의 완화 치료

만성 신장 부전의 이해

일반적으로 신장 부전의 정도는 사구체 여과율(glomerular filtration rate, GFR)로 평가된다. GFR이란 신장 내에 위치한 사구체(glomeruli)를 통해 분당 통과하는 혈액의 용량을 측정하는 수치이다. 만성 신장 질환은 다섯 가지 단계로 분류되는데(표 9.6) 만성 신장 질환으로 분류되기 위해서는 기본적으로 구조적, 기능적 이상(단백뇨, 혈뇨 등)이 동반되어야 한다.

일반적으로 만성 신장 질환자의 경우 4~5단계가 되기 전까지는 증상이 심하지 않으며 뚜렷한 증상이 없는 경우도 많다. 하지만 고혈압, 빈혈, 부갑상선 기능 항진증에 의한 뼈의 미네랄 이상 등의 동반 질환이 있을 경우 3단계에서 증상 여부와 관계 없이 신장 기능에 대한 평가 및 치료가 필요하다. 신장 기능의 저하는 직선상의 경과를 보이는데 이를 평가하기 위하여 크레아티닌(creatinine) 수치를 이용한 GFR의 수치를 추정할 필요가 있다. 크레아티닌은 인체에서 만들어져 사구체를 통해 재흡수되지 않고 배출되기 때문에 흔히 신장 기능을 추정하는 데 사용된다. GFR 추정 공식은 여러 가지가 있으나 완화 치료 목적으로 GFR의 변화를 관찰하기 위해 사

표 9.6 ▶ 만성 신장 질환의 분류

단계	유병률	GFR	비고
1		> 90	+ 지속적 단백뇨
2		60~89	+ 지속적 단백뇨
3		30~59	평가 및 치료가 필요한 단계
4	0.2%	15~29	신장 부전에 의한 다양한 증상 발생 심혈관 질환 합병에 의한 사망률 증가 신장 대체 치료(투석, 이식 등) 필요
5	0.2%	< 15	말기 단계 신장 이식 필요

용할 수 있는 가장 간단한 공식은 다음과 같다.

$GFR \times SCr = UCr \times V$　　SCr = serum creatinine concentration

$GFR = [UCr \times V]/SCr$　　UCr = urin creatinine concentration, V = 24시간 소변량

　상기 공식을 이용하여 말기 상태를 추정하고 신장 대체 치료에 대한 계획을 수립할 수 있다. GFR 수치만으로 신장 대체 치료를 시행하는 것은 치사율을 낮출 수 없으며 환자의 대사 및 영양 상태의 악화 이전에 투석 등의 대체 치료를 시작하는 것이 환자에게 도움이 된다. 계산된 GFR의 수치가 추정선 상의 일직선에 있지 않고 급격히 변화될 경우 추가적인 신장의 손상이 있음을 짐작할 수 있다.

　GFR의 급격한 감소는 체액의 감소에서 기인할 수 있으며 심장 부전증이나 간 경화 등의 경우 순환하는 혈액량이 줄어들어서 발생할 수도 있다. 기타 NSAID를 사용할 경우 신장의 자율조절 기능을 저하시켜 GFR이 감소될 수 있다. 조절되지 않는 고혈압의 경우 과투과(hyperfiltration)에 의해 신장의 사구체를 손상시키며 단백뇨를 악화시킬 수 있다. 요오드 표식 조

영제 등의 신장 독성 물질 역시 증상을 악화시킬 수 있으며 관상동맥 조영술 역시 주의가 필요하다. 기타 설명되지 않는 신장 기능 저하가 발생할 경우 요로 감염이나 요로 폐쇄(obstruction)에 대한 평가가 필요하며 신장동맥 협착증도 기능의 급격한 악화를 유발할 수 있다.

만성 신장 질환의 치료는 위험 요인을 피하고, 식습관을 조절하며, 혈압 관리, 상태에 대한 대증적 치료 등으로 구분할 수 있다.

식습관 변화

만성 신장 질환자는 하루 염분 섭취량을 3g 이하로 제한하는 것이 필요하며 만약 심장 기능 부전이나 치료 불응성 고혈압이 있는 경우 2g 이하로 줄일 필요가 있다. 만성 신장 질환에서는 특수한 경우를 제외하면 수분 제한이 필요하지 않다. 오히려 수분 제한이 심할 경우 체액 부족 상태가 발생하며 상대적인 과나트륨 상태를 유발할 수 있다.

칼륨(potassium) 역시 고칼륨증을 보이는 환자에서는 하루 60mEq 이내로 엄격히 제한할 필요가 있는데 토마토가 들어간 음식이나 바나나, 감자, 오렌지, 레몬, 귤 등이 들어간 음료도 제한할 필요가 있다. 기타 콜라나 땅콩류에 많은 인산염(phosphate)도 하루 800~1,000mg으로 제한할 필요가 있다.

빈혈 치료

정상 적혈구 빈혈(주 : 적혈구의 크기가 정상인 빈혈)은 만성 신장 질환에서 흔하게 발생할 수 있어 GFR이 60mL/min(3단계)로 떨어진 경우 반드시 확인이 필요하다. 기타 철분 부족에 의한 빈혈 발생의 위험성도 고려해야 하는데 만약 트랜스페린 포화상태(transferrin saturation)가 25% 미만이면서 철분의 과잉이 없는 경우(ferritin 1,000ng/mL 이하)인 경우 철분 투여에 대한 고려가 필요하다. 철분 투여는 다음과 같다.

- Iron dextran IV(1,000mg, 테스트 용량은 25mg)
- Ferric gluconate(125mg, 8 doses)
- Iron sucrose(100mg, 10 doses)

적혈구 형성 자극제인 에포에틴(epoetin)이나 다르베포에틴(darbepoetin) 등의 약제도 빈혈에 도움이 될 수는 있지만 적혈구 수혈이 필요한 경우에는 별 도움이 되지 못한다. 또한 적혈구 형성 치료는 뇌 경색, 혈전 및 심혈관계에 문제를 유발할 수 있으며 암 환자의 경우 예후를 악화시킬 수 있어 주의가 필요하다. 이러한 약제는 헤모글로빈(hemoglobin) 수치가 10g/dL 미만인 경우 시행하는 것은 금지이며 기타 원인의 빈혈인 경우 수혈을 피할 목적으로 사용되는 것이 일반적이다.

이차성 부갑상선 항진증

만성 신장 질환 3단계서부터 나타나는 비타민 D 부족과 저칼슘, 고인산증 등은 이차성 부갑상선 기능 항진증(secondary hyperparathyroidism)의 원인이 된다. 일반적인 치료의 목적은 부갑상선 기능을 억제하면서 칼슘과 인산의 혈중 농도를 정상적으로 유지하는 데 있다. 이는 다음의 단계로 진행된다.

비타민 D의 부족을 보충하기 위해 에르고칼시페롤(ergocalciferol) 50,000IU을 매주 또는 격주로 경구 투여하거나 콜레칼시페롤(Chole -calciferol) 2,000~4,000IU을 매일 투여한다. 일단 치료 목표에 도달하면 에르고칼시페롤을 매월 50,000IU을 투여하거나 콜레칼시페롤 1,000~2,000IU을 매일 투여한다.

인산은 신장 부전이 악화된 경우 식이 조절만으로는 교정이 어렵다. 따라서 인산의 흡수를 억제하는 칼슘제제(calcium carbonate, calcium acetate 등)을 경구 투여하는 것이 도움이 된다. 일반적으로 하루 투여하는 칼슘제는 1,500mg 미만으로 제한하는 것이 좋다.

활성 비타민 D, 또는 유사 물질을 투여하는 것은 부갑상선 기능을 억제하는 데 도움이 된다. 비타민 D 투여 시 과칼슘증을 예방하기 위해 혈중 칼슘 농도를 정기적으로 확인한다.

대사성산증

신장 기능이 저하될 경우 체내의 산성 물질을 배출하는 능력이 떨어지면서 산증을 유발하는 경우가 있다. 이를 보상하기 위해 골격에서 알칼리 성분이 유리되는데 이는 뼈의 미네랄 이상을 악화하는 원인이 되기도 한다. 염화 중탄산(sodium bicarbonate) 650~1,300mg을 투여하면서 혈중 중탄산 농도를 22mEq/L로 유지하는 것이 도움이 된다. 하지만 상기 약제는 나트륨 농도를 증가시킬 수 있기 때문에 부종, 고혈압을 유발할 수 있어 주의가 필요하다.

기타 증상이 악화될 경우 혈액 투석이나 복막 투석을 시행해야 하는데 이는 전문가의 조언에 따라 시행하는 것이 바람직하다.

만성 신장 질환자의 완화 치료

만성 신장 질환자에 대한 완화 치료는 앞에서 언급한 바와 같이 대증적 치료가 기본적이며, 기타 증상의 악화 시 투석이나 신장 이식술을 시행하여야 한다. 급성 신장 부전의 경우 생명의 위협이 높은 반면 적절한 치료를 시행할 경우 예후도 좋기 때문에 투석을 시행하는 것이 좋다. 급성 신장 부전의 투석 적응증은 다음과 같다(Irwin, 2008).

- 중탄산염 나트륨(sodium bicarbonate)으로 교정되지 않는 산혈증 (academia) 또는 대사성 산증(metabolic acidosis)이 있거나 이로 인하여 체액 과다 상태인 경우
- 고칼륨증(hyperkalemia)과 같은 전해질 이상이 심각한 경우
- 살리실산(salicylic acid, 예 : 아스피린), 리튬, 이소프라프라놀, 마그네슘 함유 변 완화제, 에틸렌 글리콜(ethylene glycol) 등의 물질에 의해 급성 독성 작용이 확인되며 투석에 의해 제거가 가능한 경우
- 이뇨제로 인해 조절되지 않을 것으로 예상되는 체액 과다 상태
- 요독증(uremia)에 의한 심근막염, 위장관 출혈 등의 부작용이 발생한 경우

하지만 급성 신부전과 달리 만성 신부전의 경우 어떤 시점에서 시작하는 것이 좋은지에 대한 합의는 충분치 않지만 투석을 빨리 시작하지 않는 것이 바람직하다는 것이 일반적인 의견이다(Rosansky, 2011). 과거에는 75세 이상 노인의 경우 투석의 적응증에서 배제하는 경향이 높았으나 최근에는 나이와 관련한 적응증은 무시되는 경향이 높다(Fassett R. G., 2014).

만성 신장 분류의 4단계(표 9.6)에 해당될 경우 투석 여부를 논의하는데 77세 이상 노인 중 만성 신부전에 의한 두 가지 이상의 합병증이 있는 경우 투석을 시행한 경우와 그렇지 않은 경우의 예후 차이는 없는 것으로 조사되었다(Mutargh F. E., 2007). 투석을 시행한 이후에도 12개월 동안 환자의 신체 기능 감소와 사망률은 상당한 정도이므로, 삶의 질 저하를 감안하고 투석을 시작할지 여부는 환자와의 충분한 토의가 필요한 사항이다. 투석을 시작한 환자의 가족 중 84%에서 간병과 관련한 과로감을 호소하고 있으며(Palevliet J. L., 2012), 65세 이상 환자의 61%에서 투석을 시작한 것에 대해 후회한다는 조사(Davison S. N., 2010)는 만성 신질환자에 대한 투

석 시작을 결정하는 것이 간단치 않음을 시사한다.

다양한 연구 결과를 종합해보면 다음의 경우 투석의 시행으로 좋은 결과를 얻기 힘들다(Romano T. G., 2014).

- 75세 이상 노인 중 두 가지 이상의 합병증이 있는 경우
- 허약감(frailty)
  - 의도적이지 않은 체중 감소
  - 걷는 속도의 감소
  - 힘이 없음(weakness)
  - 탈진(exhaustion)
  - 신체 활동의 저하
- 동반된 치매

일단 투석을 진행하는 환자에서도 중단 시점에 대한 평가가 필요하다. 이는 불필요한 의료 비용의 지출뿐만 아니라 환자의 삶의 질을 향상시키기 위해 필요한 조치이다. 어떤 시점부터 투석을 중단하는 것이 좋은지에 대한 명확한 규정을 두는 것은 쉽지 않지만 2010년 미국신장협회의 지침에 따르면 투석에 동의가 되지 않거나, 이해 당사자 간에 충분한 합의가 이루어지지 않는 등의 행정적 문제 이외에, 투석을 시행해도 경과의 회복이 없거나 좋지 않은 예후가 예견될 경우 투석을 중단하고 환자와 상의를 거쳐 완화 치료 등을 시행하도록 권고하고 있다.

프랑스의 한 연구에서는 만성 신부전 증상 및 합병증을 보이는 75세 이상 노인의 예후와 관련된 예후 요인을 다음과 같이 열거하고 있다(Couchoud C., 2009).

- BMI가 18.5kg/m^2 이상 : 2점

- 당뇨 : 1점
- 울혈성 심장 부전(III-IV단계) : 1점
- 말초혈관 질환(III-IV단계) : 1점
- 부정맥 : 1점
- 악성 종양 : 1점
- 심한 행동장애 : 1점
- 계획되지 않은 투석의 시작 : 1점

상기 평가에서 7점 이상을 기록할 경우 6개월 이내 사망률이 70%에 이르렀다.

말기 신부전 환자에서의 투석 중단은 사망과 직결된 문제이고 법적·윤리적 책임과도 관련된 문제이므로 이의 결정에 신중함이 필요한 것은 물론이지만 완화 치료를 통한 호흡 부전 및 기타 증상 관리 역시 환자의 삶의 질 향상과 존엄성 유지에 필요하다.

만성 신부전의 유일한 완치 치료는 신장 이식 수술이라고 할 수 있다. 최근 의료의 발달에 따라 신장 이식의 적응증이 넓어지고, 약물의 개발에 의해 거부 반응도 많이 줄어들고 있지만 여전히 신장 이식이 불가능한 경우도 있다. 이러한 경우에는 투석 및 완화 치료에 의존할 수밖에 없다. 미국 메릴랜드대학교의 신장 이식 수술 비적응증을 살펴보면 다음과 같다.

신장 이식 절대 금기증
- 전신에 전이되거나 치료받지 않은 암
- 심한 정신 질환
- 해결되지 않은 정신사회적 문제
- 지속적인 약물/알코올 남용

- 치료받지 않은 관상동맥 질환 또는 심장 기능 부전

신장 이식 상대적 금기증

- 치료받은 암
- 과거 약물/알코올 남용 병력
- 만성 간질환(특히 B, C형 간염이 있는 경우)
- 심장 질환
- 비뇨생식기계의 해부학적 이상 또는 반복성 감염
- 과거 정신사회적 문제
- 대동맥−장골동맥(aortic, iliac artery) 이상

신경 질환의 완화 치료

뇌경색을 비롯한 신경 질환은 전체 사망 원인의 3위에 해당될 정도로(통계청, 2014) 높은 비율을 차지하고 있으나 질병의 종류에 따라 매우 다양한 경과를 보이기 때문에 한 가지 완화 치료의 범주에서 다루기 어렵다. 따라서 신경 질환의 경우 질병에 따라 완화 치료 방법을 나누어 설명하고자 한다. 참고로 질병에 따른 경과 분류는 표 9.7과 같다.

표 9.7 ▶ 신경 질환의 경과에 따른 분류

(아)급성 진행 : 수일~수 주	진행성 뇌경색, 뇌막염/뇌염, 크로이츠펠트-야콥병
만성 진행 : 수개월~수년	근위축성 측색 경화(amyotrophic lateral sclerosis), 뇌암, 헌팅턴병, 근육퇴행위축(muscular dystrophy), 다발성 경화증, 알츠하이머형 치매
만성 장애 : 많은 변동	뇌졸중, 일부 다발성 경화증, 파킨슨병

뇌졸중

뇌졸중(stroke)은 매우 다양한 원인에 의해 발생할 수 있으나 가장 많은 경우는 뇌경색(brain infarction, 84%)이며 기타 대뇌출혈(intracerebral bleeding, 7%), 혈관염, 혈관 박리, 정맥동 혈전증 등의 다양한 뇌혈관 질환에 의해서 발생한다. 뇌손상의 위치와 범위에 따라 나타나는 증상 역시 매우 다양한데 마비(주로 반신 마비), 감각 저하, 편측시야결손(hemianopia), 복시(diplopia), 시력 저하, 두통, 구토, 언어상실증(aphasia), 의식 소실 등의 증상을 유발할 수 있다(Kwakkel G., 1996).

뇌졸중의 예후는 나이, 이전 뇌졸중 병력, 요실금, 발병 당시 의식 상태, 시간 및 장소에 대한 지남력, 일상생활의 정도, 주변의 지지 여부에 따라 다양하게 나타난다. 환자의 20%는 1개월 이내에 사망하며 1년 이내에 사망하는 비율은 10%, 2년 이내에 사망하는 비율은 5%로 추정되고 25%는 뇌졸중에 의한 치매가 발생한다(Kwakkel G., 1998). 일부 중간대뇌동맥 및 뇌기저동맥(basilar artery)의 경색은 수술적 접근이 어렵기 때문에 예후가 좋지 않으며, 뇌내출혈 및 지주막하 출혈도 치사율이 50% 정도에 이른다. 뇌간(brain stem)의 경색에 의해 의식은 명료하나 사지 마비 증상을 보이는 감금증후군(locked-in syndrome) 환자의 경우 다양한 합병증을 보이지만 생존기간은 2~18년에 이를 정도로 다양한 양상을 보인다(Hinterberger T., 2003).

한 연구에서는 완화 치료가 필요한 뇌졸중 환자의 65%가 통증을 호소하며, 57%에서 기분 저하, 56%에서 요실금, 51%에서 혼돈(confusion) 등의 증상이 관찰되지만 대부분의 경우 적절한 치료를 받지 못하고 있다고 조사되었다(Stevens T., 2007).

우성 측두-두정엽(dominant temporo-parietal)에 뇌졸중이 발생할 경우 언어 상실증이나 구음장애(dysarthria)가 발생하는데 이에 의한 의사소통의 저하는 완화 치료를 방해하는 요인이 된다. 특히 통증과 관련한 호소를 적절히 할 수 없어 이에 대한 치료를 적절하게 받지 못하는 경우가 많다. 언어장애로 인하여 적절한 완화 치료를 받지 못하거나 환자의 소망을 치료에 반영하지 못하는 일이 발생하지 않도록 의료진은 환자와의 의사소통에 노력해야 한다.

요실금은 뇌졸중 환자에서 흔히 발생하는 증상이며 사망률 및 장애율을 높이는 원인이 된다. 요삽관(catheter) 등을 통해 조절이 가능하지만 감염 등의 위험성 역시 높아지게 된다. 변실금은 환자나 보호자에게 당혹스러운 경험이며 적절한 관리가 이루어지지 않는 경우 피부 손상을 유발하며 이로 인한 통증과 불편을 유발한다. 변비 역시 흔한 증상이며 음식 섭취 불량이나 아편계 약제 및 항콜린성 약제 사용에 의해 발생할 수 있다. 수분 섭취, 고섬유식, 설사제 등을 이용한 예방이 필요하다.

섭식장애로 인한 영양부족 역시 뇌졸중 환자에서 문제가 되는 증상이다. 뇌졸중 환자의 약 40%가 영양부족 상태에 있으며 이로 인한 근육 퇴화, 감염에 대한 면역력 감소, 상처 치료의 지연 등의 문제가 발생할 수 있다. 영양공급을 위해 코-위 삽관(naso-gastric tube)을 시행하는 경우가 많은데 위절개술(gastrotomy)을 통한 영양관(feeding tube) 삽입에 비해 환자의 불편이 클 뿐만 아니라 예후도 좋지 못하다는 보고가 있다(Norton B., 1996). 식사가 어려운 뇌졸중 환자에 대해 초기부터 튜브 영양식을 시행하는 것이 생존율을 높이는 방법으로 추천된다.

뇌졸중 환자의 통증은 뇌손상 자체에서 비롯한 두통뿐만 아니라 근육 수축이나 욕창, 어깨나 손목의 부종, 피부 및 근육 위축 등에 의해서도 발생할 수 있다. 뇌부종에 따른 통증이 심할 경우 단기 작용 스테로이드를 짧은 기간 동안 사용하는 것이 증상을 완화하는 데 도움이 된다. 또한 뇌손상에 의한 신경병성 통증도 발생할 수 있다. 6장에서 언급한 바와 같이 신경병성 통증은 아편계 약제로 치료하기 어려우며 삼환계 항우울제나 라모트리진(lamotrizine) 등의 약제로 치료하는 것이 좀 더 나은 결과를 얻을 수 있다.

뇌졸중 후 우울증은 흔히 간과되는 후유 증상 중 하나이다. 스칸디나비아에서 조사된 연구에 따르면(Gainotti G., 2002) 뇌졸중 후 환자의 26%가 주요우울장애 진단에 해당되었으며 기타 비임상적 우울증의 경우 이보다 훨씬 많은 비율을 차지할 것으로 예상된다. 우울증의 발생은 직접적인 뇌손상에 의해 발생할 수도 있고, 뇌졸중 이후 심리적 영향에 의해 발생할 수도 있다. 세로토닌 재흡수 억제제의 사용이 우선적으로 권유되나 통증 등을 동반한 경우 벤라팍신(Venlafaxin), 듀록세틴(Duloxetine) 등의 세로토닌-아드레날린 재흡수 억제제의 사용이 좀 더 나은 효과를 얻을 수 있다.

다발성 경화증

다발성 경화증(multiple sclerosis)은 중추신경계에 발생하는 만성적 염증성 탈수초병(inflammatory demyelinating disorder)으로 원인은 분명치 않다. 경과는 매우 다양하며 재발과 회복을 반복한다. 유전적 문제나 환경적 요인 등도 원인으로 제기되고 있으나 최근 가장 주목받는 가설로 자가면역체계의 이상이 제기되고 있다.

진단은 MRI에서 가돌리늄(gadolinium) 조영 증강 영상이나 T2 영상에서 뇌손상을 확인하거나, 뇌척수액에서 면역글로불린(immunoglobulin) G의 증가나 2개 이상의 올리고클로날 띠(oligoclonal band, 전기이동법을 통해 특별한 항체에 반응하는 IgG를 확인하는 검사)가 있는 경우 임상적 경과를 검토, 비교하여 확진하게 된다.

증상은 뇌손상이 유발된 부위에 따라 다양하게 나타나는데 가장 흔한 증상은 급성 시신경염(optic neuritis)이며 이외에 눈 움직임에 이상이 발생하기도 한다. 기타 안면 무감각, 사지 쇠약, 근 긴장, 피로, 방광조절의 어려움 등의 증상도 발생할 수 있다. 위에 열거한 대부분의 증상은 악화와 완화를 반복한다. 다발성 경화증의 예후는 개인에 따라 매우 다르게 나타나므로 예후를 예측하는 것은 쉽지 않다.

치료는 급성 증상 악화 시 스테로이드를 투여하는데 3~5일에 걸쳐 1,000mg의 메칠프레드니손(methylprednosolone)을 정맥 주사하는 것이 가장 일반적이다. 기타 질병의 경과를 조절하기 위해 인터페론이나 미톡산트론(mitoxantron), 나탈리주맙(natalizumab) 등의 면역 억제제를 투여한다. 기타 동반된 증상에 대한 대증적 치료를 시행한다.

시신경염에 의한 안구 진탕(nystagmus)의 경우 GABA-B 작용제인 바클로펜(baclofen, 5~10mg Tid)이나 GABA-A 작용제인 클로나제팜(clonazepam, 0.5mg Tid)을 투여한다. 기타 NMDA 억제제인 메만틴(memantine, 하루 40~60mg)이나 가바펜틴(gabapentine, 하루 600~1,500mg)을 투여하기도 한다.

진전(tremor)의 경우 손목에 무게를 주는 것이 도움이 되며 기타 프로프라놀롤(propranolol, 하루 10~20mg Tid), 아이소니아지드(isoniazid, 하루 200~300mg Tid), 클로나제팜(0.5mg으로 시작하여 하루 2~4mg까지 증량) 등을 투여한다.

경직(spasticity)의 경우 물리치료가 필요하다. 약물의 경우 메타 연구 결과 다발성 경화증에 특별히 유용한 약제는 확인되지 않으며 다양한 항경직 약제가 활용되고 있다. 약물 투여 시 소량으로부터 천천히 증량하는 것이 필요하며 그렇지 않을 경우 환자는 근육의 무력을 호소할 수 있다. 일 반적으로 사용되는 약제는 바클로펜(5~25mg Tid), 가바펜틴(600~900mg Tid), 단트롤렌(dantrolen, 25~200mg Bid), 메만틴(10~20mg Bid 또는 Tid), 기타 벤조디아제핀계 약제를 사용할 수 있다.

요실금은 뇌의 소변 중추의 이상에 의해 발생할 수 있으며 적절한 수 분 섭취와 정기적인 화장실 방문 등으로 완화시킨다. 약물을 사용할 경 우 항콜린성 약제를 사용하기도 하며 야간 요실금의 경우 데스모프레신 (desmopressin) 경구 투여(0.1mg)나 스프레이형 약제(10µg/dose)를 야간에 사용하는 것도 매우 도움이 된다. 기타 잔뇨(residual urine)가 100ml 이상인 경우 간헐적 삽관을 시행할 필요가 있다.

다발성 경화증 환자에서 발생하는 통증은 직접적인 원인에 의한 것일 수도 있고 경직 등의 동반된 증상에 의해 발생하는 것일 수도 있다. 인터 페론 등의 약제 투여 이후 부작용으로 발생할 수도 있다. 돌발성 통증의 경우 항경련성 약제인 카바마제핀(carbamazepine)이나 가바펜틴 등으로 효 과를 볼 수 있으며 경직에 의한 통증 치료는 위에서 언급한 바와 같다.

파킨슨병

파킨슨병은 운동 완만(bradykinesia), 경축(rigidity), 진전(tremor), 자세 불안 정(postural instability) 등의 운동 증상을 중심으로 진단하며 초기부터 중기 까지 도파민성 약제(예 : L-Dopa)를 경구 투여하는 것으로 충분한 효과를 얻을 수 있다. 하지만 증상이 점차 진행됨에 따라 기존의 도파민성 약제에 대한 반응이 줄어들게 되어 운동 이상에 대한 조절이 이루어지지 않는 경 우도 있으며 운동 증상 이외의 증상도 발현되게 된다.

비운동성 증상으로는 통증, 침 흘림, 질식 및 연하장애(swallowing

difficulty), 변비, 요실금, 인지장애, 환각, 우울 및 불안, 성장애, 불면 등이 포함된다. 비운동성 장애 역시 운동성 장애만큼이나 다양한 문제를 유발할 수 있으며 어떤 경우에는 운동성 장애보다도 더 심한 삶의 질 저하 및 보호자의 부담을 유발한다.

파킨슨병의 예후를 평가할 수 있는 근거는 충분하지 않지만 초기 증상이 심할수록, 남성인 경우에 좀 더 예후가 좋지 않은 것으로 조사되었다 (Higginson I. J., 2012). 일반적으로 L-Dopa를 하루 5번 이상 투여하거나 깨어 있는 시간 중 약물의 효과가 없는(off-time) 시간이 1~2시간 이상인 경우 기타 장치(예 : deep brain stimulation 등)를 활용한 치료가 필요할 수 있다(Odin P., 2015).

균형, 걸음, 몸이 굳는 발작 등의 운동 증상은 물리 치료와 함께 L-Dopa 계통의 약물을 사용하며, 급성 운동감소증(hypokinesia)은 아포모르핀 (apomorphine)에 잘 반응한다. 과운동증은 운동 감소증에 비해 부담이 적은 편이긴 하지만 증상이 심한 경우에는 항정신병 약제(예 : risperidone 등)의 사용이 불가피할 수 있다. 구축(contracture) 증상은 예방하기 쉽지 않은 증상으로 심한 경우 힘줄 적제술(tenotomy) 등의 수술적 접근이 필요할 수 있지만 최근에는 보툴리늄독소(botulinium toxin, 보톡스)를 주사하여 효과를 보는 경우가 많다.

파킨슨병에서의 통증은 흔히 간과되는 증상이지만 말기 환자의 86%에서 통증을 호소한다는 보고가 있다(Higginson I. J., 2015). 통증은 경직, 경축, 근육긴장연축(dystonic spasm) 등에서 유발될 수 있으며 불편한 자세나 변비 등도 통증을 유발할 수 있다. 원인 질병에 대한 치료 약제에 반응하지 않는 경우 아편계 약제의 사용이 필요하다. 아편계 약제의 사용으로 오심이나 구토 증상이 발생힐 경우 중추신경계의 작용이 적은 돔페리돈

(domperidone) 등의 약제가 도움이 된다.

근위축성 측색 경화(Amyotrophic lateral sclerosis, ALS)

루게릭병으로 알려진 운동신경의 퇴행성 질병으로 10만 명당 6~8명 정도에서 발병하며 보통 40세 이상에서 발병한다. 발병 연령의 중간값은 58세이고, 발병 후 생존기간은 3~4년 정도지만 약 10% 정도의 환자는 10년 정도까지 생존하기도 한다. ALS의 원인은 분명치 않으나 5~10%는 유전적 원인을 가지며 50%에서는 유전자 변이가 확인된다. 이러한 유전적 변이는 운동신경의 기능에 문제를 유발하며 미토콘드리아(mitochondria)의 기능 장애, 단백질의 응집, 자유 라디칼(free radical)의 생산, 액손(axon)의 수송 기능 저하, 염증 반응, 세포자멸(apoptosis) 등의 병리적 변화에 의해 신경 세포를 파괴한다.

유전자 변이의 종류에 따라 증상의 발현도 다소 차이를 보인다. SOD1(superoxide dismutase 1)의 변이가 발생한 경우 증상이 젊은 나이에 발생하고 다리의 마비로 시작되는 반면 TARDBP(TAR DNA Binding Protein)의 변이의 경우 팔부터 증상이 시작되고, 아시아인의 경우 연수 마비(bulbar palsy) 증상이 먼저 나타난다. FUS 유전자의 변이인 경우 40대 이하에서 증상이 발생하며 팔의 마비로부터 시작되고 2년 이내에 사망하는 경우가 많다. 기타 흡연, 육상 운동(athletics), 두부 외상 등도 발생 원인으로 생각되는데 이탈리아의 한 연구에 따르면 축구선수의 경우 일반인에 비해 발병률이 6.5배 정도 높다는 보고도 있다(Chao A., 2005).

ALS는 수의근(voluntary muscle)의 근육섬유다발성수축(fasciculation)과 점진적 마비 증상을 유발하며 고위 또는 하위 운동신경의 손상 여부에 따라 반사항진(hyperreflexia)이나 경직(spasticity) 등을 유발한다. 기타 고위 중추의 손상 위치에 따라 언어장애, 연하장애가 20~30%에서 발생한다. 말기 상태에서는 동안 기능(oculomotor)과 괄약근 기능의 저하가 발생하지만 인지 기능과 감각 기능은 유지된다. 일반적으로 사지 증상이 먼저 발생하거나 나이가 어린 경우 예후가 좋은 편이며 운동 기능 유지, 호흡 기능의 유지, 체중 유지 등이 좀 더 오랜 기간 생존 가능성을 높이는 요인이다 (Gordon P. H., 2012).

초기 증상은 주로 사지에서 시작하며 약 2/3는 팔에서 시작한다. 초기 증상은 국소적이며 한쪽에서 시작하는 경우가 많다. 따라서 걸을 때 발목이 꺾이는 증상(foot drop)이나 손 운동의 기민함 상실, 팔을 들 때 힘이 없음 등이 환자가 처음 자각하는 증상이다. 나이가 많은 여성에서 비교적 더 많이 발생되는 연수(bulbar)에서 기인하는 ALS는 좀 더 예후가 좋지 않으며 초기 증상으로는 언어장애가 가장 많고 그다음으로 연하 장애가 흔하다.

ALS에서 흔히 간과되는 증상 중 하나가 통증이다. ALS는 운동신경의 장애이므로 감각기관의 침범은 적어 통증 감각이 남아 있는 경우가 많다. 드물게 감각신경을 침범하여 통증을 유발하기도 하지만 대부분은 구축이나 몸을 움직일 수 없어서 느껴지는 통증에 기인하며 욕창 등의 피부 질환에 의해 발생할 수 있다.

ALS의 근본적 치료 약물은 없으며 FDA에서 공인된 치료제인 리루졸 (riruzole)도 약 3개월 정도 생명을 연장시키는 정도이다. 리루졸은 글루타민의 길항 작용을 하는 약제로 흥분독성(exitotoxicity)을 억제하기 위한 약제이다. 따라서 대증적 치료를 시행하는 것이 원칙이며 약제의 사용 역시 증상에 근거하여 사용하게 된다. ALS의 증상 관련 치료 방침은 표 9.8과 같다.

ALS 환자의 가장 많은 사망 원인은 호흡기 근육 약화에 따른 호흡 곤란이다. 기침을 통해 노폐물을 배출할 힘이 없어 분비물에 의해 질식하는 경

표 9.8 ▶ ALS의 증상 치료(출처 : Gordon P. H., 2013)

증상 및 약물	용량

근육섬유다발성수축 및 경련(cramp)
   가벼운 경우
   Magnessium
   Vitamine E
   심한 경우
   Quinine sulphate
   Carbamazepine
   Phenytoin
	
	 5mmol Tid-Qid
	 400 IU Bid
	
	 200mg Bid
	 200 mg Bid
	 100mg Tid-Qid

경직(spasticity)
   Baclofen
   Tizanidine
   Memantine
   Terazepam
	
	 10~80mg
	 6~24mg
	 10~60mg
	 100~200mg

침 흘림(drooling)
   Glycopyrrolate
   Transdermal hyoscine patches
   Amitriptyline
   Atropine/benztropine
   Clonidine
	
	 0.1~0.2mg SQ/IM Tid
	 1~2 patches
	 10~150mg
	 0.25~0.75mg/1~2mg
	 0.15~0.3mg

병적 웃음/울음(pathologic laughing/crying)
   Amitryptyline
   Fluvoxamine
   Lithium carbonate
   L-Dopa
	
	 10~150mg
	 100~200mg
	 400~800mg
	 500~600mg

우도 적지 않다. 호흡 곤란을 보이는 환자의 60% 이상에서 갑작스러운 기능 악화에 따른 사망이 관찰되므로 이에 대한 주의가 필요하다. 언제부터 인공 호흡기를 적용할지 여부는 다양한 주장이 있으나 이산화탄소 분압($PaCO_2$)이 45mmHg 이상이거나 야간 산소 분압(PaO_2)이 90% 이하인 경우 침습적 또는 비침습적 인공 호흡기 적용을 고려해야 한다(Miller R. G., 2009).

간질환의 완화 치료

간기능 부전의 이해

간기능 부전이란 더 이상의 재생 능력이나 손상 회복을 할 수 없는 상태에 이른 경우에 해당되며 다양한 증상이 발생한다. 간기능 부전은 급성으로 발생할 수 있으나 완화 치료가 필요한 만성 간기능 부전은 대부분 간경화와 관련된다. 간기능 부전은 원인 질병의 발생과 전반적 기능 부전이 나타날 때까지의 경과 시간에 따라 나누는데 원인 질환 발생 이후 8주 이내에 기능 부전이 나타나는 경우 전격 간기능 부전(fulminant hepatic failure)이라고 하며, 8~26주 사이에 나타나는 경우 후기 발병(late-onset) 간기능 부전, 6개월 이상 기간이 경과할 경우 만성 대상부전성(chronic decompensated) 간기능 부전으로 분류한다.

만성 대상 부전성 간기능 부전의 대표적인 예는 간경화(liver chirrosis)로 대부분의 간 세포가 반복적인 손상에 의해 섬유화(fibrosis)가 진행된 상태이며 이러한 변화는 다양한 간질환에 의해 발생할 수 있다. 국내에서 간경화를 유발하는 주된 원인은 바이러스성 간염에 의한 경우이며 이외에 알코올성 간경화 등도 적지 않다.

간경화 초기 상태를 거쳐 말기 상태에 이르게 되면 간문맥(portal vein)의 혈류가 간을 통과하지 못하고 다른 부위로 흐르면서 다양한 증상을 유발할 수 있다. 이를 간문맥 항진증(portal hypertension)이라 하며 이와 관련한 합병증으로는 복수(ascites), 자발성 세균성 복막염(spontaneous bacterial peritonitis), 십이지장과 식도의 정맥류(varix), 간성 뇌증(hepatic encephalopathy), 신장 부전(renal failure), 응고장애(coagulopathy) 등이 발생할 수 있으며 피로감, 복부 팽만, 통증, 자발성 출혈, 위장관 출혈, 혼란

(confusion) 등이 발생할 수 있다.

국내에서 연구된 자료에 따르면(Kim S. H., 2006) 피로감, 복부 팽만감, 사지 부종, 근육 경련(muscle cramp) 등이 치료를 요하는 증상으로 꼽히고 있으며 오스트레일리아에서 조사된 자료에 따르면(Lang C. A., 2006) 신체적 및 정신적 피로감, 짜증, 우울감, 복부 통증이 가장 흔한 호소 증상이다. 특히 말기 간 환자의 60%에서 통증을 호소하며, 근육 경련은 52%에서 발생하고 환자의 삶의 질을 크게 저하시키지만 이에 대한 의료진의 평가가 부족하다는 보고가 있다(Abrams G. A., 1996).

기타 50%의 환자에서 우울증이 확인되지만 의료진의 정신 증상에 대한 경험이 부족한 경우 피로감, 무기력, 불면 등의 신체 증상 때문에 적절하게 감별되지 못하는 경우도 있다. 불안의 경우 연구에 따라 결과는 다소 차이가 있지만 27~44%의 환자에서 중등도 이상의 불안이 관찰된다.

간기능 부전의 예후

간기능 부전의 평가는 차일드-퓨(Child-Pugh) 척도나 말기 간질환 모델(Model for End stage Liver Disease, MELD)이 많이 사용된다. 차일드-퓨 척도는 원래 수술 중 사망률을 예측하기 위해 사용하였으나 최근에는 주로 간경화와 관련한 만성 간질환의 예후를 평가하는 데 사용되고 있으며 환자의 예후를 예측하거나 치료 방침 수립 및 간 이식의 필요성을 평가하기 위해 사용되고 있다. 관련된 내용은 표 9.9와 같다. 척도를 이용한 점수의 합으로 단계를 나누게 되며 단계에 따른 예후는 1년 단위로 평가한다(표 9.10 참조).

MELD는 원래 만성 간질환의 심각성을 평가하기 위한 척도로 목 정맥을 통해 간 내의 간문맥(portal vein)과 간정맥(hepatic vein) 간에 연

표 9.9 ▶ 차일드-퓨 척도

	1점	2점	3점
총 빌리루빈(mg/dl)	< 2	2~3	> 3
혈청 알부민(g/dl)	> 3.5	2.8~3.5	< 2.8
프로트롬빈 시간(sec)	< 4.0	4.0~6.0	> 6.0
복수	None	mild	Moderate 이상
간성 뇌증	None	Grade I-II (또는 약물로 조절)	Grade III-IV (또는 치료 불응성)

표 9.10 ▶ 차일드-퓨 척도에 따른 단계 및 예후

점수	단계	1년 생존율	2년 생존율
5~6	A	100%	85%
7~9	B	81%	57%
10~15	C	45%	35%

결을 시행하는 경내경정맥 간내문정맥 단락술(transjugular intrahepatic portosystemic shunt, TIPS)을 시행한 환자의 3개월 내 사망률을 예측하기 위해 개발된 도구이나 최근에는 간 이식 수술을 받는 환자의 예후를 평가하는 데 유용하게 사용되고 있으며 만성 간질환자의 사망률을 평가하기 위해 이용되기도 한다. 이는 다음의 공식을 따른다.

$$MELD = 3.78 \times \log[serum\ bilirubin(mg/dl)] + 11.20 \times \log[INR] + 9.57 \times \log[serum\ creatinine(mg/dl)] + 6.43$$

- INR = international normalized ratio for prothrombin time
- 만약 지난 일주일 동안 두 번 이상의 투석을 받은 경우 혈중 크레아티

표 9.11 ▶ MELD 수치에 따른 생존율

MELD 수치	6개월	12개월	24개월
0~9	–	–	–
10~19	92%	86%	80%
20~29	78%	71%	66%
29 초과	40%	37%	33%

닌(serum creatinine) 수치는 4.0으로 간주한다.

● 수치가 1 이하인 값은 1로 평가한다(예 : 빌리루빈 수치가 0.8인 경우
1로 간주한다).

● 간질환의 원인은 상기 공식에 고려하지 않는다.

입원 중인 환자의 MELD(Model for End stage Liver Disease) 수치에 따른
생존율은 표 9.11과 같다.

복수는 말기 간질환자에서 가장 먼저 나타나는 합병증으로 증상 발생
시 2년 내 사망률은 50% 정도지만 약물로 조절되지 않는 경우 6개월 내 사
망률은 50%에 이른다. 이에 비해 심각한 간성 뇌증의 경우 평균 생존기간
은 12개월 정도이다. 만성 간질환에서의 감염은 종종 심각한 결과를 보이
는데 30일 내에 사망하는 경우가 30%에 이르며 나머지 중 30%는 1년 이내
에 사망한다.

만성 간질환은 다른 기관에도 악영향을 미치며, 심장이나 신장 기능에
문제를 유발하기도 한다. 특히 간질환에 의해 신장 기능이 급속히 저하되
는 간신 증후군(hepatorenal syndrome)은 생명을 위협하는 상태이며 간 이
식 또는 투석 등이 필요한 상태이다. 이는 크게 1형과 2형으로 분류된다.

1형의 경우 급속하게 신장 기능이 저하되는 특징을 보이는데 2주 내에

혈청 크레아티닌이 2배 이상 증가하여 2.5mg/dl를 넘거나, 24시간 크레아티닌 청소율이 50% 이상 감소하여 20ml/min 미만이 되는 경우이다.

2형은 1형에 비해 서서히 발생하지만 일반적으로 간문맥의 혈압이 높아져서 나타나는 현상으로 이뇨제로 증상이 완화되지 않는 특징을 갖는다. 검사상 혈청 크레아티닌이 1.5mg/dl 이상이거나 24시간 크레아티닌 청소율이 40ml/min 이하 또는 소변 내 나트륨이 10µmol/L 이하로 나타난다.

1형의 경우 평균 생존기간은 4주 정도이며 2형의 경우도 평균 6개월 정도의 생존기간을 보인다(Sanchez W., 2006).

만성 간질환의 유일한 치료 방법은 간 이식술이지만 간 기증자가 부족하여 장기간 대기하는 경우도 적지 않으며 심한 심장-폐 질환 등의 다른 문제가 동반된 경우 간 이식술을 시행할 수 없는 경우도 많다(표 9.12 참조).

간기능 부전의 완화 치료

간기능 부전 환자의 완화 치료에서 염두에 두어야 할 사항은 대부분의 약

표 9.12 ▶ 간 이식술의 비적응증(출처 : Varma V., 2011)

절대적 비적응증
심한 신장-폐 질환
간 이외에 치료가 어려운 악성 암의 존재
알코올 및 약물 사용 질환
급성 알코올성 간염
활동성 감염/통제되지 않는 패혈증
정신사회적 지지 부족/내과적 치료를 따를 수 없는 경우
뇌사 상태
상대적 비적응증
고령
AIDS
담관암종(cholangiocarcinoma)
미만성 간정맥 혈전증(diffuse portal vein thrombosis)

제가 간에서 대사되기 때문에 간기능이 저하된 경우 약물이나 독성 대사물질이 체내에 축적될 수 있다는 점이다. 또한 간으로의 혈류가 줄어들기 때문에 생물학적 활성 물질의 작용시간도 길어지게 된다. 따라서 어떤 약제를 사용하든 일반적인 경우에 비해 저용량으로 시작하고 서서히 증량하는 것이 필요하다.

말기 간질환자의 경우 폐암이나 대장암 환자와 비슷한 정도의 통증을 호소하지만(Roth K., 2000) 이러한 말기 간질환자에 대한 약물 연구가 많지 않다. 또한 과거 알코올 등의 약물 남용 병력이 있는 경우 의료진은 이러한 환자에 대한 아편계 약제의 사용을 꺼리기도 한다. 아편계 약물은 간성 뇌증(hepatic encephalopathy)을 악화시키는 원인이 되기도 하고 변비 등의 증상을 일으켜 간성 뇌증을 악화시킬 수 있기 때문에 일부 문헌에서는 말기 간질환자에 대한 아편계 약제 사용을 금하기도 한다. 하지만 이러한 부작용에도 불구하고 임종을 앞둔 환자의 통증 조절에 유용한 약제임은 틀림없다. 따라서 불가피하게 아편계 약물을 사용할 경우 소량으로 시작하여 서서히 증량하는 원칙의 적용은 필수이다.

통증 조절

간경변 환자에서 모르핀의 제거율은 35~60%까지 늦어지게 되고 경구 투여할 경우 간에서의 약물 첫 번 통과 효과(first pass effect)가 저하됨에 따라 생물학적 이용 가능성이 높아지게 된다. 신장 기능의 장애가 동반된 환자에서는 모르핀의 사용이 금기시되는데 이는 독성 대사물의 축적에 의한 신경 독성의 가능성이 높기 때문이다. 옥시코돈이나 하이드로모르핀의 경우도 이와 유사하다. 펜타닐의 경우 간경화 환자에서 약동학(pharmacokinetic)적 변화가 나타나지 않는다는 보고가 있어 만성 간질환자에서의 사용이 다른 약물에 비해 추천된다. 메타돈의 경우도 약동학적 변화가 없다는 보고가 있으나 통증과 관련한 연구가 부족하여 좀 더 연구가 필요하다(Verbeeck R. K., 2008).

아세트아미노펜의 경우 하루 4g씩 13일간 말기 간 환자에게 투여한 결과 이상이 없었다는 보고가 있어(Benson G. D., 2005) 기타 약물에 비해 비교적 안전한 것으로 여겨진다. 하지만 장기적으로 투약할 경우 하루 2~3g을 넘지 않도록 하는 것이 좋다. 반면 NSAID의 경우 신장 기능을 저하하거나 간신 증후군을 유발할 위험이 높기 때문에 만성 간질환자에서는 반드시 금해야 할 약물로 간주된다. 또한 NSAID는 점막 출혈의 위험성을 증대시키며 이뇨제 작용을 저해할 위험도 크다.

복수 조절

복수(ascites)는 간경변 환자의 가장 흔한 증상 중 하나이며 만성 간질환자가 입원하게 되는 가장 많은 원인이 된다. 일반적으로는 염분 섭취를 금하고 이뇨제를 통해 치료하게 된다. 하루 염분 섭취를 2g 이하로 줄이고 스피로노락톤(spironolactone)이나 푸로세미드(furosemide) 등의 이뇨제를 사용할 경우 약 90%의 환자는 복수에 적응할 정도의 상태로 회복된다. 이뇨제를 사용할 경우, 사지 부종(edema)이 동반된 경우 하루 1kg 이내, 사지 부종이 동반되지 않은 경우에는 하루 0.5kg 이내의 체중 감량 범위 내에서 약물을 처방한다. 단, 혈청 크레아티닌 수치가 높은 경우 이뇨제 투여에 주의가 필요하다.

스피로노락톤은 하루 100mg으로 시작하여 매주 50~100mg 정도 증량한다. 만족할 만한 체중 감량 효과를 보이거나 부작용이 나타나기 전까지 최대 하루 400mg까지 증량할 수 있다. 약제 사용 시 고칼륨증과 여성형 유방증(gynecomastia)이 흔한 부작용이다. 여성형 유방증으로 인하여 통증이 발생할 경우 칼륨을 유지하는 이뇨제(예 : amiloride, triamterene 등)로 교체할 필요가 있다. 푸로세미드의 경우 하루 20~40mg으로 시작하여 최대 용량을 하루 160mg까지 증량할 수 있다. 이는 스피로노락톤과 함께 사용할 수도 있다. 이뇨제를 사용할 경우 탈수 증상이나 전해질 이상, 간성 뇌증, 근육 경련 등의 부작용이 없는지 유의해서 관찰해야 한다.

이뇨제로 조절할 수 없는 복수의 경우 목정맥경유간속문맥전신순환연결술(TIPS)을 시행하거나 반복적인 복부 천자(paracentesis)를 시행해야 한다. TIPS와 관련한 메타 연구에서 상기 시술은 복수의 재발을 막는 데 효과적이지만 간성 뇌증의 가능성은 증가한다고 보고되었다. 하지만 전반적으로 TIPS를 시행할 경우 생존율 증가 및 증상 완화를 보이는 것으로 알려져 있다.

TIPS를 시행하지 않는 환자에서는 대량의 복부 천자가 불가피하다. 악성 복수를 보이는 환자에서는 복강 내 천자를 유지할 때도 있다. 천자 유지를 할 경우 감염에 의한 복막염 발생의 빈도는 약 5.9% 정도로 알려져 있지만 만성 간질환자에서의 위험성은 16% 정도로 증가한다. 복강 내 천자의 유지가 불가피할 경우 72시간 내로 제한하면 감염의 위험성이 현저히 감소하므로 시간적 제한을 두는 것이 필요하다.

간성 뇌증

간성 뇌증(hepatic encephalopathy)의 원인은 아직 불명확하지만 락톨로오스(lactulose) 흡수장애나 고질소혈증(azotemia), 아편계 약제 및 수면 진정계 약물, 급성 위장관 출혈, 저칼륨증, 알칼리증(alkalosis), 변비, 감염, 고단백질 섭취 등의 원인에 의해 악화될 수 있다. 간성 뇌증의 정도는 급격히 변화되고 단계가 겹칠 수 있지만 일반적으로 표 9.13과 같이 분류한다.

간성 뇌증의 치료는 원인 제거 및 암모니아를 비롯한 장내 독성 물질 제거가 일반적이다. 독성 물질 제거를 위해 흡수되지 않는 이당(disaccharide)

표 9.13 ▶ 간성 뇌증의 West Haven 판정 기준

단계	증상
Grade I	경미한 의식의 부족 다행감(euphoris) 또는 불안 집중 시간의 단축 더하기, 빼기 등 셈의 장애
Grade II	무기력(lethargy) 또는 무감동(apathy) 경도의 시간 및 장소에 대한 지남력 장애 미묘한 성격 변화 부적절한 행동
Grade III	졸림 또는 반혼미(semi-stupor). 그러나 언어 자극에 반응함 혼란(confusion) 전반적 지남력 장애
Grade IV	혼수(coma, 언어 및 통증 자극에 반응하지 않음)

이나 항생제를 투여하게 된다. 흡수되지 않는 이당에는 락톨로오스, 락티톨(lactitol) 등을 사용하며 흡수되지 않는 항생제로는 네오마이신(neomycine), 리팍시민(rifaximin) 등이 사용된다.

락툴로오스는 15~40mL를 경구로 하루 2~4회 투여하며 하루 3~5회 정도의 부드러운 변을 볼 때까지 투여한다. 단, 장 폐색증(ileus)이 있거나 장이 막힌 경우에는 투여하지 않는다. 증상이 심한 경우 2시간마다 30mL를 투여할 수 있다. 이후 경과에 따라 투여 시간을 4, 6, 8시간 간격으로 늘린다. 락툴로오스 관장(300mL의 락툴로오스와 700mL의 증류수를 혼합하여 사용)도 시행할 수 있다.

네오마이신은 경구로 500~1,000mg을 6시간 간격으로 투여한다. 네오마이신의 경우 1~3% 정도가 흡수되며 청각 및 신장에 독성 효과를 나타낼 수 있다. 리팍시민은 경구로 550mg을 하루 두 번 투여하는데, 메타 연

구에 따르면 혈중 암모니아 수치 및 의식회복, 고정 자세가 불가능한 증상 (asterixis) 및 안정성 면에서 다른 항생제에 비해 우월한 효과를 보였으나 비용 대비 효과에 대해서는 추가적인 연구가 필요하다(Wu D., 2013).

후천성 면역 결핍증의 완화 치료

후천성 면역 결핍증(acquired immunodeficiency syndrome, AIDS)은 인간 면역결핍 바이러스(human immunodeficiency virus, HIV)의 감염에 의해 이차적인 면역 결핍 상태에서 발생하는 여러 가지 증상을 의미한다. 2014년 통계에 따르면 전 세계적으로 약 3,600만 명이 HIV에 감염되어 있으며 한 해 동안 120만 명이 사망한 것으로 알려져 있다(Communication and global advocacy, 2105). 국내의 경우 공식적으로는 2014년 말까지 11,504명이 등록되어 있지만 실제 숫자는 이보다 훨씬 많을 것으로 추정된다.

HIV는 1종과 2종으로 분류하는데 1종은 전 세계적으로 널리 퍼져 있으며 흔히 AIDS를 유발하는 바이러스로 인식되고 있고, 2종은 서아프리카에 국한되어 발생하는 바이러스로 전파가 느리고, 비뉴클레오시드 역전사 효소 억제제(nonnucleoside reverse transcriptase inhibitor)에 잘 반응하지 않는 특징을 갖는다.

HIV는 혈액 내에 존재하는 림프구(lymphocyte) 중 하나인 CD4 림프구의 표면 단백질에 결합하며 감염을 유발한다. HIV는 RNA 바이러스로 자체적인 복제가 불가능하기 때문에 CD4 림프구 내의 역전사 효소(reverse transcriptase)를 이용하여 DNA를 형성하고 이는 세포 내 DNA 안으로 침입하여 원래 세포인 CD4 림프구의 자체적인 기능을 활용하여 바이러스 물질을 만들어 체내의 다른 CD4 림프구를 감염시킨다(그림 9.1 참조).

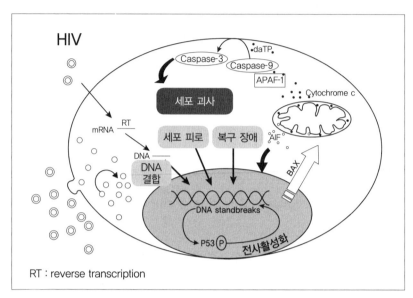

그림 9.1 ▶ HIV 감염과 림프구(출처 : Genini D., 2000)

CD4 림프구는 자체적으로 항원을 제거하는 기능을 갖고 있지는 않지만 다른 면역세포를 활성화하는 역할을 하여 B세포나 포식세포(macrophage), 살해 T 세포 등 항원이나 병소를 제거하는 세포를 통제하는 기능을 갖는 면역체계에서 중요한 역할을 수행하는 세포이다. 따라서 HIV에 의해 정상적인 CD4 림프구의 숫자가 줄어들게 되면 전반적인 인체 면역체계의 저하가 발생하게 된다. 감염된 CD4 림프구는 체내에 존재하는 CD8 림프구에 의해 파괴되는데 CD8 림프구의 활성화 정도에 따라 증상의 발현이 억제되고 상대적으로 좋은 예후를 보이게 된다.

HIV의 감염이 꼭 AIDS를 의미하지는 않는다. AIDS 관련 증상과 CD4 세포의 수가 200 미만일 경우, 림프구 중 CD4 세포의 비율이 14% 미만일 때 AIDS로 진단된다. 반면 HIV 감염 여부는 좀 더 복잡한 임상병리저

검사를 통하여 진단된다(예 : ELISA, 웨스턴블롯). 효소결합면역흡착법 (ELISA)은 일차적인 선별 검사이며 여기에서 양성 반응을 보일 경우 확진을 위해 웨스턴블롯(western blot) 검사를 시행하여 확진을 하게 된다. 따라서 ELISA에 양성 반응을 보일 경우 웨스턴블롯 검사에서 확인되기 전까지 HIV 감염 여부를 예단해서는 안 된다.

HIV 감염 초기에는 다른 바이러스 감염과 비슷한 증상을 보이기 때문에 판별이 어렵다. 대표적인 초기 증상으로는 인후통(sore throat), 비특정 피부발진(rash), 전신근육통, 두통, 피로감 등이 있다. 이러한 증상은 자연적으로 완화되며 약 10년 정도의 잠복기를 거치게 된다. 잠복기를 거쳐 면역 결핍 상태에 이르게 되면 흔히 AIDS로 알려진 여러 가지 증상이 발생하게 된다. WHO(2007)는 HIV의 감염 상태에 따라 다음과 같이 분류하고 있다.

- 초기 HIV 감염 : 증상이 없거나 급성 감염 증상이 있을 수 있음. 감염 증상은 실제 감염 후 2~4주 이후부터 발생하며 10~14일 정도 지속됨.
- 1단계 : 증상이 없고 CD4 림프구의 수가 500/μL 이상인 경우. 임파선의 비대증이 관찰될 수 있음.
- 2단계 : 가벼운 증상과 함께 CD4 림프구의 수가 500/μL 이하인 경우. 증상으로는 점막에 문제가 생기거나 상기도 감염 등이 흔함.
- 3단계 : 좀 더 심한 증상 및 CD4 림프구가 350/μL 이하인 경우. 1개월 이상 지속되는 만성 설사가 있을 수 있으며 결핵 및 박테리아 감염 증상이 발생할 수 있음.
- 4단계 : AIDS로 불리는 단계. 심한 증상과 함께 CD4 림프구 수가 200/μL 이하인 경우. 식도, 기도, 기관지, 폐 등에 칸디다증(candidiasis),

뇌의 톡소포자충증(toxoplasmosis), 피부의 카포시 육종(Kaposi sarcoma) 등이 발생함.

AIDS의 완치 치료는 없으나 무증상 상태를 지속할 수 있는 다양한 항바이러스 약제가 개발되어 사용되고 있다. 주로 바이러스의 생리적 특성을 이용하여 더 이상의 증식을 억제하는 방법이며 이러한 방법으로 감염 보균자의 생존기간이 비약적으로 연장되었다. 2015년 미국에서 시행된 조사에 따르면 HIV 감염자의 평균 연령이 50세에 이른다(CDC, 2015). 따라서 HIV 감염자의 완화 치료는 과거 면역 결핍에 따른 감염증 치료가 중심이었다면 최근에는 심혈관, 신장, 간기능 등의 면역 결핍과는 관련 없는 증상으로 범위가 넓어지고 있다.

항바이러스 치료는 생존기간 연장을 꾀할 수 있지만 이로 인한 부작용 역시 적지 않다. 흔한 부작용 중 하나는 지방이상증(lipodystrophic syndrome)이다. 장내지방 또는 복부, 목 주변의 지방이 축적되는 반면 피하 지방은 적어지면서 얼굴과 사지의 피부가 얇아진다. 비뉴클레오시드 역전사 효소 억제제나 단백질 분해효소 억제제(protease inhibitor)를 사용할 때 많이 발생하며 운동 및 생활습관 변화로 어느 정도 부작용을 억제할 수 있지만 심한 경우 미용 수술 등을 고려하기도 한다. 단백질 분해 효소 억제제 사용의 또 다른 부작용으로는 고지혈증이 있다. 증상이 심할 경우 아트로바스타딘(atrovastadine), 프라바스타딘(pravastadine), 젬피부로질(gempibrozil) 등의 약제를 사용한다. 기타 말초 인슐린 저항증(peripheral insulin resistance), 고혈당증(hyperglycemia) 역시 단백질 분해 효소 억제제에 의해 발생할 수 있는 부작용이다. 락토산증(lactic acidosis), 골다공증(osteoporosis) 등도 약제 사용과 관련되는 부작용이다.

HIV 감염에 따른 증상이 점차 악화되면 기회 감염(opportunistic infection)이 발생한다. 이는 면역 체계가 정상인 경우 특별한 문제를 유발하지 않는 체내 병원균이 면역 체계의 저하에 따라 증식하여 독성 작용을 일으키는 것을 의미한다. 기회 감염은 일차 예방과 이차 예방으로 분리하여 시행한다. 일차 예방은 CD4 림프구의 숫자와 비율에 따라 특정 균종에 대한 예방 조치를 취하는 것을 의미하며, 2차 예방은 발생한 감염을 적절히 치료한 이후에 이루어지는 조치를 의미한다. 예방적 조치는 CD4 림프구의 수가 200/μL 이상인 경우 중단한다(표 9.14).

AIDS 상태에 접어들게 되면 다양한 신체 증상이 발생하게 되는데 통증(98%), 체중 감소(81%), 식욕부진(71%), 기분저하(70%), 무력감(66%), 피부건조(56%), 설사(53%), 오심 및 구토(45%), 기침(45%), 피로감(43%) 등

표 9.14 ▶ 기회 감염의 예방

기회 감염	진단/예방	치료
PCP	CD4 < 200/μL	TMP-SMX, 매일 또는 주 3회 기타 dapsone, atovaquone, aerosolized, pentamidine
결핵	PPD test > 5mm 또는 과거 결핵감염 또는 최근 활동성 결핵환자 접촉	Isoniazide+pyridoxine 9개월 또는 rifampin, rifabutin 4개월
톡소포자충증 (Toxoplasmosis)	CD4 < 100/μL	TMP-SMX PO 매일 또는 dapsone+pyrimethmine+leucovorine
조류형 결핵균 (Mycrobacterium avium)	CD4 < 50/μL	Azithromycine 1,200mg PO 1주간 또는 Clarithromycine 또는 Rifabutin

PCP : pneumocystis jiroveci pneumonia, PPD : purified protein derivates, TMP-SMX : trimethroprim-sulfamethoxazole

이 발생한다(Norval D. A., 2004).

통증은 다양한 원인에 의해 발생하게 되며 무증상 상태(1단계)에서도 약 25%에서 관찰된다. 신경병성 통증, 복통, 두통 등의 관리하기 어려운 통증이 많이 발생하며 증상이 악화될수록 통증의 정도도 점차 심해진다. 통증의 원인 규명이 이루어진 뒤 원인 제거 및 일반적인 통증 관리 원칙(WHO analgesic ladder)에 따라 약물 치료를 시행하게 된다(표 9.15).

식욕부진 역시 다양한 원인에 의해 발생할 수 있다. 증상이 심한 경우 식욕 촉진제를 사용하는 것도 방법이 될 수 있다. 코르티코 스테로이드(Corticosteroid)는 일부에서 식욕 촉진 효과를 보일 수 있지만 이러한 효과는 수 주밖에 지속하지 않으며 오히려 장기 투약에 따른 부작용이 발생할 수 있으므로 권장되지 않는다. 프로게스테론(Progesterone)을 하루 800mg 이상 고용량 사용할 경우 비록 지방을 중심으로 한 증가이긴 하지만 식욕과 체중을 늘리는 효과가 있으며 저용량의 경우 식욕 증진 효과를

표 9.15 ▶ AIDS에서의 흔한 통증의 원인

분류	원인
HIV 감염에 의한 통증	HIV 감염 : 신경병성, 관절병성, 무균성 뇌막염 등 HIV 관련 감염 : 진균성, 원충성, 바이러스성, 세균성 HIV 관련 암 : 카포시 육종, 비호지킨 림프종
치료에 따른 통증	진단 과정에서의 통증 항바이러스 약제 : 신경병성, 근육성 통증 방사선 치료 : 점막염
합병증 관련 통증	욕창 비활동에 따른 이차성 근육골격계 통증 변비
비관련성 통증	혈우병성 관절통

볼 수 있다는 보고가 있다. 같은 연구에서 국내에서 불법이기는 하지만 대마초의 추출물이 최소한의 부작용으로 식욕을 증진시킨다는 보고도 있다 (Corcoran C., 1999).

참고문헌

Azad N., Lemay G. Management of chronic heart failure in the older people. J Geriatric Cardiology. 2014; 11 : 329-337.

Carlucci A., Guerrieri A., Nava S. Palliative care in COPD : is it only an end of life issue? European Respiratory Review. 2012; 21(126) : 347-354.

Clark J., Pauliks L., Myers J. et al., Mechanical circulatory support for end stage heart failure in repeated and palliated congestive heart disease. Current Cardiology Reviews. 2011; 7 : 102-109.

Fassett R. G. Current and emerging treatment options for the elderly patient with chronic kidney disease. Clinical Interventions in Aging 2014 : 9 : 191-199.

Gorada H. et al. The Washington manual of medical therapeutics. 34th edition. 2014. Lippincott Williams and Wilkins.

Gordon P. H. Amyotrophic lateral sclerosis : An update for 2013 clinical features, pathophysiology, management and therapeutic trials. Aging and disease. 2013; 4(5) : 295-310.

Hank G. et al., Oxford textbook of palliative medicine 4th edition. 2010. Oxford University Press.

Higginson I. J., Gao W., Saleem T. Z. et al., Symptoms and quality of life in late stage Parkinson syndromes : A longitudinal community study of predictive factors. PLUS One. www.plusone.org. 2012; 7(11) : e46327.

Hunt S. A., Abraham W. T., Chin M. H. et al., ACC/AHA guideline for evaluation and management of chronic heart failure in the adults : executive summary. Journal of American College of Cardiology. 2005; 46 : 1116-1143.

Irwin, Richard S., James M. Rippe. Irwin and Rippe's intensive care medicine. 2008. Lippincott Williams & Wilkins. pp. 988-999.

LeMond L., Allen L. Palliative care and hospice in advanced heart failure. Progress in Cardiovascular Disease. 2011; 54(2) : 168-178.

Odin P., Chaudhuri K. R., Slevin J. T. et al., Collective physician perspectives on non-oral medication approaches for the management of clinically relevant unresolved issues in Parkinson's disease : Consensus from an international survey and discussion program. Parkinsonism and related disorders 2015; 21 : 1133-1144.

Merlin J. S., Turker R. O., Saag M. S. The role of palliative care in the current HIV treatment era in developed countries. Topics in Antiviral Medicine. 2013; 21 : 20-26.

Potosek J., Curry M., Buss M. et al., Integration of palliative care in end-stage liver disease and liver transplantation. Journal of Palliative Medicine. 2014; 17(11) : 1271-1277.

Romano T. G., Palomba H. Palliative Dialysis : A Change of Perspective. J Clin Med Res. 2014; 6(4) : 234-238.

Rowland L., Pedley T. Merritt's Neurology 12th ed. 2010. Lippincott Williams & Wilkins.

Scarabelli C., Saravolatz L., Hirsh B. et al., Dilemmas in end-stage heart failure. Journal of Geriatric Cardiology. 2015; 12 : 57-65.

UN AIDS Assoc. 2014 global statics : MDG-6 15 years, 15 lessons from the AIDS response. Communication and global advocacy, 2015.

Varma V., Mehta N., Kumaran V. et al., Indication and contraindication for liver transplantation. International J Hepatology. 2011; 2011 : 1218-62.

Vermylen J., Szmuilowicz E., Kahlan R. Palliative care in COPD : an unmet area for quality improvement. Int J of COPD. 2015; 10 : 1543-1551.

Yates P., Schofield P., Zhao I. et al., Supportive and palliative care for lung cancer patients. J Thorac Dis. 2013; 5(55) : S623-S628.

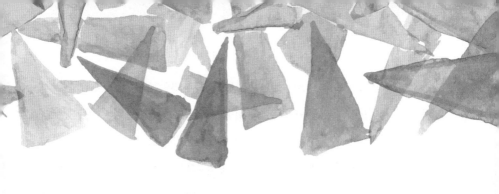

완화 치료 관련 흔한 증상의 관리

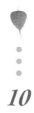

10

오심 및 구토

완화 치료에서 오심 및 구토는 매우 흔한 증상이며 약 70%의 환자에서 상기 증상을 호소한다. 또한 상기 증상은 심리적인 불쾌감을 유발하므로 삶의 질 저하에 중요한 문제로 대두된다.

　오심 및 구토의 경로는 확실치는 않으나 중추신경계의 2개 영역과 관련이 있는 것으로 알려져 있다. 이는 화학수용체 자극 영역(chemoreceptor trigger zone, CTZ)과 구토 중추(vomiting center, VC)가 주요 구조물이며 상기 영역은 각기 다른 자극에 의해 반응한다.

CTZ는 4번째 뇌실의 바닥을 구성하는 최후영역(area postrema)에 위치하며 이 영역에는 혈액 뇌 관문(blood brain barrier)이 존재하지 않는다. 따라서 뇌척수액(cerebrospinal fluid)이나 상기 부위의 모세혈관 내 화학 성분에 의해 신경 자극이 발생할 수 있다. 또한 CTZ의 신경은 구토 중추 영역 중 하나인 고립로 핵(nucleus solitary tract)이나 연수(medulla oblongata) 내의 망상체(reticular formation) 등에 신경 전달을 하고 있어 오심에 의한 구토 반응을 유발한다. CTZ에는 최소 17개 이상의 신경전달물질과 관련한 수용체가 확인되는데 이 중 중요한 역할을 수행하는 것으로 여겨지는 것은 도파민 2형 수용체(dopamine type 2), 세로토닌 3형 수용체(5HT-3)이다. 연수에 위치하는 엔케팔린(enkephalin) 경로는 오심을 억제하는 기능을 갖고 있으며 날록손(naloxone)이나 아편계 약제에 의해 항오심 작용의 변화가 나타날 수 있다. 기타 전정기관(vestibular)도 CTZ를 자극하는 기능을 수행한다.

VC는 전술한 바와 같이 고립로 핵이나 연수 내 망상체 등에 존재하지만 매우 다양한 신경 구조물들이 네트워크를 형성하고 있다. 또한 부교감신경계나 운동신경계와도 밀접한 관계를 맺고 있어 구토 반사(vomiting reflex)를 유발하며 기타 호흡, 침샘, 혈관 운동(vasomotor), 신체 운동(somatic motor) 등에도 영향을 미친다. VC에는 무스카린성 콜린성 수용체(muscarinic cholinergic receptor), 세로토닌 2형 수용체, 히스타민 1형 수용체(histamine type 1) 등이 중요한 신경전달물질 수용체로 여겨진다. 구토 반응은 일종의 역치(threshold)를 갖고 있어 여러 자극이 중첩되어 한계치를 넘을 때 발생한다. VC는 신체의 다양한 감각신경으로부터 자극을 받는데 시상(thalamus) 및 시상하부(hypothalamus), 미주신경(vagus nerve), 내장신경(aplanchnic nerve), 인두(pharynx), 위장 신경(gastrointestinal) 등이 내표적이다.

상기 신경계를 통해 CTZ를 자극하는 경우는 체내 혈액을 통한 약물, 독성 물질, 대사 물질 등이 대표적이며 기타 약제에 의한 항구토 중추의 기능 저하가 발생하는 경우가 대부분이다. VC를 자극하는 경우는 장기에 위치한 화학 수용체(chemoreceptor)나 기계적 수용체(mechanoreceptor)에 의한 경우가 많다. 이를 구분하는 것이 중요한 이유는 약제 사용 시 약제의 작용 부위가 어디인지를 고려하여 투여하는 것이 필요하기 때문이다(표 10.1 참조).

오심 및 구토는 원인에 따라 분류할 수 있는데 대표적 원인 중 하나가 약물이나 기타 화학 물질에 의한 발생이다. 약물 중 아편계 약물이나 디곡신(Digoxine), 항경련제, 항생제, 항암제 등이 주로 증상을 유발하며 식중독, 위장관의 허혈성 장애, 장 폐색 등에서도 나타난다. 이외에도 기관의 기능 부전에 의한 대사성 장애나 고칼슘증, 케토산증(ketoacidosis)도 증상을 유발한다. 위장관 장애의 경우 세로토닌의 유리에 의해 증상이 발생하며, 기타 화학물질의 경우와 같이 CTZ를 자극하여 오심을 유발하며 증상이 중첩되면 구토 증상까지 이르게 된다. 따라서 이 경우 CTZ에 직접 작용할 수 있는 도파민 2형(D2) 수용체 작용 물질이나 세로토닌 3형(5-HT3) 선택적 길항제를 투여하는 것이 도움이 된다. 일부의 경우 5-HT3와 스테로이드계 약물 또는 벤조디아제핀계 약물을 병용 투여할 경우 화학물질에 의한 증상을 89%까지 조절할 수 있다고 한다(Yarker Y. E., 1994).

인두 부위의 자극은 헛구역질(retching), 오심 및 기침에 의한 구토 증상을 유발할 수 있다. 인두는 설인신경(glossopharyngeal nerve) 및 미주신경(vagus nerve)의 분포가 풍부하여 감각이 예민한 부위이므로 진한 가래나 칸디다증 등에 의해 쉽게 자극을 받는다. 우선 감염이 발생한 경우 원인에

표 10.1 ▶ 오심 및 구토에 사용되는 약제의 종류 및 적응증(출처 : Hasler W., 2015)

분류	작용기전	약물 종류	적응증
Antiemetic agents	Antihistaminergic	Dimenhydrinate, meclizine	멀미, 내이질환
	Anticholinergic	Scopolamine	멀미, 내이질환
	Antidopaminergic	Prochloperazine, thiethylperazine, metoclopromide	약물, 독성물질, 대사물에 의한 경우
	5-HT3 antagonist	Ondansetron, granisetron	화학 요법 및 방사선 치료 부작용, 수술 이후 부작용
	NK1 antagonist	Aprepitan	화학 요법에 의한 부작용
	TCA	Amitriptyline, nortriptyline	기능성 구토, 만성 오심, 반복적 구토 증후군
	기타 정신약물	Mirtazapine, olanzapine	기능성 구토, 만성 오심 등
Prokinetic agents	5-HT4, antidopaminergic	Metoclopromide	위 마비(gastroparesis)
	Motilin agonist	Erythromycine	위 마비, 장 가성폐색
	Peripheral antidopaminergic	Domperidone	위 마비
	Somatostatine analogue	Octreotide	장 가성폐색
	Ach estrease inhibitor	Pyridostigmine	소장 운동 저하, 가성폐색
기타	Benzodiazepine	Lorazepam	화학 요법 관련 예기 오심, 구토
	Glococorticoide	Methyprednisolone, dexamethadone	화학 요법 관련

5-HT3 : Serotonin receptor 3 type, TCA : Tricyclic antidepressants, Ach : Acetylcholine, NK : Neurokinin

대한 치료가 필요하다. 진한 가래의 경우 흡입제(inhalation)를 통해 묽게 할 필요가 있으며, 야간에 오심이 발생할 경우 국소마취 분무제 등을 사용하는 것이 도움이 된다.

생리적 또는 물리적 문제로 인하여 위의 내용물이 차게 되는 경우에도 오심 및 구토가 발생할 수 있다. 복수, 간 비대, 유문전방(prepyloric) 염증, 십이지장 궤양, 췌장 두부암 등이 있는 경우에도 음식물의 이동이 물리적 방해를 받게 된다. 항콜린성 약제의 사용이나 기타 자율신경계 이상의 경우 생리적 방해를 유발한다. 이 경우 위에 존재하는 물리적 수용체의 자극에 의해 미주신경계가 활성화되며 VC에 흥분이 전달되게 된다. 메토클로프라미드(Metoclopramide) 또는 돔페리돈(Domperidone)과 같은 약제는 위와 소장의 운동을 정상화하며 유문(pylorus)을 이완시켜 위의 내용물이 빨리 소화될 수 있도록 돕는다. 하지만 상기 약제는 심장 독성을 보이기 때문에 장기간 사용은 피하는 것이 좋으며 일부에서는 추체외로 증상(extrapyramidal symptom)을 유발할 수 있어 주의가 필요하다. 기타 히스타민 2형(H2) 차단제나 오메프라졸(Omeprazole), 옥트레오티드(Octreotide) 등의 위산 분비 억제 약물을 함께 사용하는 것이 도움이 된다. 암의 종괴 효과(mass effect) 때문에 장폐색이 나타나거나 기타 물리적 폐색에 의한 증상인 경우 수술적 또는 방사선적 치료를 통해 기저 질환에 대한 조절이 필요하다. 말기 환자에서 변비에 의한 대장의 팽창도 오심이나 식욕부진을 유발하는 중요 원인 중 하나이다.

두개강 내(intracranial) 압력 상승이 있는 경우 흔히 두통을 동반하지만 두통 발생 이전에 오심이나 구토가 발생하는 경우도 적지 않다. 두개강 내 암이나 암의 두개골 전이, 두개강 내 출혈, 대뇌부종 등의 경우 뇌막(meninges)을 자극하여 오심 또는 구토를 유발한다. 일반적으로 스테로이드게 약물을 사용하여 종괴효과를 줄이는 것이 도움이 되며 CTZ 자극을 억제하는 약물 사용이 도움이 된다.

일반적인 오심 및 구토 조절 약물의 사용 방법은 다음과 같다(Kris M. G., 2007).

페노티아진(phenothiazine) 관련 약물

- Prochloroperazine(Compazine) : 5~10mg PO Tid-Qid, 10mg IM 또는 IV 매 6시간 간격

- Promethazine(Phenergan) : 12.5~25mg PO Qid 또는 IM 매 6시간 간격

- Trimethobenzamide(Tigan) : 250mg PO Tid-Qid, 200mg IM 매 6~8 시간

Dopamine antagonist

- Metoclopramide : 10mg PO 식사 전 30분 또는 10mg IV PRN, 부작용 주의, Domperidone은 CNS 통과를 하지 않아 부작용은 적은 편이나 완화 치료에서의 효과는 검증되지 않음

Antihistaminergic agents

- Diphenhydramine(Benadryl) : 25~50mg PO Tid-Qid 또는 IV 10~50mg 2~4시간 간격

- Dimethyhydrinate(Dramanine) : 50~100mg PO Qid 또는 IV 100mg 4~6시간 간격

5-HT3 antagonist

- Ondansetron(Zofran) : 0.15mg/Kg IV 매 4시간 간격 또는 IV 32mg 15분 이상 천천히 화학 요법 시행 30분 전 투약, 화학 요법 관련 증상 이 아닌 경우 4~8mg PO Qid.

- Granisetron(Kytril) : 10μg/Kg IV 10분 간격으로 세 번까지. 1mg PO
  Bid.

NK-1 antagonist

- Aprepitant(Emend) : 125mg PO 하루 한 번, 80mg PO Bid. 화학 요법
  에 의한 오심 및 구토에만 사용

연하장애, 소화불량 및 딸꾹질

연하장애

연하장애란 음식물을 삼키는 데 어려움을 보이는 증상으로 완화 치료 환
자의 12~25%에서 발생한다(Sykes N. P., 1988). 구강 또는 인두 주변의 암
에 의한 물리적 폐색도 적지 않지만 약 60% 정도는 파킨슨병이나 뇌졸중
과 같은 운동신경계의 이상에 의해 나타난다(O'Brain T., 1992). 기타 혀
주변의 암 전이나 방사선 치료에 의한 인두 주변의 섬유화에 의해서도 발
생할 수 있다. 저작 활동에는 중추신경 5, 7, 9, 10, 12번의 5개 신경이 작
용하고 이러한 신경의 손상 시 이상이 발생하여 흡인성 폐렴 등의 부작용
을 유발할 수 있다. 이외에도 감염, 방사선 치료, 화학 요법 등에 의해 구
강 및 인두의 점막에 염증 반응이 있는 경우 통증 때문에 음식물을 삼킬 수
없는(odynophagia) 상태가 발생할 수도 있다. 따라서 연하장애를 보일 경
우 이의 원인에 대한 파악이 중요하다(표 10.2 참조).

연하장애가 발생할 경우 다음의 순서에 따라 치료 계획을 수립할 필요
가 있다(Regnard C., 2010).

표 10.2 ▶ 연하 장애의 증상 및 원인

증상	원인
가슴 단계	식도장애. 내시경으로 진단 필요
구강 단계 입에서 흘림 뺨에 음식을 담고 있음 음식을 입에 물고 있음 코로 음식물이 나옴	입술을 다무는 힘이 약해짐, 혀 움직임 이상 뺨 근육의 약화, 혀 움직임 이상, 혀 움직임 약화 혀 움직임 이상, 혀 움직임 약화 연구개 움직임 이상
인두 단계 삼키기 전 기침 삼키는 도중 기침 삼킨 후 기침	혀, 후두, 연구 운동의 약화 또는 부조화 후두의 상승 약화, 또는 후두개곡(vallecular)의 운동장애 혀 기저부 및 후두, 연두의 약화 또는 부조화, 식도 상부 괄약근의 문제

수분 및 영양분을 공급할 필요가 있는가

만약 환자가 임종 직전의 심각한 상태라면 인위적인 수분 또는 영양 공급은 오히려 생명을 단축시킬 수 있으며 환자의 괴로움을 증가시키는 일이 될 수 있다. 임종이 임박한 상태라면 입 안을 촉촉하게 해주는 것만으로도 충분할 수 있다.

구강부터 식도까지 완전 폐색이 있는가

암 등의 종괴효과에 의해 완전 폐색이 있는 경우 기대 여명이 1~2주 정도라면 덱사메타손(Dexamethasone) 8~16mg 정도를 투여하는 것이 효과를 볼 수 있다. 이는 경구 또는 정맥 주사로 효과를 볼 수 있다. 내시경을 통해 식도를 팽창시키는 시도는 완화 치료에서는 추천되지 않는다. 만약 기대 여명이 수 주 이상인 경우에는 정맥 주사 등을 통하여 수분을 공급하며 응급 내시경을 통해 막힌 부위에 스텐트(stent)를 삽입할 수 있다. 내시경으로 효과를 거두기 어려운 경우에는 급양위조루술(feeding gastrostomy)을 시행한다.

문제의 원인이 흡인성(aspiration)인가

위식도 역류가 원인인 경우 원인에 따른(예 : 위산성 또는 운동장애성) 약물 치료를 시행한다. 만약 인두 부위의 구조적 결함이 있을 경우 이비인후과에 의뢰하여 구강천장 스텐트를 삽입한다. 구조적 결함에 대한 적절한 대응 방법이 없는 경우 급양위조루술을 시행한다.

구강 점막 감염이나 구강 건조증이 문제인가

구강 점막 감염의 가장 흔한 원인은 칸디다증으로 니스타틴(Nystatine) 항생제에 반응하지만 일부 저항성 병원균인 경우 케타코나졸(Ketakonazol) 200mg을 하루 한 번 5일간 투여하거나, 풀루코나졸(Fluconazole) 150mg을 하루 한 번 투여한다. 심한 헤르페스(herpes) 감염인 경우 아시클로비르(Acyclovir) 200mg을 하루 네 번 5일간 투여한다. 구강 내 궤양이 심하고 원인이 불명확한 경우 국소 마취제나 항생제(예 : 하루 세 번 테트라마이신 250mg을 2분간 가글), 또는 국소 스테로이드 등을 사용한다.

약물이 원인인가

항콜린성 약물이나 아편계 약물은 구강을 건조하게 할 수 있으며 항정신병 약물 등 일부 약물은 식도의 경련을 유발할 수 있다. 따라서 약물이 원인인 경우 용량을 줄이거나 부작용을 고려하여 다른 약물로 교체한다.

통증이 원인인가

점막 염증 등 국소적 통증이 원인인 경우 국소 마취제를 사용할 수 있다. 콜린성 살리실산 겔(Choline salicylate gel)이나 벤지다민(Benzydamine) 등을 사용하거나 통증이 심하지 않은 경우 NSAID로 효과를 볼 수 있다. 만약 구강 전반에 걸친 통증이 있다면 감염 여부를 관찰한다. 감염이 원인으로 생각되는 경우 우선 항생제로 감염의 원인 치료를 시행한다(예 : Flucloxacillin, Metronidazole). 기타 국소 마취제를 사용할 수 있다. 방사선치료나 화학 요법에 의해 점막염증이 발생한 경우 코팅 약제나 진통제 사용을 고려한다.

연하 곤란이 지속되는가

가슴이나 복부에 원인이 있는 경우 내시경 등을 통하여 원인 질환을 확인한다. 암의 종괴효과에 의한 경우 덱사메타손 8~16mg을 투여한다. 만약 구강의 문제로 인한 연하 곤란인데 상기 조치로 증상이 완화되지 않는 경우 치과나 이비인후과의 전문가에게 의뢰한다. 기타 뇌졸중, 가성연수마비(pseudobulbar palsy) 등의 다른 원인에 의한 것인지 고려한다. 환경적, 심리적 영향에 의해 연하장애가 발생하는 것은 아닌지 감별한다.

소화불량

소화불량은 다양한 원인에 의해 발생할 수 있으며 일종의 증상군이다. 소화불량을 유발하는 원인은 다음과 같이 분류할 수 있다.

첫째, 구조적 소화불량으로 위궤양 등이 대표적인 예이다. 이는 위장 상부의 위산과 관련한 문제일 가능성이 높다.

둘째, 기능적 기능장애로 위, 십이지장의 운동장애 또는 식도의 운동장애 등이 포함된다.

셋째, 위식도역류질환의 경우 위장 내 음식물이 식도로 역류하여 점막의 손상 및 다양한 증상을 유발한다.

만약 소화불량과 관련하여 만성적인 위장 출혈이 있거나 급격한 체중 감소, 연하장애, 지속적인 구토, 철분 결핍성 빈혈, 위상부 종괴 등의 문제가 확인되면 응급 조치가 필요하다. 이러한 경우 입원을 통해 원인을 규명하고 정확한 치료 방침을 수립하는 것이 도움이 된다.

구조적 문제에 의한 경우 우선 헬리코박터의 감염에 의한 것인지 여부를 확인해야 하는데 요소호기검사(uerabreath test)나 대변에서의 항원 검사 등이 확진 검사에 포함된다. 하지만 상기 검사를 하기 이전에 항생제는 4주 이상, 양성자 펌프(proton pump) 억제제는 2주, 히스타민 2형 억제제의 경우 1일 이상 중단해야 한다. 상기 검사에서 양성 반응을 보일 경우 양성자 펌프 억제제를 최대 용량으로 사용하면서 메트로니다졸(Metronidazole) 400mg＋클라리스로마이신(Clarithromycine) 250mg을 투여하거나 아목시실린(Amoxicillin) 1g＋클라리스로마이신 500mg을 투여한다.

기타 사용 약제 중 위장 점막을 자극하는 약제(예 : NSAID)가 없는지 확인이 필요하며 위산 분비 억제제를 사용할 경우 다른 약물과의 상호작용을 고려하여 약제를 선택해야 하는데 일반적으로 라니티딘(Ranitidine)이 다른 약물에 비해 상호작용이 적다.

기능성 소화불량의 경우 우선 위장관 기능 저하를 유발하는 약제가 없는지 확인이 필요하다. 약제로는 메토클로프라미드(Metoclopramide)나 돔페리돈 등의 사용이 추천되는데 일반적으로는 추체외로 증상이 적은 돔페리돈을 사용하는 것이 우선시된다. 기타 종괴효과로 인하여 위의 공간이 부족한 경우에도 소화불량을 유발할 수 있는데 이 경우 소량씩 자주 음식을 섭취하는 것이 필요하다. 위식도역류질환의 경우 일반적인 제산제(antacid)보다는 시메티콘(Simethicone)이 함유된 약제가 도움이 되며 양성자펌프 억제제도 도움이 된다.

딸꾹질

딸꾹질은 한쪽 또는 양쪽 횡격막의 연축(spasm)에 의해 병적 호흡 반사가 일어나는 현상이다. 말기 환자에서 보이는 딸꾹질은 위장의 팽창으로 인한 횡격막의 자극이 가장 흔한 원인으로 간주되며 기타 횡격막 자극이나 독성 물질(요산증 및 감염)에 의한 경우도 많다. 기타 원인으로는 횡격막 신경(phrenic nerve)의 자극이나 뇌종양도 원인이 될 수 있다. 지속적인 딸꾹질은 복합적인 원인에 의한 경우가 많기 때문에 관련 질환에 대한 검토가 필요하다.

완화 치료에서 딸꾹질이 지속되는 경우 다음의 순서로 증상에 대한 평가 및 치료 전략을 수립할 필요가 있다(Regnard C., 2010).

딸꾹질이 환자에게 문제가 되는가

경도 또는 간헐적인 딸꾹질은 플라스틱 또는 고무로 된 흡입 카테터로 구개를 자극하는 것만으로도 효과를 볼 수 있다. 의식이 있는 환자의 경우 비강(nasal)을 통하여 자극하는 것이 좀 더 참을 만하다. 입을 통해 면봉으로 연구개(soft palate) 중앙의 앞쪽 부위를 1분 정도 마사지하는 것도 도움이 되는 경우가 있다. 딸꾹질을 멈추기 위한 다양한 민간 요법(예 : 숨 참기, 놀래키기, 허리를 숙인 채 물 마시기)을 사용하는 것도 방법이 될 수 있다. 종이백을 이용하여 숨을 쉬는 것도 혈액 내 이산화탄소를 증가시켜 중추신경의 병적 호흡 반사를 낮추는 효과를 거둘 수 있다.

감염이 원인인가

흉곽, 소변, 식도 점막의 감염도 딸꾹질을 유발할 수 있는데 원인균에 대한 치료로 효과를 볼 수 있다. 관련 병원균으로는 칸디다(candida), 헤르페스(herpes simple, zoster), 서대세포바이러스(cytomegalo virus)가 대표적이다. 식도 점막에 이상이 있는 경우 제산제와 국소마취제를 혼합하여 식사하기 15분 전에 투여하는 것도 통증 완화 및 증상 조절에 도움이 된다.

약물이 원인인가

드물지만 코르티코스테로이드, 도파민 작용제, 항생제(Beta-lactam, Macrolides, Fluoroqunolon), 심혈관계(주로 Digitalis) 등의 약제가 딸꾹질을 유발하는 것으로 알려져 있다(Begheri H., 1999). 시간적 연관성 측면에서 증상 발생 이전에 새로운 약제를 시작하였다면 시험적으로 약물을 중단해 보는 것도 도움이 될 수 있다. 코르티코스테로이드나 벤조디아제핀 등의 약물은 딸꾹질을 멈추는 효과가 있다고 보고되고 있으나, 반대로 증상을 유발한다는 보고도 있다.

생화학적 원인이 있는가

칼슘저혈증(hypocalcemia)이나 나트륨저혈증(hyponatranemia) 등도 증상을 유발하는 원인으로 알려져 있다.

주변 종양의 부종이 원인인가

경구에서 식도까지 암에 의한 눌림 증상이 있는 경우에도 증상이 발생할 수 있다. 이 경우 덱사메타손 8mg을 경구나 피하 주사로 투여하면 부종을 줄여 눌림 증상을 완화할 수 있다.

딸꾹질이 지속되는가

상기 조치에도 불구하고 딸꾹질이 지속되는 경우 약물 치료가 필요하다. 위장의 팽창이 의심되는 경우 시메티콘(Simethicone) 등을 식전과 수면 이전에 2일 정도 투여해볼 필요가 있다. 증상이 심한 경우에는 시메티콘과 돔페리돈 등의 약제를 함께 사용하는 것도 도움이 된다. 기타 바클로펜

(Baclofen) 5~10mg Bid, 가바펜틴(Gabapentin) 300~600mg Tid, 니페디핀(Nifedipine) 10~20mg SL Tid, 할로페리돌(Haloperidol) 3mg 취침 전, 메틸페니데이트(Methylphenidate) 10mg, 미다졸람(Midazolam) 1mg IV 매 2분마다, 또는 2.5mg을 SQ로 매 15분마다 투여하는 것도 도움이 된다. 기타 치료 불응성 딸꾹질의 경우 올란자핀(Olanzapine)을 소량(2.5~5mg) 사용하거나 바클로펜과 혼합 투여 시 효과가 있다는 보고도 있다(Thompson A. N., 2014)

변비 및 설사

변비

환자는 배변과 관련하여 지속적이거나, 간헐적인 어려움이 있거나, 불충분하다고 생각할 경우 흔히 변비가 있다는 호소를 한다. 따라서 주관적인 판단이 가미되는 경우가 많다. 임상 연구나 약물 연구에서 많이 채택되는 로마 기준(Rome criteria)에서는 변비를 다음과 같이 정의한다(Thompson W. G., 1999).

지난 3개월 기준으로 다음 항목 중 두 가지 이상 해당되는 경우

- 기간 중 최소 25% 이상에서 부담(straining)을 가짐
- 기간 중 최소 25% 이상에서 단단한 변을 봄
- 기간 중 최소 25% 이상에서 불충분한 배변을 경험함
- 일주일간 세 번 이하의 장 운동
- 기타 헛배 부름, 배변 시 통증, 항문 출혈, 가성 설사(spurious diarrhea), 허리 통증 중 한 가지 이상의 증상

완화 치료에서 변비가 중요한 이유는 아편계 약제의 사용 시 흔한 부작용 중 하나가 변비라는 점이다. 아편계 약제를 복용하는 노인 중 87%에서 완화제의 투여가 필요하다는 보고도 있다(Sykes N. P., 1998). 아편계 약제를 사용할 경우 괄약근의 톤이 증가하고, 소장 및 대장의 운동이 느려지게 되며, 소장에서의 수분 흡수가 증가하고, 배변 반사가 줄어들게 되는데 이러한 약리적 효과가 모두 변비를 유발하는 작용과 관련이 있다. 약제에 따라 이러한 영향이 다소 다르며 펜타닐과 메타손 등은 모르핀에 비해 변비를 유발하는 효과가 강하지는 않지만 어느 정도는 위장관에 영향을 미치게 된다.

약물에 의한 변비 이외에 암의 종괴효과에 의해 위장관 통로가 차단되거나 암에 의해 식욕 감퇴를 보이는 경우에도 변비를 유발할 수 있으며 기타 당뇨, 갑상선 저하증, 저칼륨증 등의 관련된 신체 증상이 변비를 이차적으로 유발할 수 있다.

변비를 예방하기 위해서는 다음의 조치가 필요하다.

첫째, 적절한 운동을 통하여 장 운동을 자극하는 것이 도움이 되므로 신체가 허용하는 한에서 운동을 격려하는 것이 좋다.

둘째, 적절한 수분 섭취가 필요하다. 변비 증상의 경우 변의 수분이 부족한 경우가 많으며 환자가 수분 부족 상태 시 이러한 증상은 더욱 악화될 수 있다.

셋째, 식욕 저하에 따른 섬유질 섭취 부족도 증상을 악화시키는 요인이 될 수 있다. 많은 환자에서 섬유질 섭취를 증가시키는 것만으로도 변비 증상을 완화할 수 있다(Mumford S. P., 1986).

넷째, 변비를 유발할 수 있는 약제 사용에 주의가 필요하다. 완화 치료에서 변비와 가장 관련이 높은 것은 아편계 약제지만 이외에 항콜린성 작용을 갖는 항우울제, 항파킨슨 약제 및 알루미늄이나 칼슘 성분을 함유한 제산제, 이뇨제, 전간제(anticonvulsant), 철분제, 항고혈압제 등의 약제도 변비 유발 가능성이 있다.

다섯째, 입원 환자의 경우 배변과 관련한 편안한 분위기를 조성하는 것이 필요하다. 침상에서 배변을 유도하기보다는 환자의 사생활을 보호할 수 있는 환경 조성이 필요하다.

적절한 예방 조치에도 불구하고 입원 중 많은 환자에서 변비가 발생한다. 변비를 치료하기 이전에 우선 장폐색이 발생하였는지를 평가하는 것이 중요하다. 장폐색에 의한 변비의 경우 약제 사용으로 통증이나 관련 증상을 악화시킬 수 있기 때문이다.

호스피스 관리를 받는 약 80%의 환자에서 연화제 사용이 필요하다는 보고도 있다(Bruner H. C., 2015). 경구 연화제는 크게 두 가지로 분류할 수 있는데 하나는 변을 묽게 만드는 약제이고 다른 하나는 장의 운동을 증진시키는 약제이다. 변을 묽게 하는 약제는 대부분 변의 용량을 증가시키며 반사적으로 대장의 운동을 증진시키는 효과를 갖는다. 장 운동을 증진시키는 약제는 장 근육을 수축시키고 이로 인한 장내 수분을 증가시키는 효과를 보인다. 따라서 상기 약제는 상호 보완적인 특성을 갖기 때문에 약제를 조합할 경우 한 가지 약제만을 사용할 때에 비해 전체적인 투약 용량을 줄일 수 있다는 장점을 갖는다.

국내의 임상 경험으로 볼 때 적지 않은 환자가 관장을 요구하는 경우가 있다. 경구 연화제와 관장 중 어느 쪽이 효과적인지에 대한 비교 연구는 많지 않으나 관장 시행 시 인산염(Phosphate) 관장 시 100%, 미니 관장(Micralax) 시 95%, 비사코딜(Bisacodyl, 예 : 둘코락스 등) 제제 사용 시 66%, 글리세린(Glycerine) 관련 사용 시 38%에서 효과를 본다는 보고가 있다(Sweeny W. J., 1963).

변비에 대한 치료는 다음의 가이드라인에 따라 시행하는 것이 추천된다 (Sykes N., 2010).

1. 장폐색 여부 확인 : 장폐색이 의심되는 경우 장운동 증진 관련 약제의 사용을 피하고 변 연화제를 투여한다.
2. 딱딱한 변에 의해 직장이 막힌 경우 : 변을 부드럽게 만들지 않으면 자발적 배변이 어렵다고 판단될 경우 글리세린, 올리브오일 등을 이용한 관장을 시행한다. 만약 손가락 관장(finger enema)이 필요한 경우에는 국소 마취 등이 필요할 수 있다.
3. 부드러운 변으로 직장이 막힌 경우 : 장운동을 활발하게 하는 약제의 사용이 권장된다. 만약 약제 사용만으로 충분치 않을 경우 미니 관장을 추가할 수 있다. 일단 배변이 이루어진 이후에는 증상을 확인하여 변을 묽게하는 약제의 사용이 필요할 수 있다.
4. 직장 내 변이 많지 않은 경우 : 두 종류의 연화제를 동시 투여하는 것이 전반적 약제 사용량을 줄이며 좀 더 나은 효과를 볼 수 있다.

만성 설사

임상적으로 설사는 하루 3번 이상 형태를 갖추지 않은 변을 보는 경우를 의미한다. 완화 치료를 받는 7~10%의 환자에서 만성 설사를 호소하며 HIV 보균자의 경우 27% 정도에서 보고된다. 만성 설사의 원인은 매우 다양하지만 완화 치료에서 흔히 관찰되는 원인은 표 10.3과 같다.

설사의 원인을 확인하기 위해서는 변의 내용을 질문하는 것이 필요하다. 하루 한두 번 정도의 묽은 변을 보는 것은 항문 실조(anal incontinence)일 가능성이 높다. 심한 물과 같은 배변인 경우 대장성 설사일 가능성이

표 10.3 ▶ 완화 치료에서 흔히 보는 설사의 원인

원인	예
약물	완화제, 제산제, 항생제, 화학 요법 약물(예 : 5-Fluorouracil, Irinotecan 등), NSAIDs(예 : Mefenamic acid, Diclofenac, Indomethacin 등), 미토마이신(Mytomycine), 철분계 약물, 이당분해효소(Dissacharide) 함유 약제
방사선 치료	복부 방사선 치료 등
폐색	암, 분변 막힘(fecal impaction), 마약 장 증후군(narcotic bowel syndrome)
흡수 장애	췌장암, 위장절제술, 회장 절제(ileum resection), 대장 절제술 등
암	대장 또는 직장암, 췌장내분비세포암(pancreatic islet cell tumors), 카르시노이드 종양(carcinoid tumors)
동반 질환	당뇨, 갑상선 항진증, 과민성 대장 증상, 위장관 감염
식습관	통밀, 일부 과일, 매운 음식, 알코올 등

높은 반면, 색이 밝고 기름지며 지방변 같은 경우 췌장이나 소장에서의 흡수 기능 저하 때문일 가능성이 높다. 변비가 지속되면서 갑작스럽게 설사를 하는 경우에는 분변 막힘의 가능성이 높다.

완화 치료에서의 만성 설사는 탈수 증상 등의 심각한 부작용을 유발할 수 있기 때문에 주의가 필요하다. 수분은 가급적 입을 통해 공급하는 것이 추천되며 환자의 전해질 상태를 고려하여 필요한 성분이 함유된 음료를 섭취하게 하는 것이 좋다. 일부 감염 환자의 경우 락타아제(lactase)의 일시적 부족 현상을 보일 수 있으므로 유제품 섭취를 피하는 것이 좋다.

일반적인 만성 설사와 관련한 치료는 흡수제(absorbent), 흡착제(adsorbent), 점막 프로스타글란딘 억제제, 아편계 약제, 소마토스타틴(somatostatine)계 약물 등을 사용한다.

흡수제는 장내 수분을 흡수하여 묽은 변을 좀 더 진하게 만드는 효과가

있다. 수분을 섬유 안에 가두어 큰 덩어리를 만드는데 주로 펙틴(pectin) 성분을 함유하고 있다. 펙틴 성분의 흡수제는 작용 발현시간이 48시간까지 지연될 수 있어 증상이 심한 환자에서는 도움이 되지 않을 수 있다.

흡착제는 장내 부유물질을 비선택적으로 흡착하는데 세균, 독성물질, 수분 등이 이에 포함된다. 흡착제는 비교적 증상이 경하거나 비특이적 급성 설사 환자에서 사용되며 효과는 중간 정도이다. 카올린(Kaolin)의 경우 4시간 간격으로 2~6g을 투여하며, 석회분말(Chalk)은 0.5~4g을 4시간 간격으로, 아타풀가이트(Attapulgite)는 1.2g으로 시작하여 증상에 따라 8.4g/day까지 증량한다.

프로스타글란딘은 장내 수분과 전해질 분비를 촉진하는 기능을 갖고 있어 억제제는 이를 차단하는 효과를 얻게 된다. 비특이적 급성 설사나 특정 원인에 의한 만성 설사에서 사용되는데 아스피린의 경우 방사선 치료의 후유 증상에, 메살라진(Mesalazine)은 대장염에 사용될 수 있다. 아스피린은 300mg을 4시간 간격으로 투여하며, 메살라진은 1.2~2.4g/day 정도 사용한다. 비스무스(Bismuth)는 최대 하루 5mg까지 사용할 수 있다. 프로스타글란딘 관련 약제는 아스피린에 민감성이 있는 환자에서는 금기이며 과다 용량 사용 시 독성 작용이 발생할 수 있어 주의가 필요하다.

아편계 약제는 완화 치료 환경에 국한하여 사용하는 것이 필요하며 코데인은 4시간 간격으로 10~60mg까지 사용 가능하다. 기타 디페녹실레이트(Diphenoxylate)는 10mg으로 시작하여 6시간 간격으로 5mg 정도 투여하며, 로페라미드(Loperamide)는 4mg으로 시작하여 2mg씩 8시간 간격으로 투여한다. 하루 최대 16mg까지 투여가 가능하다.

소마토스타틴계 약제는 카르시노이드 증후군이나 졸링거-엘리슨 증후군 등에서 효과적이며 옥트레티드(Octretide)는 300~600mcg/day로 피하지

표 10.4 ▶ 만성 설사 원인에 따른 치료

원인	치료
지방 흡수 장애	Pancreatin(H2 억제제를 식전에 투여할 경우 좀 더 효과적임)
콜린성 설사	Cholestyramine, 4~12g Tid
방사선 치료 부작용	Cholestryamine, 4~12g Tid 또는 아스피린
Zollinger-Ellison 증후군	H2 억제제(예 : Ranitidine 150mg)
카르시노이드 증후군	Cyproheptadine 12mg/day, Methysergide 12~20mg/day
가성막 대장 증후군 (pseudomembranous colitis)	Vancomycine 125mg Qid, Metronidazole 400mg Tid
궤양성 장염	Mesalazine 1.2~2.4g/day, 스테로이드

방에 주사를 하며, 란레티드(Lanretide)는 30mg을 14일간 근육 주사한다.

기타 증상이 심한 경우 원인에 따라 약제를 투여할 수 있으며 이는 표 10.4와 같다.

체중 감소(종말증)

종말증(cachexia)은 암뿐만 아니라 만성 질병에 의해 발생할 수 있는 상태이다. 암에 의한 종말증과 기타 질환에 의한 종말증은 다소 차이를 보이기는 하지만 비자발적이고 지속적이며 기타 식욕부진이나 근육감소, 감염등의 문제를 유발하는 것은 공통적이다. 종말증은 급성적으로 발생하는 단백열량부족증(kwarshiorkor)과는 구별이 필요한데 이는 치료의 시급성과 관련이 있기 때문이다(표 10.5 참조).

종말증에 의해 발생하는 증상은 크게 네 가지로 나눌 수 있으며 각각의

표 10.5 ▶ 종말증과 단백열량부족증의 구분

구분	종말증	단백열량부족증
임상 환경	전신 염증과 관계 없이 지속적인 에너지 및 단백질 섭취 저하	일시적인 전신 염증에 의한 급성 에너지 및 단백질 섭취 저하
발병 경과	수개월에서 수년	수 주 이내
임상 증상	BMI < 18.5 삼두박근 피부 주름의 감소 팔 중간근육 둘레 감소	BMI 정상 털이 쉽게 뽑힘 부종
임상 병리	알부민 감소	혈청 알부민 < 2.8g/dL 총 철결합능 < 200μg/dL 림프구 < 1,500/μL
임상 경과	비교적 유지 단기 스트레스에 반응	감염 상처 치료 지연 욕창, 피부 기능 감소
사망률	기저질환과 관련	높음
진단 기준	삼두박근 피부 주름 < 3mm 팔 중간근육 둘레 < 15cm	혈청 알부민 < 2.8g/dL 다음 중 하나 이상 　상처 치료 지연 　욕창 및 피부 기능 감소 　털이 쉽게 뽑힘 　부종

경우에 대한 개별적인 치료 방침이 필요한 경우도 있다.

- 식욕부진/식욕 감퇴 및 식사량 감소 : 중추신경계의 이상에 따른 식욕 저하, 미각 및 후각의 이상, 쉽게 포만감을 느낌
- 이화작용(catabolic)의 증가 : 활동성, 진행성 암 또는 염증에 의한 이화작용, 생식 기능 저하증(남성의 경우), 인슐린저항증을 보일 수 있다.
- 근육량 감소 : 상지 및 하지 근육의 내구성 감소, 횡격막에도 영향을 미칠 수 있음

● 신체적, 정신사회적, 사회적 기능의 감소

식욕부진이 발생하는 원인은 정확하지 않다. 일반적으로 위에서 분비되는 그렐린(ghrelin)은 식욕 촉진의 주요 호르몬으로 여겨지고 있으며 공복 시 분비가 증가하고 미주신경(vagus nerve)을 통해 시상하부의 신경펩타이드(neuropeptide) Y의 수용체를 자극하는 것으로 알려져 있다. 소규모 임상 연구에서 종말증 환자에게 그렐린을 투여하는 것은 식욕 촉진 및 성장 호르몬을 분비시키는 것으로 알려져 있어(Neary N. M., 2004) 이의 기능 저하가 식욕부진과 관련이 있을 것이라고 추측하고 있다. 그렐린은 지방세포에서 분비되는 렙틴(leptin)에 의해 기능이 억제되는 것으로 알려져 있지만 말기암 환자에서 렙틴의 농도는 크게 차이를 보이지 않아 이를 통해 식욕부진이 발생하는지 여부는 명확하지 않다(Jatoi A., 2001). 기타 대마초 관련 수용체(endocannabinoid)나 멜라노코르틴(melnanocortin) 신호 전달 체계도 식욕부진과 관련이 있다.

이화작용의 증가는 염증 반응이나 간 대사의 증가와 관련이 있는데 간 대사가 증가하면 전반적인 근육의 위축이 발생하게 된다. 기타 암세포에서 분비되는 단백분해 유발 인자(proteolytic-inducing factor), 지방 동원 인자(lipid mobilizing factor), 부갑상선 관련 단백질(parathyiroid hormone related protein) 등도 이화작용에 작용한다. 식욕부진, 이화작용 등이 종말증을 유발하는 경로는 질병에 따라 조금씩 다르다(표 10.6 참조)

종말증의 일반적 치료 방침은 체중의 유지이며 이전 체중, 체중 감소의 기간 등을 고려해야 한다. 1개월 사이에 체중의 5% 이상 손실이 있거나, 6개월 사이에 체중의 10% 손실이 있는 경우, 또한 $BMI < 18.5kg/m^2$인 경우 에너지 부족으로 간주되며 단백질의 보충이 필요하다. 음식물 섭취를 위해서 섭취량, 식욕부진의 종류, 조기 포만감 등에 대한 평가가 필요하며

표 10.6 ▶ 질병에 따른 종말증의 원인

	암	AIDS	CHF	CRF	노인
임상 양상					
체중감소	+++	+++	++	++	++
식욕부진	++	+	+	+	(+)
종말증 관련 요인					
대사	+++	++	+	+	−
신경호르몬	++	++	++	+	+
단백동화호르몬	+	+++	++	++	++
Pro-inflammation cytokines	+++	+++	++	++	(+)

CHF=chronic heart failure, CRF=chronic renal failure, 동화작용 : anabolic

기타 관련 증상 여부를 확인한다. 이러한 정보를 기반으로 필요한 칼로리의 양 등을 예상한다. 상기 정보를 기반으로 하여 현재 상태와 이러한 상태가 예후에 미치는 영향 등에 대해 환자와의 논의가 필요하다. 만약 환자의 상태가 비교적 안정적이고, 2개월 이상 생존이 예측되는 경우에는 적극적인 개입이 필요하다.

일반적으로 기본 에너지 소비[Basic Energy Expenditure(BEE), 단위 : Kcal]는 다음의 공식을 활용하여 계산된다. 다음의 계산된 공식에 1.1 또는 1.4를 곱하여 필요 칼로리를 산정하는데 정상적인 경우는 1.1을, 매우 심한 스트레스 상황인 경우 1.4를 곱한다.

남자 BEE=66.47+13.75W+5.00H−6.76A

여자 BEE=655.1+9.56W+1.85H−4.86A

W=weight(kg), H=height(cm) , A=age(year)

환자의 상태에 따른 필요 칼로리와 단백질의 양은 표 10.7과 같다.

메타 연구에서 확인된 암 환자에서 도움이 될 수 있는 치료 방법은 프로게스틴(Progestin)과 스테로이드 제제이다(Yavuzsen T., 2005). 암 환자에서의 프로게스틴 연구는 상당한 결과물들이 있으며 메가스트롤(Megastrol)을 하루 160~1,600mg(주로 480~800mg)을 2주에서 2년간 투여한 결과 식욕 증진 등의 효과가 입증되었다. 메가스트롤은 코르티코스테로이드와 거의 동등한 효과를 보였으며 기타 약제에 비해(예 : Dronabinol, Fluoxymesteroid 등 식욕 촉진제) 효과적이었다. 이는 암 환자뿐만 아니라 AIDS, 만성 폐쇄성 폐질환(COPD), 낭성섬유증(cystic fibrosis) 및 노인에서

표 10.7 ▶ 환자 상태에 따른 칼로리 및 단백질(출처 : 호주 보건국, 2015)

환자 상태	칼로리(Kcal/kg)	단백질(g/kg)
과대사 상태가 아님		
• CVA, 궤양성 대장염, AIDS	25~30	0.8~1
• 노인의 급성 질환	25~30	1.1~1.5
• 일반 성인의 급성 질환	25~30	0.8~1.5
중등도 과대사 상태		
• 수술 후 2주 이내, 감염, 고열, 다발성 외상, 두부 외상, 복막염, 10~20% 화상, COPD	30~35	1.2~1.5
• 항암요법, 방사선 치료	30	≥ 1.2
• 췌장암	25~30	1~1.5
• 욕창	30~35	1.25~1.5
• 암 종말증	≥ 30	≥ 1.4
고도 과대사 상태		
• 화상(20% 이상)	35~40	1.5~2.0
• 간질환(간경화, 알코올성 간염, 간 이식)	35~40	1.2~1.5
• 신장 질환		
3단계	25~30	0.75~1
4단계	30~35	0.75~1
투석 중	30~35	> 1.1
• 급성 질환에 의한 심각한 상태	25~30	1.3~1.5

효과적이었다(OR=1.41~5.69).

메틸프레드니솔론을 하루 32~125mg 경구 또는 정맥 주사로 8주 정도 투여한 결과 식욕뿐만 아니라 통증, 구토 등의 증상 개선 및 행동과 삶의 질도 향상되었다는 보고가 있다(Kenneth C. H., 2010). 기타 프레드니솔론을 하루 10mg 정도 투여하는 것도 효과적이었다. 하지만 스테로이드는 장기간 복용 시 다양한 부작용을 유발할 수 있기 때문에 여명기간이 얼마 남지 않은 환자를 선별하여 투여할 필요가 있다.

AIDS 환자에서는 프로게스틴계의 약물 이외에 단백동화스테로이드(anabolic sreroid)의 사용도 효과적이다. 메타 연구에 따르면(Johns K., 2005) 전반적으로 1.1~1.3kg 정도의 체중 증가가 확인되었으며 옥산드로론(Oxandrolon)을 하루 40mg 정도 투여한 것으로 효과를 보았다고 한다. 하지만 24주간 지속하였을 경우 위약에 비한 효과는 뚜렷하지 않아 장기적 투약은 뚜렷한 효과를 거두기 어려운 것으로 확인되었다.

피로감

피로감은 말기암 환자에서 흔히 발생하는 증상으로 60~90%의 환자에서 증상이 관찰된다(Yennurajalingam S., 2010). 피로감은 크게 세 가지 증상으로 표현되는데 (1) 쉽게 피로감을 느끼고 행동을 유지하는 능력의 감소, (2) 특정 활동을 시작하거나 수행하기 어려울 것이라는 예감을 갖는 전반적 무력감, (3) 집중력, 기억력, 감정적인 취약성 등을 나타내는 정신적 피로감 등이 있다.

암과 관련된 피로감은 암 자체의 영향에 의해 암과 관련된 특이적 증상의 발현 이전에 나타날 수도 있고 방사선 치료, 화학 요법, 수술 등의 치료와 관련하여 발현될 수도 있으며 말기암의 경우 통증, 식욕부진, 오심, 구토, 호흡 곤란, 수면 부족, 불안, 우울감 등의 증상과 함께 나타날 수도 있다.

암에서 발생하는 피로감은 매우 다양한 요인이 작용하며 이의 주된 요인이 어떤 것이라고 단정하기 어려운 경우가 대부분이다. 암 환자에서 발생할 수 있는 피로감의 원인은 표 10.8과 같다.

암에서 발생하는 지방 분해 또는 단백질 분해 요인들은 환자의 정상적인 대사를 방해하며 생체의 여러 가지 반응을 유발하는데 이 중 종양괴사인자-α(TNF-α), 인터루킨-1(IL-1), 인터루킨-6(IL-6) 등의 시토카인 (cytokine) 물질의 생산은 생체의 다양한 단계에 작용하여 피로감과 관련된 증상을 유발한다. 또한 약물 치료 중에도 인터페론-α, IL-1, TNF-α와 관련된 물질이 피로감을 유발한다. 시토카인 분비에 따른 증상으로는 종말증, 만성 오심, 열, 우울감, 통증, 수면장애 등이 있으며 이러한 증상은 모두 피로감과 관련된다(Moss R. B., 1999).

뇌의 망상체활성화계(reticular activating system, RAS) 역시 피로감과 관련이 깊은 구조물이다. 만성적 말초 자극은 RAS의 기능을 저하시키며 이

표 10.8 ▶ 암 환자에서 피로감의 직접적, 간접적 요인

직접 효과	생체 반응에 의한 효과	동반 요인
지방 분해 요인(lipolytic)	Interleukin-6	정신적 문제
단백질 분해 요인 (proteolytic)	Interleukin-1	빈혈
암 분해 물질(tumor deg -radation product) 뇌 또는 뇌하수체 암 또는 전이	종양괴사인자(tumor nectosis factor)	암 관련 증상 : 통증, 수면, 호흡 곤란, 졸음 종말증, 저산소증 감염, 대사질환, 탈수 신경계 질환, 내분비 질환, 부종양성 증후군(paraneoplastic syndrome)

에 의한 피로감을 유발하기도 한다. 기타 뇌암이나 뇌하수체 종양의 경우 시토카인 분비를 통해 뇌의 인지 기능을 저하시킬 수 있으며 두부 방사선 치료의 경우 약 70%에서 피로감, 우울감, 졸림 증상을 나타낸다(Schagan S. B., 2001). 모르핀과 같은 아편계 약제나 진정제, 항불안제 등도 RAS 기능 저하를 유발하여 졸림과 피로감을 유발할 수 있다.

피로감은 주관적인 형상이므로 이를 객관화하기는 어렵다. 여러 피로 감을 평가하는 척도(예 : Functional assessment of cancer therapy –fatigue, Piper fatigue scale, Brief fatigue inventory 등)이 있지만 객관적인 평가보다 는 환자의 주관적 피로감이 치료에 방해가 되거나 환자의 삶의 질 저하를 유발한다면 이에 대한 치료 방법의 모색이 필요하다. 환자의 주관적 피로 감은 단순 숫자 척도(simple digit scale, 예 : 0 = 최고 상태, 10 = 최악의 상 태), 시각아날로그척도(Visual analogue scale) 등을 사용하여 쉽게 평가할 수 있다.

피로감의 치료는 크게 일반적 치료 방침과 원인 치료 방침으로 구분할 수 있다. 일반적 치료 방침의 기본적 내용은 다음과 같다(Yennurajalingam S., 2010).

- 다른 사람의 도움을 받아 가사일 등을 줄이고 일상생활에 필요한 활 동에 적응한다.
- 자신의 상태에 따라 쉬는 시간을 늘리거나 더 많은 운동을 한다.
- 피로감의 패턴에 따라 하루 중 일과를 조절한다.
- 기력 저하를 유발하는 약물을 교체한다.
- 불필요한 활동에 에너지를 사용하지 않도록 한다.

피로감의 원인이 추정되는 경우 이에 대한 원인 치료가 필요하다. 흔히 피로감을 유발하는 원인으로는 정신적 문제와 말기증 이외에 빈혈, 감염, 자율신경계 이상, 대사 및 내분비 이상, 아편계 약제의 부작용, 저산소증, 탈수증 등이 있다.

피로감의 원인이 분명하지 않거나 치료가 불가능한 경우 일반적 치료 약물을 사용한다. 일반적으로 사용되는 약제에는 코르티코스테로이드 (Corticosteroids), 메가스트롤(Megastrol), 정신자극제(Psychostimulant) 등이 있다.

코르티코스테로이드

스테로이드계 약물이 피로감을 줄이는 약리적 작용은 정확하지 않으나 암 세포 또는 암세포에서 발생하는 물질을 억제하여 피로감을 낮출 것이라 고 추측하고 있다. 무작위 맹검(double blind randomized) 연구에서 메틸프 레드니솔론 32mg의 투여가 위약에 비해 피로감을 유의하게 감소시켰다는 보고가 있다(Buruera E., 1985). 스테로이드계 약물은 오심, 식욕감퇴, 통 증 등의 다양한 증상에 효과적이며 이러한 영향에 의해 피로감이 회복되 는 것으로 추정된다(Molfino A., 2015). 스테로이드계 약물은 장기 처방 시 다양한 부작용을 초래하기 때문에 4주 이상의 처방은 피하는 것이 좋으며 일반적인 처방 용량은 프레드니손 기준으로 40mg 정도이다.

메가스트롤

메가스트롤을 하루 160~480mg 처방 시 영양상태의 특별한 변화 없이 도 10일 이내에 빠르게 피로감이 회복된다(Payne C., 2012). 피로감 회복 의 원인은 분명치 않으나 글루코코르티코이드나 단백동화호르몬(anabolic hormone), 시토카인 등의 영향에 의한 것으로 추정된다.

정신자극제

암 환자에서 정신자극제는 피로감뿐만 아니라 우울감 및 전반적 상태의 호전을 유도할 수 있다. 또한 아편계 약제 사용에 따른 피로감에도 효과적인 것으로 알려져 있다. 메틸페니데이트(methylphenidate)는 가장 보편적으로 사용되는 정신자극제로 하루 5~10mg 투여 시 일주일 이후 피로감의 회복이 나타난다(Sagawara Y., 2002). 모다피닐(Modafinyl)은 암페타민의 유도물질로 국내에서는 기면증 치료에 적응증을 갖고 있으나 암 환자의 피로감에도 효과를 보인다. 특히 다발성 경화증 환자에서 하루 200mg 투여 시 팔의 운동 기능이 상당한 정도 회복되었다는 보고도 있다. 암에 대한 치료제로 공식적인 인정은 받지 못했으나 말기 환자에서 유용하게 사용될 수 있는 약제로 고려되고 있다.

소양증

가려움은 피부의 생리적인 반응으로 생명을 유지하는 데 유용한 기능이다. 가려움은 피부나 점막의 감각 자극에 의해 발생하며 잠재적으로 해로움을 초래할 수 있는 물리적, 화학적, 생물학적 자극에 대해 위험신호를 준다. 가려움을 감지할 때 반사적으로 긁는 행위는 자극원을 제거하며 피부를 보호하는 역할을 한다. 하지만 병리적 상태에서 발생하는 가려움은 상당한 괴로움을 초래할 수 있으며 병리적 요인을 제거하거나 완화할 수 있는 치료가 필요하다. 의학적으로 가려움은 대부분 단기간 존재하는 생리적 현상을 의미하는 한편, 소양증(pruritus)은 지속적인 병리적 현상을 기술하는 데 사용되지만 흔히 혼용되어 사용되는 경우가 많다.

　과거 가려움과 통증은 같은 체계에 의해 발생하는 것으로 잘못 알려져 있었으며 모두 통각 수용체에 의해 발생하지만 자극이 약한 경우 가려움을, 자극이 강한 경우 통증을 유발하는 것으로 오인되어 왔다. 하지만 최근 연구에 따르면 이는 다른 과정을 거쳐 인식되며 가려움은 특정 C-섬유(fiber)와 관련되며 이는 전신에 광범위하게 분포하고, 가는 축삭(axon)과 매우 느린 전달 속도를 특징으로 한다. 가려움과 관련되는 중추 신경으로는 척수시상로(spinothalamic) 1층(laminar)에 존재하는 히스타민(histamine)에 민감한 영역으로 알려져 있다(Andrew D., 2001).

가려움은 물리적, 화학적 자극이 피부에 위치하는 감각 기관을 자극하여 발생하며 이러한 자극은 외부에서 발생할 수도, 신체 내부에서 발생할 수도 있다. 물리적 자극으로는 압력, 온도, 낮은 전기적 자극, 물집(blister)의 형성, 원인 물질의 피부 도포 등이 있다. 화학적 자극으로는 히스타민, 단백분해효소(protease), 프로스타글란딘(prostaglandin), 신경펩타이드(neuropeptide) 등이 있다(Paus R., 2006). 히스타민은 비만세포(mast cell)에 의해 신체 내부에서 분비되며, 외부에서 피부에 주사할 경우 상당한 가려움을 유발한다. 단백분해 효소 중 트립신(trypsin), 키모트립신(chymotrypsin), 파파인(papain), 칼리크레인(kallikrein) 등이 소양증을 유발하는 물질로 알려져 있다.

가려움을 감지하는 신경세포의 핵은 표피(epidermal)와 진피(dermal) 사이에 위치하며 표피에 신경종말(nerve ending)을 갖고 있는데 물질 P(substance P), 뉴로키닌 A(neurokinin A), 칼시토닌 유전자 관련 펩타이드(calcitonin gene-related peptide) 등의 신경펩타이드를 함유하고 있다. 반면 진피 안쪽에 위치하거나 혈관 주위에 분포하는 신경의 경우 혈관작용장펩타이드(vasoactive intestinal peptide), 신경펩타이드 Y, 물질 P 등의 신경펩타이드를 많이 함유한다. 기타 염증 반응 시 백혈구나 피부에 위치하는 비만세포로부터 유리되는 인터루킨(interleukin), 프로스타글란딘, 브래디키닌(bradykinin), 세로토닌 등의 물질은 감각 수용체를 자극하여 가려움증을 유발한다. 특히 염증과 관련되는 물질의 반복적 분비는 감각 신경의 역치를 낮추게 되며 가벼운 자극에도 반응하여 만성적인 소양증을 일으키는 원인이 된다(Pittelkow M. R., 2010).

아편계 약제의 경우 일부 영역에서는 가려움을 억제하는 효과를 보이지만 일부 영역에서는 증상을 유발하는 작용을 한다. 척수의 경우 자극을 억제하는 사이신경세포(interneuron)에 작용하여 가려움을 억제하지만, 경막내(intrathecal) 또는 경막외(epidural)에 모르핀을 투여할 경우 전신적인 가려움을 유발하며 피부의 비만세포에서 히스타민 유리를 촉진하는 역할이 있는 것으로 알려져 있다(Bergasa N. V., 1995). 소양증을 유발하는 또 다른 약제로는 세로토닌 계열의 약물이 있다. 세로토닌 계열의 수용체는 주로 피부에서 작용을 하는 것으로 알려져 있으며 긁는 행동을 강화하고, 온도에 따른 가려움을 유발한다. 따라서 아편계 약제나 세로토닌 수용체 차단제를 투여할 경우 가려움증의 완화를 보인다는 연구 결과는 있지만(Raderer M., 1994) 아직 상품화되어 있지는 않다.

소양증은 원인이 분명하지 않은 일차 소양증과 외부 원인에 의해 발생하는 이차 소양증으로 구분할 수 있으며 이차 소양증은 피부에 국한된 경우와 전신 원인에 의한 것으로 나눌 수 있다. 완화 치료의 경우 전신의 문제에 의한 이차적 소양증이 주로 문제가 된다. 전신성 이차 소양증의 원인은 표 10.9와 같다.

완화 치료에서 관찰되는 소양증은 매우 다양한 원인에 의해 발생하며 각각의 경우에 따라 다른 치료 방법이 사용되기 때문에 획일적으로 이야기할 수 없다. 뜨겁지도, 따뜻하지도 않은 미온(tepid, 일반적으로

표 10.9 ▶ 전신성 이차 소양증의 원인

분류	질병
담도 및 간질환	담도폐쇄증(biliary atresia), 일차 담도 경화증(primary biliary cirrhosis), 경화담관염(sclerosing cholangitis), 간외담도폐색(extrahepatic biliary obstruction), 임신에 의한 담즙 정체(cholestasis), 약물에 의한 담즙 정체
만성 신장 질환	요독증(uremia)
약물	아편계 약물, 암페타민, 코카인, 아스피린계 약물, 퀴니딘(Quinidine), 니아신아미드(Niacinamide), 기타 약물
내분비 질환	요붕증(diabetic insipidus), 당뇨, 갑상선 질환(항진, 저하), 부갑상선 질환
혈관성 질환	호지킨, 비호지킨병, 피부 T-세포 림프종, 전신비만세포증(systemic mastocytosis), 다발골수종(multiple myeloma), 잠적혈구증가증(polycythemia vera), 철분 결핍성 빈혈
감염성 질환	매독, 기생충, HIV, 진균
암	유방, 위장, 폐 등 카르시노이드 증후군
신경 질환	말초 신경병(distal neuropathy), 뇌졸중, 다발성 경화증, 뇌농양(brain abscess), 뇌암, 척수매독(tabes dorsalis), 기타 정신 질환

21~27℃)의 온도에서 목욕을 하는 것이 일시적인 소양증을 완화할 수 있다. 일부 환자의 경우 따끈한 온도에서 목욕을 하거나 샤워를 하는 경우 통증이 가라앉는다고 하지만 혈관 확장 및 피부신경 자극으로 인하여 대부분 증상이 악화된다. 목욕 직후 물기를 가볍게 닦아내고 향기가 강하지 않은 크림을 바르거나 효과가 있다면 페놀(phenol)이나 멘톨(menthol)이 함유된 크림을 바르는 것도 도움이 된다. 옷은 다소 헐렁하게 입는 것이 좋으며 양모의 경우 피부 자극이 심하고, 합성섬유는 습기가 차는 단점이 있기 때문에 면으로 된 옷을 착용하는 것이 좋다. 피부를 긁어서 딱지

가 생긴 경우 물에 적신 면으로 습성 드레싱(wet dressing)을 매일 1~2시간 하는 것도 가려움증을 완화할 수 있다.

경도 내지 중등도 소양증인 경우 습성 드레싱 전에 1~2.5%의 하이드로 코르티손(Hydrocortisone)을 바르는 것도 항염증 효과를 얻을 수 있다. 증상이 심한 경우 좀 더 강력한 스테로이드인 트리암시놀론(Triamcinolone) 0.05~0.1%가 함유된 크림을 1주일 이내로 간헐적 사용이 가능하지만 장기적 사용은 피부의 위축과 피하 출혈, 이차적 피부 감염을 유발할 수 있기 때문에 피하는 것이 좋다. 일반적으로 이차성 전신 소양증에 사용되는 약제는 표 10.10과 같으며 환자에 따라 사용되는 용량은 매우 다양하다.

표 10.10 ▶ 전신성 소양증의 약물 치료(출처 : Siemens W., 2014 편집)

분류	약물
항염증성 약제	코르티코스테로이드 히스타민(H1, H2, H3) 차단 약제 살리실산염, 크로몰린(Cromolyn) 탈리도미드(Thalidomide)
혈관작용제	α-차단제(blocker), β-차단제(예 : Propranolol)
중추 또는 말초 신경 약물	마취제(Lignocain, Propofol) 정신성 약물 : 항우울제, 항정신병 약제, 수면제, 아편계 약물 차단제(Naloxone, Naltrexone), 세로토닌 차단제(Ondestranon) 항경련제(Gabapentine, Pregabalin 등)
첨가제	콜레스트리아민(Cholestriamine) 활성탄(Charcoal), 헤파린(Heparine)
담도 관련 질환	리팜피신(Rifampicine), 메틸테스토스테론(Methyltestosteron), 우르소데옥시콜린산(Ursodeoxycholic acid) 등
요독증	적혈구 형성인자(Erythropoietine), 부갑상선 제거술(parathy-roidectomy), 자외선 B(ultraviolet B)
잠적혈구증가증	α-인터페론, 파록세틴(Paroxetine)

욕창 관리

욕창의 정의

욕창(bed sore, pressure ulcer)은 국소적인 피부와 심부 조직의 손상을 의미하며 주로 뼈의 융기된 부위에 발생한다. 이는 압력으로 인하여 피부, 연조직, 근육, 뼈의 국소적 허혈증에서 시작하여 연속적인 과정을 통하여 괴사가 발생하게 된다. 미국 욕창자문위원회(US National pressure ulcer advisory panel)의 욕창 단계에 대한 지침에서는 욕창을 크게 네 가지로 분류하고 있다.

1단계 : 눌러서 색이 변하지 않는 발적(non-blanchable erythema)

주로 뼈의 융기된 부위에 국한하여 눌러서 색이 변하지 않는 발적이 있으나 육안상 피부는 이상이 없음. 이 부위는 통증이 있으며 부드럽고, 주위 피부에 비해 온도가 높거나 낮게 감지된다. 1단계는 피부가 검은 경우 감지되지 않을 수 있다.

2단계 : 부분적으로 두꺼워짐(partial thickness)

진피의 손상과 함께 깊지 않은 개방성 궤양을 보이며 주홍색 상처가 보인다. 주변에 맑거나 또는 피가 섞인 물집이 관찰될 수 있으며 딱지가 지거나 피멍이 관찰되지 않는 건조한 궤양이 확인된다. 피멍은 심부 조직의 손상을 의미한다.

3단계 : 전체 피부 조직의 손상(full thickness skin loss)

전체 조직이 손상되어 피하 지방이 관찰되나 뼈, 근육, 힘줄 등은 노출되지 않은 단계이다. 딱지가 존재하지만 이를 통해 조직 손상의 깊이를 확인하기는 어렵다. 조직의 해부학적 위치에 따라 양상이 다소 다르게 나타날 수 있는데 코, 귀, 후두부, 추골(malleus) 부위는 지방 조직이 없기 때문에 3단계에서도 상처의 깊이는 깊지 않을 수 있다. 반면 지방 조직이 풍부한 부위는 깊은 궤양을 보인다.

4단계 : 전체 조직의 손상(full thickness of tissue loss)

뼈, 힘줄, 근육 등이 노출된 전체 조직의 손상 상태이다. 피부 딱지(slugh), 괴사 딱지(eschar) 등이 존재할 수 있다. 손상의 깊이는 해부학적 위치에 따라 다르며 근육이나 기타 하부 조직까지 침범할 수 있다. 경우에 따라 골수염이나 골염 등을 유발할 수 있다.

욕창은 완화 치료뿐만 아니라 거동이 불편한 어떤 환자에서도 쉽게 발생할 수 있는 증상이며 영양 부족, 감각 저하, 요 및 변실금, 전반적 신체 상태의 약화 등에 의해 더 심해질 수 있다. 욕창의 발생은 환경에 따라 다소 차이가 있으며 장기 간호 시설에서 2.2~23%까지 발생한다(Saha S., 2013). 욕창의 발생률은 장기 관리 시설의 평가 척도로 활용될 수 있을 만큼 환자 관리의 상태와 비례한다. 캐나다의 경우 병원에 입원한 척수 마비 환자의 5% 정도에서 욕창이 발생하며, 지역사회에서 치료받는 환자의 30% 정도에서 발생한다고 보고하고 있다(캐나다 보건국, 2009).

욕창의 예방

욕창을 예방하기 위한 여러 가지 지침서가 개발되어 있고 활용되고 있지만 여기에서는 영국 건강관리연구소가 2014년에 발표한 일차 및 이차 의료기관에서의 욕창의 예방과 관리 지침 중 성인 관리 관련 내용과 2015년에 발표된 미국 상처치료협회(Wound Healing Society)의 욕창 치료 지침 중심으로 설명하고자 한다.

모든 입원 환자는 욕창의 발생 위험을 갖고 있지만 직전에 다른 의료기관에서 입원 치료를 시행했던 환자 중 움직임의 제한이 있거나 감각의 둔화가 있는 환자, 이전에 욕창 발생력이 있는 환자, 영양 섭취에 문제가 있는 환자, 스스로 자세를 취하기 어려운 환자, 심한 인지 기능 장애가 있는 환자의 경우 위험군으로 분류하여 주의해야 한다. 임상적 판단을 위하여 척도 활용(예 : Braben scale, Waterlow scale, Norton risk-assessment scale 등)을 권장한다. 최근 수술을 시행했거나 증상의 지속적인 악화를 보이는 환자에서는 위험성에 대한 재평가가 필요하다.

위험성이 있다고 판단되는 환자의 경우 압력이 가해지는 피부의 상태를 확인하고 압력에 의한 피부색의 변화가 있는지 주의해야 한다. 또한 부종, 건조증, 탄력의 변화 등에도 주의한다. 일반적으로 촉진에 의해 압력을 줄 경우 색의 변화가 있는지 확인하는 것이 필요하다. 2시간 간격으로 압력에 의한 색의 변화 여부를 확인한 후 변화가 없을 경우 예방적 조치를 취한다. 와상 환자의 경우 최대한 머리 부분을 낮게 유지하도록 하며 임상적으로 필요할 경우[예 : 튜브 영양(tube feeding) 후 1~2시간, 심한 호흡 질환 및 심장 기능 저하 등]에만 머리를 올리며 이 경우에도 가급적 환자의 무릎 부위를 굽혀 압력의 분산을 유도한다.

위험성이 감지되는 환자에서는 매 6시간 간격으로 자세를 바꿀 것을 권고하며 스스로 자세의 변경이 어려운 경우 외부의 도움을 주어야 하며 이에 대한 기록을 남길 필요가 있다. 앞에서 언급한 위험성이 높은 환자나 압력에 의해 피부색의 변화가 없는 경우 고위험군으로 분류하여 매 4시간 간격의 자세 변화가 필요하다. 특히 3~4단계의 욕창이 발생했거나 다발성 욕창이 있는 환자에서 이러한 조치는 매우 필요하다.

특히 성인에서 욕창을 방지하기 위해 피부 마사지나 문지르는 행위를 금하고 있는데 이러한 조치가 오히려 욕창의 발생을 악화시킬 수 있기 때문이다. 또한 스스로 식사가 가능한 경우 예방적인 영양 공급이나 주사를 통한 수분 공급을 금하고 있다. 이는 영국 정부가 의료경제적으로 의미가 없는 행위로 간주하고 있기 때문인데 이로 인한 부작용이 있다고 보기는 어렵다.

고위험군으로 간주되는 경우 환자에 상태에 적합한 매트리스(예 : air-fluidized bed, alternating air bed, low air loss bed 등)를 제공하는데 장시간 앉아 있는 환자는 앉는 위치에 따라 압력이 가해지는 부위에 대한 쿠션 제공 등의 대책을 마련한다. 일부 연구에서 일반적인 침대 매트에 비해 발포고무(foam)로 표면 처리가 된 매트를 사용할 경우 욕창의 발생을 60%까지 낮출 수 있다고 한다(McInnes E., 2011). 엉덩이에 욕창이 발생한 경우 침대와 피부 사이에 1인치 이상의 쿠션감이 필요하며 손바닥으로 눌러서 침대의 단단한 표면이 느껴질 경우 부적절하다. 다발성 욕창이 발생한 와상환자의 경우 표면 압력이 자동으로 조절되는 매트리스를 사용하는 것이 필요하며 이는 매트 표면의 압력이 자동으로 변화하면서 욕창의 악화를 방지한다.

장기간 앉아 있는 환자에서는 욕창 발생을 방지할 수 있는 방석 등의 사용이 필요하다. 이는 장기간 휠체어를 이용하는 환자에도 적용된다. 하지만 도넛 형태의 방석은 사용을 피해야 하는데 이러한 방석은 정맥혈을 정체시키거나 부종을 유발할 수 있기 때문이다. 또한 욕창 발생의 위험성이 감지되는 경우 장기간 앉아 있는 행위를 금하는 것이 좋다. 기타 위험성이 높은 부위를 건조하게 두지 말고 보습 효과가 좋은 오일이나 로션 등을 바르는 것도 도움이 된다. 추가적으로 욕창의 발생 원인, 욕창의 초기 징후, 예방법 등에 대해 보호자 교육이 필요하다.

영양 공급

초기 환자 평가 시 영양 상태에 대한 충분한 검토를 하는 것이 욕창 발생의 예방 및 치료에 도움이 된다. 단백질의 불충분한 공급은 육아조직(granulation tissue)의 형성을 저해하여 상처 치료 지연의 원인이 된다. 체중을 정기적으로 확인하고 혈액 검사 등을 통하여 영양 상태를 확인한다. 혈청 내 프리알부민(prealbumin)은 최근 단백질 섭취 정도를 반영하며, 알부민(albumin) 수치는 장기적인 단백질 섭취 상태를 반영한다. 단, 상기 수치는 수분 섭취 상태, 감염, 급성 스트레스 등의 요인에 의해 영향을 받기 때문에 이에 대한 고려가 필요하다. 불충분한 에너지 섭취, 근육량의 감소, 피하 지방의 감소 여부를 확인해야 하며 국소적 또는 전신적인 수분의 축적(예 : 복수 등)은 체중 감소를 은폐하기 때문에 주의가 필요하다. 기타 C-반응단백(c-reactive protein, CRP), 백혈구 수, 혈당 등은 감염 여부를 확인할 수 있는 척도로 활용할 수 있다. 1단계 욕창의 경우 충분한 영양 공급만으로 증상의 악화 예방 및 회복에 도움이 된다.

만약 영양분 섭취가 부족하거나 불가능한 경우 인위적인 영양 공급이 필요하며, 단백질 공급을 위주로 영양분을 제공한다. 일반적으로 하루 30~35Kcal/kg, 단백질 1.25~1.50g/kg를 제공한다. 또한 비타민이나 미네랄의 부족이 의심되거나 확인되는 경우 이에 대한 공급이 필요하다. 비타민 A, C, E, 아연(zinc), 아르기닌(arginine) 등이 복합적으로 함유된 다양한 제제가 판매되고 있어 이를 공급하는 것도 욕창 예방 및 회복에 도움이 된다. 단, 영국의 경우 비타민 부족 등에 대한 확실한 근거가 부족할 경우 관련 처방을 금하고 있다.

욕창 관리

욕창이 확인되면 가능한 방법을 동원하여(예 : 초음파 또는 영상 촬영 등) 앞에서 언급한 바와 같이 욕창의 단계를 분류한다. 관찰되는 욕창의 양상 만으로 깊이를 추정해서는 안 된다. 또한 많은 양의 고름(exudate) 등이 확 인되지 않는 경우 음압(negative pressure)을 이용한 치료는 활용하지 않는 다. 영국의 경우 전기치료, 고압 산소요법 등의 치료는 활용하지 않는다.

욕창의 크기, 단계, 범위 및 궤사 조직의 정도, 환자의 참을성, 기타 동 반 질환 등을 고려하여 어느 정도의 죽은 조직 제거술(debridement)이 필 요한지 정한다. 단, 결정 이전에 전신 패혈증, 심장, 신장, 호흡기, 소화기 등의 기관의 기능 부전 여부, 중요한 외상 또는 화상 여부, 당뇨, 자가면역 질환 등의 전신적 요인에 대한 고려가 필요하다. 또한 욕창이 발생한 부위 의 산소 공급 상태에 대한 평가가 필요한데 탈수 및 교감신경계의 활성화 가 발생할 수 있는 추위, 스트레스, 통증 등도 산소 공급을 저해하는 요인 이 된다. 기타 흡연 역시 조직의 관류(perfusion)을 억제하는 요인이므로 이 에 대한 교정이 필요하다.

죽은 조직 제거술의 방법(예 : sharp, mechanical, enzymatic, autolytic debidement 등) 및 드레싱의 종류에 대해 고려해야 한다. 드레싱은 대부분 상처의 수분을 유지하는 방법이 필요하며 캐나다의 연구(Canadian agency for drug and technology in health, 2013)에 따르면 하이드로겔(Hydrogel)이 나 하이드로폴리머(Hydropolymer)를 이용한 드레싱을 할 경우 상처의 회 복이 50~70% 이상 향상되며 폴리우레탄(polyurethane) 발포제를 사용할 경우 고름이 많은 욕창에서 삼출물을 쉽게 흡수하고 제거도 용이하다고 하였다. 기타 복사열(radiating heat)을 이용한 상처의 관리도 증상의 회복 에 도움이 된다.

조직 제거술 중 자가분해(autolytic) 제거술의 경우 회복에 좀 더 많은 시간이 필요하기 때문에 주변의 궤사 조직에 대한 인위적 제거가 필요할 수 있다. 단, 대규모의 수술적인 제거술(sharp debridement)을 시행할 경우 충분한 경험을 갖춘 의사가 장비가 갖추어진 수술실에서 시행해야 하며 출혈성 질환이나 항혈액응고제를 복용할 경우 금지한다. 또한 욕창 주변에 혈액 공급이 충분하지 않은 허혈성 병변이 있는 경우에는 수술적 조직 제거는 금하는 것이 좋다.

물리적 제거술에는 습포 드레싱(wet-to-dry dressing), 상처 세척(wound irrigation), 와류 기법(whirlpool technique) 등이 있다. 습포 드레싱은 상처 부위에 생리식염수나 소독액을 묻힌 거즈를 덮은 뒤 위에 마른 거즈를 추가로 덮어 둔다. 괴사 조직이 부드러워지면서 거즈에 들러붙게 되고 거즈를 제거할 때 함께 제거하는 방법이다. 욕창의 경우 죽은 조직의 딱지 등을 제거할 수 있지만 통증이 수반되며 새로 형성된 조직까지 함께 제거할 수 있어 주의가 필요하다. 일정 압력의 물줄기를 통해 죽은 조직을 제거하는 상처 세척은 욕창 치료에 효과적인 경우가 많다. 상처 세척 시 4~15psi(주 : 제곱인치당 파운드의 힘, 참고로 혈압은 2.32/1.55psi, 해수면의 대기압은 14.7psi 정도임) 정도의 힘으로 시행하는 것이 효과적이다. 30mL의 주사기에 18게이지의 바늘을 꽂아 상처를 세척하는 방법도 있다. 4psi 이하의 힘은 상처를 제거하는 데 적합하지 않고 15psi 이상은 정상 조직의 손상을 유발하거나 세균을 조직 안으로 밀어 넣는 역할을 할 수 있다. 와류 기법은 욕창 환자에서는 사용하지 않는다.

효소 제거술은 상처 표면에 외부 효소를 발라서 궤사 조직을 제거하는 방법이나 영국의 경우 구더기(maggot)나 효소를 이용한 욕창 치료는 특별한 사유가 있지 않은 경우 금한다.

자가분해 제거술은 밀폐 드레싱(occlusive dressing)을 사용하는 방법으로 상처를 공기중에 노출하지 않고 상피화(epithelialization)을 가속화하며 조직의 괴사를 촉진하는 효과는 있지만 상처의 회복 속도를 빠르게 하지는 않는다. 물기가 있는 상처를 밀폐하여 인체의 수분과 인체 내 효소를 이용하여 상처를 부드럽게 하고 주변을 액화하는 효과가 있으며 육아조직의 생성을 촉진한다. 드레싱을 갈아줄 때 불필요한 조직의 제거가 필요하며 1~2주 정도의 치료에도 불구하고 상처의 회복이 분명치 않으면 다른 방법을 동원한다. 자가분해 제거술은 감염된 상처나 매우 깊은 욕창에는 권유되지 않는다.

2단계 이상의 욕창의 경우 따뜻하고 수분을 유지할 수 있는 방법의 드레싱을 고려해야 한다. 또한 드레싱의 방법을 정하기 전에 통증과 환자의 참을성, 상처의 위치, 고름의 정도, 드레싱 변경의 횟수 등을 고려한다. 특히 입원 관리 중이 아닌 경우 보호자와의 상의가 필요하다. 단, 거즈 드레싱(주 : 상처 부위를 거즈로 덮는 것), 요오드(iodine) 드레싱은 금한다.

상처를 청결하게 할 경우 향기가 나지 않고, 항생제가 함유되지 않은 pH 4.5~5.7 정도의 가벼운 비누를 사용하거나 증류수나 정수된 물 등을 사용하는 것이 가격적으로도 좋고 효과도 높다. 상처에 대한 항생제는 대부분 건강한 육아조직의 형성을 방해하기 때문에 특별한 적응증이 있지 않으면 사용하지 않는다.

허혈성 병변이 아닌 경우 삼출액의 조절을 통해 상처의 수분을 유지하여 욕창이 건조해지거나 주변 조직이 짓무르지 않도록 한다. 주변 조직이 짓무르는 형상은 상처의 크기가 커지고 회복을 지연시킨다. 수분 유지는 육아조직 형성 및 상피화에 매우 중요한 요인이다. 수술적 조직 제거술 이후에 출혈이 있는 경우 8~24시간 정도 마른 거즈로 드레싱한 후 다시 수분을 유지하도록 한다. 또한 정기적으로 상처의 위치, 단계, 크기, 삼출액의 정도, 통증 등의 특징을 병록지에 기록해야 한다.

감염 관리

욕창과 별개로 발생한 감염은 혈류나 림프관에 세균이 침범하여 조직을 누르거나 염증 유발 등의 방법으로 욕창을 악화할 수 있어 적절한 항생제 사용이 필요하다. 욕창의 감염이 의심되거나 적절한 궤사 조직의 제거에도 불구하고 2주 이상 상처 주변의 상피화가 이루어지지 않는 경우 조직생검이나 면봉 채취를 통해 감염 여부 및 병원균 확인이 필요하다. 대부분의 미생물 검사는 배양을 통해서 이루어지지만 궤사 조직에 그램(g)당 10^5 이상의 병원균이 확인되거나 용혈연쇄구균(hemolytic streptococcus)이 발견되면 감염이 발생한 것으로 간주한다.

욕창에서의 감염 증상은 고전적 감염 증상[예 : 고름 삼출물, 열감, 부종, 홍반(erythema)]의 증상이 없을 수도 있다. 욕창에서의 감염과 관련된 증상 및 징후는 다음과 같다.

- 적절한 치료를 2주 이상 시행했음에도 불구하고 상처의 크기가 줄어들지 않고, 주변의 상피화가 관찰되지 않음
- 진홍색의 건강한 육아조직과는 달리 부종이 있으며 색이 연하거나 탁한 색의 육아조직이 관찰됨
- 자발적으로 또는 미세한 자극에 의해 육아조직의 출혈이 발생
- 상처의 기저부에 주머니처럼 구덩이가 생기거나 일부 영역에서만 육아조직이 없는 부위가 관찰됨
- 그람 음성 세균(gram negative bacteria)이나 혐기성 세균의 경우 고약한 냄새가 남

- 상처가 커지거나, 상피화가 없어지거나, 뼈의 노출, 육아조직의 소멸 등 상처가 악화되는 증상이 발생할 경우 숨겨진 병원체에 의한 이상 콜라겐의 침착이 발생했을 가능성이 있음
- 통증이 악화될 경우 명백한 병원균의 확인이 이루어지지 않아도 감염의 가능성이 높음. 특히 소아, 의식 저하, 인공 호흡기 착용, 척수 신경 마비 등의 환자의 경우 통증에 대한 호소가 어렵기 때문에 주의가 필요함

감염이 의심되는 경우 영국과 미국의 치료 지침은 다소 차이를 보인다. 영국의 경우 전신적인 패혈증(sepsis), 봉화직염(cellulitis)의 진행, 기저 골수염 등의 문제가 있지 않는 한 욕창을 이유로 전신적인 항생제 투여는 금지한다. 또한 욕창 부위에서 세균 배양에 양성 반응이 나왔다는 이유로 전신적 항생제 사용은 권장하지 않는다. 은이 함유된 크림이나 항생제가 함유된 발포 고무 드레싱, 요오드가 함유된 소독제 등은 상처 주위의 세균의 수를 줄이는 데 도움이 되지만 한편으로는 육아조직의 생성을 억제하기 때문에 사용 여부에 대한 충분한 고려가 필요하다. 대부분의 경우 세척만으로도 충분한 효과를 얻을 수 있다고 한다. 반면 미국은 욕창의 감염이 확인되는 경우 적극적인 항생제 치료를 권장하는 편이다. 특히 연조직(soft tissue)에 감염이 확인되는 경우 수술적 제거뿐만 아니라 전신 항생제나 국소 항생제 사용을 권고하고 있다.

만약 피부 이식이나 상처 봉합, 플랩(flap) 사용 등으로 수술적으로 욕창을 봉합할 경우 세균의 정도를 확인한 후(통상 $\leq 10^5$ cfu/g) 시행한다. 일정 수준 이상의 세균이 확인되는 경우에는 수술 이후에도 50% 이상에서 지속적인 감염 증상이 발생한다. 미국의 경우 일반적 환자에서 적절한 관리에도 불구하고 회복이 더딘 경우 수술적 봉합을 권유하고 있지만 완화 치료의 경

우에는 국소적 관리를 권장하고 있다. 수술을 시행할 경우 시행 전후에 적절한 혈당 공급이 필요하지만 헤모글로빈 A1c가 6.0% 이상인 경우 욕창의 재발이 나타날 수 있어 당뇨 등의 원인 질환에 대한 조절이 필요하다.

만약 욕창 부위의 골수염이 의심되는 경우에는 뼈 생검을 통한 배양이나 병원균 확인이 필요하다. 침습적이지 않은 검사로는 정확한 진단을 내리기 어려우며 골수염의 경우 적극적인 치료가 필요하므로 진단을 위한 환자의 고통을 피하기는 어렵다. 일단 골수염이 확인되면 병원체에 따른 6~8주간의 항생제 처방이 불가피하다. 혈관이 잘 발달된 플랩으로 재건하는 경우 골수염의 회복을 촉진할 수 있다. 단, 골수염의 경우 주변 조직의 확실한 제거가 이루어지지 않으면 재발될 확률이 매우 높다.

만성적으로 지속되는 욕창의 경우 세균에 의한 생물막(biofilm)이 형성될 수 있다. 생물막은 상처의 회복을 저해하는 요인이며 미생물의 온상이 된다. 따라서 수술적 제거를 통해 세균의 수를 줄일 필요가 있다. 만성적인 욕창의 경우 단백질분해(proteolytic) 활성도를 평가하여 감염 여부를 평가해야 한다. 세균에 대한 치료 및 확인된 단백질 분해 효소의 조절을 통해 회복을 촉진할 수 있다.

기타 발꿈치 욕창의 경우 건조한 딱지가 앉아 있고, 염증이나 감염의 증후가 없다면 일부러 조직 제거술을 시행할 필요는 없다.

구강 관리

구강에 문제가 생길 경우 의사소통 및 영양 공급 등의 어려움이 발생하여 정신적·신체적 증상의 악화를 유발한다. 특히 구강 건조증, 타액과다증, 구취 등의 증상은 완화 치료에서 흔히 관찰되는 증상이다.

구강의 문제를 확인하기 위해서는 다음 순서에 따른 평가가 필요하다.

- 입술 및 입을 열 수 있는 정도에 대한 외부 평가 시행
- 의치 제거(가능한 경우)
- 구강 청결 정도의 확인
- 치아 질환의 평가
- 구강 내 구조물의 상태 평가
- 암, 감염, 궤양, 출혈 여부에 대한 평가
- 통증, 구강 건조증, 타액과다증, 연하곤란, 미각 변화, 구취 등 증상 평가
- 약물이나 영양 상태 등의 전신 상태부터의 영향에 대한 평가

구강 건조증

구강 건조증은 완화 치료 환자의 30~90%에서 발생하는 자각 증상으로 실제 침샘 분비의 감소가 없는 경우도 많다. 일부 연구에서는 진행성 암 환자의 88%에서 구강 건조증을 호소하였으며 0~10 척도(numeric rating scale)로 평가할 경우 약 6.2 정도의 심각성을 호소하였다(Oneschuck, 2000). 침은 물과 단백질, 전해질로 구성된 성분이며 구강 및 소화기 상부의 점막과 보호 및 미생물 번식을 막아주며 충치 발생을 억제하는 역할을 한다. 따라서 침의 부족은 궤양, 감염, 충치 발생 및 미각의 변화를 유발하게 된다. 또한 씹고 삼키는 기능의 저하뿐만 아니라 발성에도 장애를 초래한다.

침은 이하선(parotid gland), 하악선(submaxillary gland), 설하선(sublingual gland) 및 수많은 구강내 선(gland)에서 하루 1,000~1.500mL가 분비되며 pH 6~7 정도의 약산성으로 구성되어 있고 아밀라아제를 비롯한 소화 효

소 및 다양한 면역 관련 물질(예 : immunoglobulin, lasozyme, lafoferrin 등)을 함유하고 있다. 구강 내 작은 침샘은 전체 침의 10% 정도만을 분비하지만 뮤신(mucin)의 약 70%를 담당하므로 손상이 발생할 경우 구강 내 화학적 · 물리적 자극 방지나 윤활 작용에 어려움이 발생할 수 있다.

구강 건조증은 다양한 원인에 의해 발생할 수 있지만 완화 치료에서 쉽게 볼 수 있는 원인은 약물이나 방사선 치료에 의한 부작용이다(표 10.11 참조).

구강 건조증의 예방을 위해서는 구강 청결 유지 및 방사선 치료나 고단위 스테로이드 치료에 의해 발생할 수 있는 칸디다증을 예방하기 위해 클로트리마졸(clotrimazol) 및 플루코나졸(fluconazole) 등의 사용이 필요하다.

방사선 치료 이후에 발생하는 구강 건조증의 경우는 대부분 침샘의 비가역적인 손상에 의한 것으로 치료가 매우 어렵다. 최근 방사선 치료의 기

표 10.11 ▶ 완화 치료에서 흔한 구강 건조증의 원인

약물 요인
• Anticholinergics
• Antidepressants and antipsychotics
• Diuretics
• Antihypertensives
• Sedative and anxiolytics
• Muscle relaxants
• Analgesics
• Antihistamines
• Anticonvulsants
두부 및 목 주위의 방사선 치료/화학 요법
구강암의 진행
구강 감염
탈수
우울, 불안 등의 정신적 불안정
결합 조직(connective tissue) 및 면역 질환

술이 발달하면서 침샘 손상 없이 두경부 암을 치료하는 기법을 사용하고 있지만 일부 환자의 치료에서는 침샘 파괴가 불가피한 경우도 있다. 일반적으로는 침을 대체할 수 있는 인공침, 물, 글리세린 등을 제공하거나 설탕이 없는 사탕이나 껌 등을 사용하기도 한다. 특히 진행성 암 환자의 61%에서 껌 사용 이후 구강 건조증이 개선되었다는 보고도 있다(Davis A. N., 2000). 하지만 알코올이 함유된 구강 청결제의 경우 증상을 악화시킬 수 있어 피하는 것이 좋다. 일반적으로 판매되는 젤, 스프레이, 용액 등은 일시적이나마 효과를 볼 수 있어 식사 이전이나 대화 이전에 사용하면 도움을 얻을 수 있다. 기타 뮤신(mucin) 성분이 포함된 용액의 경우 구강 보호 효과를 얻을 수 있다. 필로카프린(Pilocarprine), 세비멜린(Cevimeline) 같이 쇼그렌(Sjogren) 증후군에 치료하는 약제도 방사선 치료 이후의 구강 건조증에 효과가 있다는 보고가 있다(Gornitsky M., 2004).

이외에 2시간 간격의 구강 청결 및 가습기 사용도 도움이 되며 얼음조각, 비타민 C, 얼린 토닉워터 등도 일시적인 도움이 될 수 있다.

타액과다증

말기암 환자에서의 타액과다증은 비교적 흔하지 않은 증상이지만 식사, 대화 등의 기능 저하를 유발하며 입술, 뺨 등에 자극을 주어 염증이나 감염을 유발할 수 있다. 일반적으로는 하악골(mandible)의 광범위한 제거나 구강암의 재발, 구강 통증, 국소적 자극(예 : 맞지 않는 틀니), 약물 등에 의한 경우가 많다.

침의 분비는 부교감신경의 작용이며 아세틸콜린이 침샘의 수용체에 결합하여 작동된다. 따라서 항콜린성 약제가 타액과다증을 치료하는 데 흔히 사용되지만 심장에 문제가 있거나 폐쇄각녹내장(closed-angle glaucoma), 전립선 비대증, 무력장폐쇄증(paralytic ileus), 유문폐쇄증(pyloric obstruction) 등에서는 사용해서는 안 되는 약물이다.

일반적으로 아트로핀(Atropine)을 국소적으로 사용하는 것은 즉각적인 효과를 볼 수 있으며 스코폴라민(Scopolamine)을 0.02mg/kg 정도 증류수에 희석하여 입을 헹구는 것도 약 81%의 환자에서 효과를 볼 수 있다(Lieblich S., 1989). 기타 글리코피롤레이트(Glycopyrrolate)는 중추신경에 작용을 하지 않아 인지 저하 등의 부작용이 비교적 적은 약물이다. 보통 하루 세 번 0.5mg을 경구 투여하거나 피하 주사할 수 있으며 운동신경계의 이상이 있는 경우 분무 형태로 사용할 수 있다. 기타 최근에는 보툴리눔 독소(botulinum toxin) A형이나 B형을 이하선에 주사하는 경우도 있다. 보툴리눔 독소는 이하선에서의 아세틸콜린 작용을 억제하여 6주 내지 6개월 정도 침의 분비를 억제하는 역할을 한다. 하지만 이 경우 반드시 초음파로 침샘을 관찰하면서 주사해야만 기타 부작용을 줄일 수 있다.

구취

구취(halitosis)는 구강의 감염 또는 질병뿐만 아니라 호흡기 질환, 상복부 소화기 질환에 의해서도 발생할 수 있다. 56~85%의 구취는 구강에서 발생하며 주로 입 안에 음식물이 남아 있거나 치아의 세균성 플라크(plaque) 등에 의해서 나타난다. 음식물에 의한 냄새 이외에도 알코올 섭취나 음식 섭취 부족에 의한 신체 지방 감소에 의해서도 악취가 발생할 수 있다.

구취 저하를 위해서는 구강 청결이 가장 중요하며 심할 경우에는 클로로헥시딘 글루코네이트(Chlorohexidine gluconate) 0.2%의 용액으로 입을 헹구는 것도 도움이 된다. 기타 치료 방법은 표 10.12와 같다.

표 10.12 ▶ 구취 제거의 일반적 치료 방침

일반적 치료
- 구강 청결 : 양치질, 혀 긁기, 치실 치료
- 항생제 함유 치약 또는 구강 청결제 사용(예 : Iodine mouth wash, 0.2% Chloro-hexidine, 1% Hydrogen peroxide)
- 틀니 관리
- 식습관 관리 : 음주 및 흡연

특이적 치료
- 구강에서 기인하지 않는 원인에 대한 치료
- 약물 관리 : 구강 건조증 유발 약물, 구강 문제를 유발하는 세포독성 약물, 요오드 함유 약물, 항생제, Dimethyl sulfoxide, Nitrates, Chloral hydrate

구강 감염

일반인의 경우 충치, 잇몸염증, 치주염 등이 구강 감염의 가장 흔한 예지만 말기암 환자에서의 경우 다양한 감염이 발생할 수 있으며 항생제, 면역억제제, 영양부족, 침 분비 저하 등의 요인에 의해 세균 번식이 활발하게 일어날 수 있다.

진균 감염

완화 치료 상황에서는 다양한 원인이 진균 감염(fungal infection)의 원인이 된다. 구강 청결이나 틀니, 구강 건조증, 이전 감염 등의 문제도 감염을 촉진하는 원인이 될 수 있지만 기타 침 성분 중 단백질이나 전해질 비율의 변화, 구강 점막의 파괴, 미생물 번식의 변화 등도 진균 감염의 원인이 될 수 있다.

완화 치료에서 가장 흔히 관찰되는 진균 감염으로는 칸디다증이 있다. 칸디다균은 정상인의 40~60%에서 관찰되는 상재균으로 면역 체계의 악화에 의해 증상이 발생하는 경우가 많다. 기타 구강 건조증을 유발하는 스테로이드계 약물을 사용하는 환자의 40%에서, 항생제 사용 환자의 30%에서 발생한다는 보고가 있다(Boedy G. P., 1990).

구강 칸디다증의 발생 시 아구창(thresh)이라고 불리는 급성 가성막이 형성된다. 이는 흰색에서 노란색으로 관찰되며 흔히 압통, 타는 듯한 통증, 연하 곤란, 미각이상 등을 유발한다. 기타 광범위 항생제 사용에 의한 급성 위축성 칸디다증은 붉은색을 띠며 구강 점막에 통증을 유발하고, 혀의 윗부분에 유두의 이상(depapillation)이 발생한다.

니스타틴 현탁액(Nystatine suspension)은 전통적인 국소적 칸디다증 치료 약물로 100,000U/mL 농도로 4~6mL를 6시간 간격으로 손상 부위에 발라준다. 하지만 구강 점막에 접촉하는 시간에 따라 효과가 나타나므로 대개 큰 기대를 할 수 없는 경우가 많다. 국소적 치료 방법에 효과가 없거나 식도 칸디다증의 경우 플루코나졸(Fluconazole) 100~200mg 정도를 투여하는 것이 일반적이다. 항진균제를 장기적으로 투여한 경우 플루코나졸에 반응하지 않는 칸디다증이 발생할 수 있는데 이 경우 카스포펀진(caspofungin)이나 에키노칸딘(echinocandin) 등의 약제를 정맥 주사한다. 보통 첫날에는 70mg을 정맥 주사하고 이후 50mg을 매일 유지 투여한다. 투약은 증상이 해소된 이후 1~2주까지 지속한다. 기타 이트라코나졸(itraconazole) 구강 현탁액(200mg Bid) 사용이 도움이 되는 경우도 있다.

세균성 감염

일반적으로 구강 내 세균은 정상인에서는 큰 문제가 되지 않지만 면역력이 떨어진 말기 환자에서는 구강 내 세균에 의한 치주염 등의 문제를 유발할 수 있다. 또한 구강 건조증, 화학 요법, 방사선 치료 등의 원인에 의해 구강 내 상재균인 그람양성균에서 그람음성균의 분포가 증가하는 것도 구강 감염을 유발하는 원인이 된다. 일부 백혈병 환자에서는 세균성 감염에 의한 치주염으로 사망하는 경우도 적지 않게 관찰된다.

세균성 감염을 예방하기 위한 조치로는 구강 청결이 가장 중요하며 방사선 치료를 시행하는 환자에서는 치석 제거 등을 통해 치주염을 예방할 수 있다. 일반적으로 추천되는 일차 치료제는 아목시실린(amoxicilline)이 있다. 이는 비교적 저항균이 많지 않으며 약동학이나 약력학 등을 고려할 때 말기 환자에서도 사용할 수 있는 약물이다. 기타 2%의 과산화수소로 감염된 치주를 치료하는 것도 효과를 볼 수 있으며 1%의 요오드 프로비돈(providone) 등을 사용하는 것도 도움이 된다.

바이러스성 감염

단순 헤르페스(herpes simplex), 거대세포바이러스(cytomegalovirus), 엡스테인-바(Epstein-Barr) 바이러스 등이 말기 환자의 구강 감염을 유발하는 대표적인 바이러스이다. 특히 단순 헤르페스는 화학 요법을 시행하는 환자의 11~65%에서 발견되는 가장 흔한 바이러스 감염이다. 헤르페스 감염은 노란색의 손상을 보이며 점막으로부터 쉽게 분리되며 통증을 유발한다. 감염이 심할 경우 통증 때문에 식사가 불가능할 수도 있다. 헤르페스 감염은 아프타 궤양(aphthous ulcer)과의 감별이 필요한데 궤양이 발생하기 전 수포가 나타나거나 골치은(hard gingiva), 골구개(hard palate) 등에서 발견되는 손상은 통상 헤르페스에 의한 경우가 많다. 헤르페스에 의한 감염은 충분한 수분 섭취와 혈청 크레아티닌 청소율을 관찰하면서 아시클로버(Acyclovir) 400mg, Tid로 7~10일간 경구 투여하거나 5% 연고를 국소 도포한다.

비뇨기계 문제

요실금

자신의 의지와 관련없이 소변을 지리게 되는 요실금은 원인에 따라 크게 전요도성실금(total urethral incontinence), 범람실금(overflow incontinence), 요절박실금(urinary urgency incontinence), 스트레스 실금(stress incontinence) 등으로 분류한다. 요실금에 대한 적절한 조치가 없을 경우 회음부의 발진, 욕창, 요로감염, 요로성 패혈증(urosepsis), 낙상 등의 다양한 후유 증상을 유발할 수 있으므로 주의가 필요하다.

전요도성실금

괄약근 기능 부전과 관련이 깊은 증상으로 악성 종양의 침범, 수술적 치료의 후유 증상, 척수의 암에 의한 신경 루트나 척수의 손상에 의해 방광 및 괄약근의 신경 기능이 차단되어 발생할 수 있다. 주로 내시경 검사나 요역동학 검사(urodynamic study) 등을 통하여 진단할 수 있다. 척수 기능의 손상을 의심할 수 있는 운동 및 감각 신경의 이상이 있을 경우 상기 증상을 의심할 수 있다. 특별한 치료 방법은 없으며 여성의 경우 폴리 카테터(foley cathether)를 삽입하고 남성의 경우 콘돔 배출(condom drainage) 또는 음경 클램프(penile clamp) 등을 사용할 수 있으며 여의치 않은 경우 폴리 카테터를 삽입한다. 치료적으로 인공 괄약근을 사용하기도 하지만 완화 치료 환자에서는 적절한 치료 방법으로 추천하기 어렵다.

범람실금

일반적으로 요관 또는 요도의 폐색과 관련이 있다. 초기에는 급성 곤란(acute distress) 또는 급성 잔류(acute retention) 등의 증상이 발생하며 이후 소량의 통제되지 않는 실금이 발생한다. 매우 비만하거나, 복부에 종괴가 있거나, 하복부에 림프부종(lymphedema)이 있는 경우를 제외하면 대부분 팽창된 방광이 촉진된다.

대부분 카테터 삽입이 필요하다. 치료 방법은 원인 및 환자의 상태에 따라 매우 다양하며 수술적 방법이나 폐색을 완화할 수 있는 기구의 사용, 장기적 카테터 삽입, 간헐적 카테터 삽입, 요관의 스텐트(stent) 삽입 등이 이용된다.

요절박실금

배뇨근(detrusor muscle) 과다활동은 배뇨평활근(smooth muscle)의 자발적 활동성의 증가에 의해 발생하며 방광 내 압력이 심하게 상승한다. 절박증은 갑자기 나타나며 매우 많은 실금이 발생할 수 있다. 특히 거동이 불편한 완화 치료 환자의 경우 화장실에 도착하기 전 실금을 하는 상황이 발생한다.

절박실금이 발생하는 원인으로는 방광벽을 자극하는 방광 내외의 암에 의한 경우가 많으며 특히 방광삼각(vesical trigone) 영역에 암이 존재할 경우 증상이 자주 발생한다. 기타 물리적 원인(예 : 방사선 치료)에 의한 염증 반응이나 약물(예 : Cyclophsphamide)이나 세균 감염에 의해서도 발생할 수 있다. 과민성 방광증(irritable bladder syndrome)의 경우 특별한 이유 없이 발생할 수 있으며, 뇌혈관 장애에 의해서도 발생할 수 있다.

일반적으로 항콜린성 약제가 치료 약물로 선택되는데 옥시부티닌(Oxybutinin) 2.5mg을 하루 2~3번 투여하며, 노인의 경우 증상에 따라 약물 용량을 조절한다.

스트레스 실금

일반적으로 복부압력이 증가함에 따라 증상이 발생하는 경우가 많으며 기침, 재채기, 뛰기, 웃기 등과 관련되고 심한 경우에는 걷는 것만으로도 발생할 수 있다. 기타 요도의 기능 부전에 의해 발생할 수도 있다. 완화 치료에서 수술적 접근은 필요치 않으며 주로 약물에 의해 조절을 하는데 약물 선택 시 발생할 수 있는 부작용을 고려해야 한다. 페닐프로판올아민(phenylpropanolamine)을 하루 50~100mg 투여할 수 있는데 이는 혈관 수축을 유발하는 약물로 고혈압, 심혈관 질환, 갑상선 질환, 당뇨, 녹내장, 전립선 비대증, 간 및 신장 질환에서는 주의가 필요하다. 기타 이미프라민(imipramine) 등의 삼환계 항우울제(TCA)를 하루 한 번 부작용을 고려한 용량 조절을 통해 투여하는 것도 도움이 될 수 있다.

요로감염

요로감염이 발생할 경우 대부분 잔뇨(frequency), 농뇨(pyuria), 발열, 통증 등을 유발한다. 미국의 경우 응급실을 찾는 노인의 5% 정도가 요로감염에 의한 것이며, 장기 시설의 경우 입원 환자의 30~40%에서 요로감염이 확인된다. 미국에서 시행된 전향적 연구(cohort study)에 의하면 65세 이상 여성의 16.5%가 최근 6개월 이내에 요로감염에 노출된 바가 있으며 85세 이상의 여성에서 최근 12개월 이내에 한 번 이상의 요로감염 경험이 있는 경우가 약 30% 정도였다고 한다(Marques L. P., 2012).

감염에도 불구하고 증상이 없는 경우가 있다. 이러한 무증상 세균뇨(asymptomatic bacteriuria)는 특별한 임상적 증상이나 징후 없이 소변 검사 시 여성의 경우 두 번, 남성의 경우 한 번의 검사에서 10^5cfu/mL 이상의 세균이 검출되는 경우를 의미한다(Nicolle LE, 2005). 무증상 세균뇨는 젊은 인구에서는 드문 현상이지만 60세 이상 여성의 6~10%에서, 65세 이상 남성의 5% 정도에서 관찰되며 장기 입원 환자의 경우 여성의 25~50%, 남성의 경우 15~35%에서 발견된다.

요로감염을 유발하는 가장 흔한 원인은 대장균(E. coli)이며 지역사회에 거주 중인 성인 환자의 75~82%, 시설 입소 중인 경우의 53.4% 정도를 차지한다. 기타의 원인으로는 클렙시엘라(Klebsiella), 프로테우스(Proteus), 장구균(Enterococcus) 등이 있다. 폐경, 실금 및 거동 불능, 이전 항생제 노출이 많았던 경우에는 소변 병원체(uropathogen)의 변화에 따라 감염의 확률이 높아지는 것으로 알려져 있다. 특히 이전에 요로감염의 경험이 있는 경우 노인에서 재발할 위험이 7배 이상 높은 것으로 알려져 있으며 치매가 있는 경우 2.5배, 시설에 입소할 경우 3배가량 위험률이 상승한다(Rowe T. A., 2014).

요로감염을 예방하기 위한 중요한 요인 중 하나가 활동량의 증가이다. 일부 연구에서 독립적으로 거동이 가능한 노인의 경우 외부의 도움이 필요한 노인에 비해 요로감염의 위험이 69% 이상 감소하였다는 보고가 있다(Rogers M. A., 2008). 또한 가급적 활동의 양을 조금씩이라도 증가시킬 경우 요로감염의 위험을 50% 이상 감소시킬 수 있다는 보고도 있다. 기타 영국의 경우 크랜베리를 하루 300mL 이상 섭취할 경우 요로감염을 예방할 수 있어 장기 입소 환자에게 복용을 권유하고 있으나 미국의 경우 이에 대한 근거가 부족하다고 판단하여 권유하지는 않고 있다.

노인에서 항생제 사용의 가장 흔한 이유가 요로감염인 만큼, 항생제의 잘못된 사용은 항생제 저항성 세균을 양성할 수 있다. 지역사회 거주 여성의 요로감염을 유발한 대장균의 32%가 항생제 내성이 있는 것으로 확인되었으며 무증상 세균뇨의 경우 42%에서 항생제 내성이 확인되었다. 특히 완화 치료에서 요로감염이 문제가 되는 이유는 장기 또는 단기의 요관삽

표 10.13 ▶ 로브 요로감염 진단 기준

> 급성 배뇨장애가 단독으로 있거나 혹은 37.9℃ 이상 또는 기존 체온의 1.5℃ 이상 상승한 열
> 이 있으면서 다음 중 한 가지 이상의 증상이 나타남
> - 절박뇨(urgency)
> - 빈뇨(frequency)
> - 치골 상부(suprapubic) 통증
> - 육안 적혈뇨(gross hematuria)
> - 늑골척추 압통(costovertebral tenderness)
> - 요실금(incontinence)

입(catheterization)이 불가피한 경우가 많으며 이로 인한 감염의 확률이 높
아지기 때문이다.

일반적으로 장기 입소 환자의 요로감염을 진단하는 데 맥기어(McGeer
A., 1991)의 진단 기준이 많이 활용되었으나 타당성을 검증받은 바 없다는
이유로 최근에는 로브(Loeb M., 2001)가 제안한 진단 기준을 많이 활용한
다(표 10.13 참조).

하지만 시설에 입소 중이거나 완화 치료 중인 환자, 치매 환자의 경우
적절한 증상 호소가 없는 경우가 많아 상기 진단 기준을 적용하기 어려운
경우가 많다. 따라서 완화 치료나 치매 환자에게 항생제 투여가 지연되어
증상 치료가 어려워지는 경우도 종종 발생할 수 있다. 이러한 문제를 감안
하여 미국 건강관리역학협회(Society for healthcare epidemiology of America)
에서 다양한 연구 결과에 근거한 장기 시설 입소 환자에 대한 진단 기준을
제안하였다(Stone N. D., 2012, 표 10.14 참조).

완화 치료에서 요로감염이 문제가 되는 것은 주로 카테터 삽입에 의한
경우가 많기 때문이다. 카테터의 사용은 요로감염의 가장 흔한 원인으로
알려져 있다. 따라서 완화 치료에서의 카테터 사용은 꼭 필요한 경우에 국
한해야 하며 목표 증상이 해결되면 가급적 빨리 제거하는 것이 바람직하

표 10.14 ▶ 장기 시설 입소 환자의 요로감염 진단 기준

다음 1, 2의 기준을 모두 충족함

1. 다음 중 최소 한 가지 이상의 징후가 확인됨

- 급성 배뇨장애 또는 고환, 부고환, 전립선의 급성 통증, 부종, 압통
- 열과 백혈구증 및 다음 기준 중 한 가지 이상의 요로의 국한된 징후
  - 급성 늑골척수각의 통증 및 압통
  - 치골 상부 통증
  - 육안 적혈뇨
  - 새로 발생하거나 악화된 실금
  - 새로 발생하거나 악화된 절박뇨
  - 새로 발생하거나 악화된 빈뇨
- 열이나 백혈구증이 없는 경우 다음 중 두 가지 이상의 요로의 국한된 징후
  - 치골 상부 통증
  - 육안 적혈뇨
  - 새로 발생하거나 악화된 실금
  - 새로 발생하거나 악화된 절박뇨
  - 새로 발생하거나 악화된 빈뇨

2. 다음 중 한 가지 이상의 현미경적 소견

- 배뇨 소변 표본에서 최소 10^5cfu/mL 이상의 두 종류 이상의 세균
- 카테터를 통해 채취한 표본에서 최소 10^2cfu/mL 이상의 세균

다. 미국감염질환협회(Infectious Disease Society of America)의 2009년 가이드라인에서는 만성 환자에서의 카테터 사용을 제한하고 있으며(Hooton T. M., 2010) 내용 중 일부를 발췌하면 다음과 같다.

- 요실금 관리 목적의 카테터 삽입은 다른 처치가 효과적이지 않을 때에 국한하여 사용한다.
- 각 기관은 카테터 삽입의 적응증 목록을 작성하여 의료진에게 교육해야 하며 지침서가 적절히 활용되고 있는지 확인해야 한다.
- 카테터 삽입은 의사의 지시에 의해서만 가능하며 관련 사항을 병록지에 기록한다.

- 수술 후 환자에게 카테터 삽입이 필요한지 여부를 확인하기 위해 이동 방광 스캐너(portable bladder scanner) 사용을 고려한다.
- 요로감염이나 무증상 세균뇨를 예방하기 위해 가급적 빨리 제거해야 하며 전자 기록 등에 관련 메시지가 뜨도록 고안해야 한다.
- 부적절한 카테터의 장기적 사용을 막기 위해 자동 지시 취소 프로그램을 고안한다.
- 장기적으로 카테터 삽입이 필요한 환자의 경우 감염을 예방하기 위해 다른 카테터 삽입 환자로부터 격리하도록 한다.
- 카테터 사용이 필요한 남성에서 잔뇨(residual urin)가 최소한인 경우 콘돔 카테터(condom catheter)의 사용이 추천된다.
- 장기 또는 단기적으로 카테터를 지속하는 것보다는 간헐적 카테터 사용이 추천된다.
- 요도 카테터(urethral catheter)를 지속하는 것보다는 치골 상부 (suprapubic) 카테터 사용으로 대체하는 것이 권고된다.
- 소변 표본 채취 등은 카테터의 먼 부위에서 행해져야 하며 소변 주머니는 항상 방광보다 낮은 부위에 위치하도록 한다.
- 카테터를 지속해야 하는 환자에서 일상적으로 감염을 예방하기 위한 목적으로 항생제를 사용해서는 안 된다.

메테나민(Methenamine)은 요로 감염을 치료하는 대표적인 항생제로 산부인과 수술을 시행한 환자에게 카테터를 삽입할 경우 흔히 사용되지만 장기적 또는 간헐적으로 카테터를 삽입하는 환자에게 요로감염을 예방할 목적으로 투여하는 것은 효과가 없다. 특히 상기 약제는 소변의 pH에 민감한 약제로 소변의 pH가 6 이하의 산성을 띨 때 약물의 효과를 얻을 수 있다. 기타 포비돈(Povidone)이나 설파디아진 은(Silver sulfadiazine), 다양한 항생제 연고나 크림을 이용한 일상적 소독은 카테터를 유지하고 있는 환자에게 별로 도움이 되지 않는다. 항생제나 식염수를 이용하여 카테터를 일상적으로 소독하는 것은 수술 이후 카테터 삽입을 시행한 환자에게 도움이 되지만 장기적 또는 간헐적으로 카테터를 삽입하는 완화 치료 환자에서는 요로감염을 예방하는 효과가 입증되지 않았다. 오히려 상습적인 항생제를 사용한 세척은 병원균의 내성을 증가시킨다는 연구 결과가 있다 (Warren A. W., 1978).

무증상 세균뇨의 치료 원칙에는 다소 이견이 있을 수 있지만 최근의 진료 지침에 따르면(Hooton T. M., 2010; Stone N. D., 2012) 증상이 발생하기 이전에 적극적인 치료가 필요치 않다는 것이 일치된 의견이다. 이는 완화 치료를 받는 무증상 세균뇨 환자에서 합병증이 발생하는 비율이 적은 편이고, 예방적 항생제 투여 시 환자의 예후에 큰 차이를 보이지 않으며 오히려 재감염 시 항생제 내성이 증가하여 치료를 어렵게 하기 때문이다. 단, 비뇨 생식기계의 점막 손상에 의해 출혈 증상을 보이는 경우에는 상기 사례에 해당되지 않는다. 이 경우는 패혈증이나 세균혈증 등으로 진행될 가능성이 높기 때문에 적극적인 치료가 필요하다.

요로감염 증상을 보이는 환자의 경우 소변 배양검사가 필수적이다. 특히 항생제에 내성을 보이는 세균이 많기 때문에 경험적 항생제 투여는 피하는 것이 좋다. 카테터를 삽입한 후 2주가 경과하고, 요로 감염 증상이 지속되며, 향후 카테터 삽입이 필요한 경우 기존의 카테터를 제거하고 새로운 카테터를 삽입할 필요가 있다. 이 경우 카테터를 바꾼 뒤 소변 배양검사를 다시 시행하며, 만약 카테터를 제거한 경우에는 중간뇨 배양을 통해 세균의 항생제 내성 양상을 확인할 필요가 있다.

항생제 치료는 소변 배양 검사를 근거로 시행하는데 증상의 완화가 빨리 이루어지는 경우 7일 정도 약물 치료를 지속하며, 반응이 느린 경우 14일 정도 유지 치료를 한다. 65세 이하의 여성에서 상부 요로의 감염이 의심되지 않는 경우 카테터를 제거한 후 3일 정도의 약물 치료로 충분한 효과를 볼 수 있다. 증상이 심하지 않은 경우 가장 흔히 사용되는 약제는 레보플록사신(Levofloxacine)이다. 단, 항생제 치료를 시행할 경우 환자의 신장 기능을 고려하여 약물을 선정해야 하며 일상적인 투여량이나 투여 횟수 등을 조정할 필요가 있다. 일반적으로 크레아티닌 청소율(creatinine clearance)이 40mL/min 이상인 노인에서 일차적으로 추천되는 약물은 니트로프란토인(Nitrofrantoin)이다. 상기 약제는 비교적 내성균이 적은 편이며 노인에서 효과적으로 사용할 수 있는 약제로 추천되기 때문에 하루 두 번 100mg을 7일 정도 투여한다. 니트로프란토인에 내성이 있는 그람양성균의 감염이 있는 경우 트리메토프림-설파메톡사졸(Trimethoprim-sulfamethoxazole)을 대안적으로 투여하며 하루 두 번 160/800mg을 일주일간 투여한다.

섬망

섬망이란 급속한 의식 및 인지 기능의 저하를 유발하는 증후군이다. 대부분의 경우 집중력에 장애를 보이며 수면 주기의 이상이나 비정상적인 정신 운동 장애를 나타내기도 한다.

섬망은 노인에서 흔히 관찰되는 증상이다. 지역사회에 거주하는 65세 이상 노인 중 1%에서 관찰되며 85세 이상 노인의 13%에서 관찰된다. 입원 환자의 경우 기저 질환에 따라 다소 유병률의 차이를 보이지만 일반 외과에 입원한 환자의 10~15%, 심장 수술 환자의 30%, 고관절 골절(hip fracture) 환자의 50%에서 관찰된다(Sadock B. J., 2015). 완화 치료에서의 섬망의 유병률에 대한 세부적 보고는 정확하지 않지만 사망 수일 전 섬망의 유병률은 88%에 이른다는 보고가 있다(Lawlor P. G., 2000).

섬망의 진단은 국제보건기구(WHO)에서 제안한 국제질병분류(International Classification of Disease, ICD) 10판이나 미국정신과의사협회에서 출판한 정신질환 진단 및 통계 편람(Diagnostic and Statistical Manual of Mental Disorder, DSM) 5판의 기준이 가장 많이 활용되며 신뢰할 만한 기준으로 여겨진다. DSM-5의 섬망 진단 기준은 표 10.15와 같다.

섬망은 대부분 갑작스럽게 나타나며, 증상이 심하게 악화되기 전에 초조, 불안 등의 전구 증상을 보이는 경우도 있다. 대부분의 증상은 일주일 이상 지속되는 경우는 많지 않지만, 기저 원인이 제거되어야 회복이 가능하다. 기저 원인이 제거된 이후에 대부분 3~7일 이내에 증상이 회복되며 어떤 증상은 2주 정도 지속되기도 한다. 노인의 경우 젊은이에 비해 섬망이 오래 지속되며 회복되는 데도 좀 더 많은 시간이 소요된다. 회복된 이후에 섬망 기간 동안의 일에 대해서 부분적으로 기억하는 것이 특징이다.

표 10.15 ▶ DSM-5의 섬망 진단 기준

A. 집중력(예 : 집중력을 통제하고, 집중하고, 유지하고, 변경할 수 있는 능력의 감소)과 각성(환경에 대한 지남력의 감소)의 변화
B. 짧은 기간 동안(통상 수 시간에서 수일) 기본적인 집중력과 각성의 장애가 있으며 일과 중에 심각도의 변화가 있음
C. 추가적인 인지장애(예 : 기억장애, 지남력 장애, 언어, 시공간 능력, 지각의 이상)가 발생
D. A와 B의 장애가 기존에 존재했거나, 새로 생겼거나, 악화된 신경 인지 기능의 이상으로 설명할 수 없으며, 혼수와 같이 각성 상태의 심각한 감소에 의한 것이 아님
E. 병력, 신체검사, 실험실 검사에서 직접적인 신체적 영향을 미칠 수 있는 내과적 상태나 약물 중독이나 금단, 독성 물질에 노출, 또는 복합적 원인의 근거가 있음

종종 악몽이나 나쁜 꿈을 꾼 것으로 기억하는 수도 있다.

섬망 치료의 원칙은 기저 원인의 제거지만 이는 완화 치료 상황에서 불가능한 경우가 많다. 기타 환경적 변화가 섬망을 완화한다는 보고가 있지만 완화 치료 상황에서의 섬망은 환경적 변화로 완화를 기대하기 어렵다. 기저 원인을 제거하기 어렵거나, 인지장애의 악화가 심하거나, 저활동성 섬망, 이전에 섬망의 병력이 있는 경우 완화 치료 상황에서는 예후가 좋지 않을 것으로 간주한다(Bush S. H., 2014). 특히 사망 수 주 이전에 불안을 동반하는 섬망이 자주 나타나는데 이 경우 보호자에게 정보 제공이 필요하다. 목적 없는 움직임, 다발성 근육 긴장, 의식 수준의 변동, 인지장애, 불안, 수면장애, 초조 등이 대표적인 증상이며 이와 동반하여 신음소리를 내거나, 투덜거리거나, 얼굴을 찡그리는 경우가 자주 발생하는데 보호자는 이를 통증의 신호를 간주하여 치료의 부족함을 지적하는 경우가 있기 때문이다. 특히 사망 2~3일 전에 안절부절못하는(restlessness) 경우가 많다.

섬망 증상이 악화될 경우 배뇨장애, 분변 막힘(fecal impaction), 약물에 의한 좌불안석증(akathisia) 등의 증상 악화 요인에 대한 평가가 필요하며, 통증의 악화에 의한 것인지를 감별하기 위해 증상을 완화할 수 있는 정도의 아편계 약물을 실험적으로 투여해볼 수 있다. 또한 간대성근경련(myoclonus)이 발생할 경우 아편계 약물의 대사물질에 의한 신경 독성 작용은 아닌지 고려할 필요가 있다. 과거에는 초조 불안 증상의 치료에 사용할 수 있는 약제는 벤조디아제핀(benzodiazepine)계뿐이었지만 최근에는 점차 아편계 약물을 다른 종류로 바꿔서 치료하는 방법(예 : 종류를 바꾸고 이전 약의 동등 용량의 30~50%로 감량)이 사용되고 있다. 아편계 약물의 독성을 제거하기 위해 수액을 투여하는 방법도 있지만 완화 치료에서의 사용은 심사숙고할 필요가 있다. 대부분 기관의 기능이 저하된 환자에게 인위적 수분을 공급하는 것은 기관지 분비물의 증가와 부종에 의한 다양한 문제를 유발하여 오히려 환자의 안정을 해치는 행위가 될 수 있기 때문이다.

완화 치료 상황에서의 섬망은 치료적 개입에도 불구하고 50% 정도에서는 증상의 개선을 기대하기 어렵다. 특히 이전에 섬망의 병력이 있거나 저산소증, 대사성 뇌병변을 동반한 경우 더욱 회복을 기대하기 어렵다. 일반적으로 치료에 사용되는 약제는 항정신병 약제(antipsychotics)가 대표적이며 이 중 할로페리돌(haloperidol)은 수면 유도 효과가 상대적으로 적고, 다른 약과의 상호작용이 심하지 않기 때문에 가장 보편적으로 활용된다. 완화 치료 상황에서 행동 문제를 보이는 경우 평균 하루 2.1mg 정도를 투여하지만(Lawlor P. G., 2014) 일반적으로 권장되는 용량은 하루 0.5~1mg 정도이며 증상에 따라 조금씩 서서히 증량하는 것이 바람직하다. 약제를 증량함에도 섬망 양상이 완화되지 않는 경우 할로페리돌이 갖고 있는 항콜린성 작용에 의한 섬망의 악화 여부를 반드시 고려해야 한다. 기타 쿠에타핀(quetiapine)도 할로페리돌과 동등한 효과를 보이는 것으로 알려져 최근 많이 사용되고 있다. 태국에서 시행된 연구에 따르면 할로페리돌 복용 환자의 78.2%, 쿠에타핀 복용 환자의 54.2%에서 1주일 이내에 증상이 회복된 것으로 관찰되었으며 양 군 간의 통계적 유의미한 차이는 없었다(Maneeton B., 2013).

기타 전염증성 시토카인(proinflammatory cytokine)에 의해 멜라토닌 합성이 저하되어 수면장애를 동반한 섬망이 발생한다는 주장도 있다. 특히 85세 이상 노인의 경우 수면의 장애가 섬망을 유발하는 주요 전구 증상으로 알려져 있어 이와 관련한 연구가 활발히 진행되고 있으며, 멜라토닌 작용제인 라멜라테온(Ramelateon)의 투여가 섬망의 발생을 낮춘다는 연구가 발표된 바 있다(Al-Aama T., 2011). 아드레날린 α2-수용체 작용제인 덱스메데토미딘(Dexmedetomidine)이 중환자실 환자의 섬망 발생을 낮춘다는 보고도 있으나 완화 치료에서의 적용 가능 여부는 아직 연구된 바가 없어 좀 더 지켜볼 필요가 있다.

수면장애 및 완화적 수면

수면은 뇌의 기능을 유지하기 위해 매우 중요한 생리적 기능이다. 수면 박탈이 지속되는 경우 신체적, 인지적 기능 저하가 발생하며 궁극적으로 사망에 이를 수도 있다. 수면은 수동적인 현상인 것처럼 보이지만 수면 중 일부 과정을 인위적으로 박탈할 경우 이를 능동적으로 보상하려는 양상이 발생한다.

수면은 뇌에서 발생하는 전기적 신호를 기준으로 크게 렘(REM)수면과 비렘수면으로 분류하며 비렘수면은 뇌파의 속도에 따라 5%의 1단계 수면, 45%의 2단계 수면, 각각 12%와 13%의 3, 4단계 수면으로 구성된다. 일반적으로 단계가 높아질수록 깊은 수면이라고 이야기한다. 렘수면은 전체의 25%를 차지하며 이 기간 동안 꿈을 꾸고, 신체는 마치 깨어 있는 시기와 비슷한 생리적 반응을 보인다.

수면을 조절하는 중추 부위는 존재하지 않으며 뇌간(brain stem)을 중심으로 한 중요 구조물 간의 상호 활성 또는 억제를 통해 수면을 유도하는 것으로 알려져 있다.

뇌의 세로토닌 생산의 대부분을 담당하는 배측봉선핵(dorsal raphe nucleus)를 파괴할 경우 세로토닌 생산 저하로 인하여 상당 기간 수면을 하지 못하는 양상이 발생한다. 노르에피네프린을 생성하는 신경을 인위적으로 흥분시킬 경우에는 렘수면이 감소하며 각성 시간이 증가하게 된다. 뇌에 존재하는 아세틸콜린은 렘수면 발생에 중요한 역할을 한다. 이는 아세틸콜린 분비가 감소하는 알츠하이머형 치매 환자에서 렘수면이 감소하고 수면장애가 발생하는 이유를 설명해준다. 송과체(pineal gland)는 빛에 의해 멜라토닌의 합성이 이루어지며 밤에 유리된다. 이러한 생리적 현상에 의해 인체는 하루 24시간의 수면 주기를 유지할 수 있다.

최근 발표에 의하면(Mercadant S., 2015) 말기암 환자의 60.8%에서 지속적인 수면장애를 호소하고 있으며 이러한 수면장애는 암 환자의 예후를 악화시키는 요인으로 인식되고 있다. 불면의 종류로는 밤에 여러 번 깸(76%), 잠들기가 어려움(44%), 잠을 깬 뒤 다시 잠들 수가 없음(35%), 아침에 일찍 깸(33%) 순이었다(Davidson J. R., 2002). 특히 완화 치료 환경에서 이러한 수면장애는 우울감과 큰 관련이 없이($r=0.32$) 발생하고 있다. 이러한 수면장애는 주간 동안의 피로감을 유발하는 원인이 되며 이러한 악순환은 결국 환자의 삶의 질 저하와 직결된다.

암 환자의 수면장애는 일반적인 우울 또는 불안증 환자에서 발생하는 생리적 변화(예 : 세로토닌, 노르에피네프린의 감소 등) 이외에 기타 다른 원인들이 관여하는 것으로 알려져 있다. 특히 염증 반응과 관련있는 인터루킨(interleukin, IL) 6형의 다형현상(polymorphism)의 촉진은 저녁 및 아침의 피로감 증가와 함께 불면을 유발한다. 기타 염증 반응 물질도 수면에 작용하는 것으로 알려져 있다. 종양괴사 인자(tumor necrosis factor)-α 역시 피로감과 수면장애를 악화시킨다. 피로감과 수면장애가 같이 발생하는 것이 낮잠과 관련있는지 여부는 아직 확실하지 않다(Davis M. P., 2014).

일반적인 불면과 달리 완화 치료 환자에서는 다양한 약물에 의한 불면이 발생하는 경우가 많다. 아편계 약물은 졸음을 유발하는 약물로 알려져 있지만 아이러니하게 수면 구조의 변화를 유발한다. 일반적으로 생체내 엔케팔린(enkephaline)은 노르에피네프린을 분비하는 신경의 흥분을 억제하여 각성을 억제하고 깊은 수면(주 : 3, 4단계 수면)을 유발한다. 하지만 이전에 아편계 약제를 복용한 적이 없는 사람에게 모르핀 15mg이나 메타돈(Methadone) 5mg을 투여할 경우 깊은 수면이 감소한다(Dismadale J. E., 2007). 치료 목적이나 약물 남용으로 인하여 습관적으로 아편계 약물을 사용하는 경우 밤중에 깨는 횟수가 증가하며, 전반적인 수면 시간이 감소 하고, 수면 효율이 저하되며 렘수면과 깊은 수면이 감소한다. 반면 약물의 농도가 일정하게 유지되는 경우에는 이러한 양상이 정상적으로 회복된다. 일반적으로 아편계 약물 남용에 의해 수면의 장애가 발생한 경우 회복에 이르기까지 13~22주 정도가 소요된다(Wang D., 2007). 기타 아세트아미노펜이 아닌 NSAID나 아스피린도 수면 시작을 지연시키며, 각성을 유도하고, 렘수면과 깊은 수면을 저하시킨다.

통증은 완화 치료 환자의 불면을 유발하는 가장 흔한 원인이다. 만성 통증 환자는 수면의 잠복기가 증가하고, 새벽에 잠을 깨며, 수면 유지가 어렵다. 특히 이전에 수면장애가 있던 환자의 경우 수면은 통증을 악화시키고, 통증은 수면을 악화시키는 악순환이 발생한다. 따라서 통증을 완화하는 것이 이러한 환자에게 가장 중요한 치료적 개입이 될 수 있지만 간혹 매우 심한 통증으로 인하여 다량의 아편계 약물을 복용하는 경우 불면의 원인이 통증 때문인지, 아편계 약물에 의한 것인지 판단하기 어려운 경우도 발생할 수 있다. 통증에 의한 불면의 경우 듀록세틴, 벤라팍신 등의 SNRI(serotonin-norepinephrine reuptake inhibitor)를 사용하는 것이 통증 및 수면 회복에 좋은 방법이 될 수 있으며 기존 삼환계 항우울제(TCA) 역시 통증 및 수면 양쪽에 모두 효과를 볼 수 있다. 수면유도제의 경우 조피클론(Zopiclone)이나 졸피뎀은 통증에 효과가 없으나 트리아졸람(triazolam)은 효과가 있다는 보고도 있다(Roehrs T. A., 2009). 하지만 트리아졸람은 중독성이 강한 약물이므로 단기 사용 이후 중단하거나 필요시에만 복용하는 것이 바람직하다.

수면유도제로 사용되는 벤조디아제핀이나 비벤조디아제핀계 약물은 모두 GABA-A 수용체에 작용하여 수면 효과를 얻게 된다. 일반적으로 잠드는 것이 어려운 환자 중에 불안에 원인이 있는 경우가 적지 않으며 이러한 환자에게 상기 약물은 효과적인 치료 방법이 될 수 있다. 완화 치료에서 상기 약제를 사용할 경우 가급적 반감기가 짧은 약을 사용하는 것이 추천되는데, 작용 시간이 긴 약제(예 : Flunazepam)는 주간 졸음이나 낙상 등의 위험을 증가시키며 섬망 증상을 악화시킬 수 있어 피하는 것이 좋다. 또한 과거 남용력이 있거나 수면 무호흡증, 심한 폐 기능 부전, 심장 기능 부전이 있는 환자에서는 벤조디아제핀을 사용하지 말아야 한다. 이러한 환자에서는 졸피뎀의 경우에도 FDA의 권고에서처럼 5mg을 초과하지 않도록 한다.

기타 수면 조절을 위해 사용할 수 있는 약물로는 파록세틴(Paroxetine)과 같은 SSRI 약제를 오전에 투여하거나 미르타자핀(Mirtazapine) 7.5~15mg을 수면 1~2시간 전에 투여하는 것도 도움이 된다. 수면장애에 흔히 사용되는 트라조돈(Trazodone)은 취침 전에 25~50mg 정도를 투여하지만 상대적으로 입마름증이 심하여 관련 증상이 있는 경우는 피하는 것이 좋다.

신경성 통증이 동반된 경우 가바펜틴(Gabapentine)이나 카바마제핀(Carbamazepine) 등도 수면 회복에 도움이 되며 정신 증상이 동반된 경우 올란자핀(Olanzapine)이나 리스페리돈(Risperidone), 독세핀(Doxepine) 등의 항정신병 약제를 소량 사용할 수 있다. 최근에는 멜라토닌 작용과 관련되는 라멜라테온(Ramelateon)이 개발되어 부작용에 대한 걱정 없이 수면

주기를 회복시킬 수 있다.

참고문헌

Bush S. H., Leonard M. M., Spiller J. A. et al., End of life delirium : Issues regarding recognition, optimal management, and the role of sedation in the dying phase. Journal of pain and symptom management. 2014; 48(2) : 215-230.

Canadian agency for drugs and technologies in health. Dressing materials for treatment of pressure ulcer in patient in long-term care facilities : A review of the comparative clinical effectiveness and guideline. 18 November 2013, Rapid response report.

Catheter-Associated Urinary Tract Infection in Adults : 2009 International Clinical Practice Guidelines from the Infectious Diseases Society of America. Clinical Infectious Diseases 2010; 50 : 625-663.

Davis M., Goforoth H. Fighting insomnia and battling lethargy : The yin and yang of palliative care. Current Oncology Reports. 2014; 16 : 1-18.

Gorada H. et al. The Washington manual of medical therapeutics. 34th edition. 2014. Lippincott Williams and Wilkins.

Gould L., Stuntz M., Giovannelli M. et al., Wound Healing Society on guidelines for pressure ulcers. Wound Repair and Regeneration. 2015 Dec 19. Doi:10.1111/wrr. 12396.

Hank G. et al., Oxford textbook of palliative medicine. 4th edition. 2010. Oxford University Press.

Hooton T. M., Bradely S. F., Cardenas D. D. et al., Diagnosis, Prevention, and Treatment of Catheter-associated urinary tract infection in adults : 2009 International Clinical Practice Guideline from the infections disease society of America. Clinical Infectious Diseases. 2010; 50(5) : 625-663.

Johns K., Beddal M. J., Corrin R. C. Anabolic steroid for the treatment of weight loss in HIV-infected individuals. Cochrane databse of systematic reviews. 2005; 4 : CD005483.

Kasper D. L. et al., Harrison's principles of internal medicine. 19th edition. 2015.

McGraw Hill Education press.

Kris M. G. et al., American society of clinical oncology guideline for antiemeticsin. Oncology. 2009; 14:1-16

Lawlor P. G., Bush S. H. Delirium diagnosis, screening and management. Curr Opin Support Palliat Care. 2014; 8 : 286-295.

Molfino A., Muscaritoli M., Rossi Fanelli F. Anorexia assessment in patients with cancer : a crucial issue to improve outcome. Journal of Clinical Oncology. 2015; 33(13) : 1513.

Moss R. B., Mercandetti A., Vojdandi A. TNF-α and chronic fatigue syndrome. Journal of Clinical Immunology. 1999; 19(5) : 314-316.

National Guideline center. Pressure ulcer prevention : The prevention and management of pressure ulcer in primary and secondary care. 2014. April. Clincal guideline 179.

Nicolle L. E., Bradley S., Colgan R. et al., Infectious Diseases Society of America guidelines for the diagnosis and treatment of asymptomatic bacteriuria in adults. Clinical Infections Disease. 2005; 40(5) : 643-654.

Regnard C., Dean M. A guide to symptom relief in palliative care. 6th edition. 2010. Oxford press.

Rowe T. A., Juthani-Metha M. Diagnosis and management of urinary tract infection in older adults. Infections Disease Clinics of North Ameria. 2014; 28(1) : 75-89.

Sadock B. J., Sadock V. A., Ruiz P. Kaplan and Sadock's synopsis of psychiatry. Ch. 21. Neurocognitive disorder. 11th edition. 2015. Wolter Kluwer.

Siemens W., Xander C., Meerpohl J. J. et al., Drug treatment for pruritus in adult palliative care. Deutsches Ärzteblatt International. 2014; 111(50) : 863-870.

Stone N. D., Ashraf M. S., Calder J. et al. Surveillance definitions of infections in long-term carefacilities : revisiting the McGeer criteria. Infect Control Hosp Epidemiol. 2012; 33(10) : 965-77.

Yavuzsen T., Davis M. P., Walsh D. et al., Systematic review of the treatment of cancer associated anorexia and weight loss. Journal of Clinical Oncology. 2005; 23 : 8500-8511.

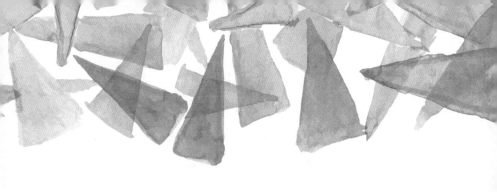

외국의 사례

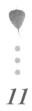

11

세계보건기구(이하 WHO)의 자료에 따르면 전 세계적으로 매년 4,000만 명의 완화 치료를 필요로 하는 환자가 발생하고 있고 이 중 78%가 중산층 이하의 생활을 하고 있다고 한다. 하지만 실제 완화 치료를 받을 수 있는 사람은 전체의 14%에 그치고 있으며 아편계 약제에 대한 엄격한 규제로 인하여 통증 치료에 필요한 충분한 약물 사용에 어려움이 있다고 한다. 또한 관련된 전문인력의 부족 때문에 충분한 평가 역시 어려움을 겪고 있다. 대화가 불가능한 환자 및 노인에 대한 완화 치료의 필요성이 증가하고 있으며 적절한 완화 치료의 개입은 불필요한 입원을 줄이며 환자의 삶의 질 향상에 기여할 수 있다고 간주되고 있다.

　WHO에서 추정하고 있는 완화 치료를 요하는 환자는 심혈관 질환자

(38.5%), 암 환자(23.4%), 만성 호흡기 질환(10.3%), AIDS(5.7%), 당뇨 합병증(4.6%) 등이며 기타 신부전, 간부전, 다발성 경화증, 파킨슨병, 류머티스성 관절염, 치매 등 다양한 상태에 대한 완화 치료가 필요하다고 제시하고 있다. 이러한 환자에서는 암 환자에서 필요한 것처럼 말기 상태에서 다양한 통증에 대한 개입이 필요하다고 제안하고 있다.

하지만 2011년에 시행된 전 세계 234개국에 대한 조사에서 실제 통합된 완화 치료가 시행되고 있는 나라는 20개국에 불과하며 42%에는 완화 치료 기반이 갖추어져 있지 않고 32%의 나라에서는 타 의료 체계와 고립된 완화 치료가 미미하게 시행되고 있다고 보고되었다(Lynch T., 2013).

이러한 WHO의 제안과 별개로 완화 치료가 이전부터 선행되고 있는 몇몇 나라의 예를 살펴보고 국내에 완화 치료를 도입하기 위한 참고 자료가 되었으면 한다.

일본의 사례

일본의 완화 치료는 1981년 시즈오카 현의 하마마츠 시에 있는 세레 미카타하라 종합병원에 완화 치료 병동을 설치하면서 시작되었다. 이후 임종 직전의 환자에 대한 관심이 증가하면서 1990년부터 완화 병동에 대한 의료보험 적용이 시작되었고, 2002년부터는 완화 치료팀에 대한 의료보험이 적용되었다. 이후 2006년 일본 법률 제98호 「일본 암 대책 기본법」이 제정되면서 말기 환자에 대한 다각적 지원 방법이 모색되었고, 2007년 암 대책 추진 기본 계획에서 완화 치료가 암 환자의 치료 방법 중 주요 방침 중 하나로 선정되었다(Tseuneto S., 2013).

2012년 기준 일본 내 완화 치료 기관은 257개이며 5,100여 개의 병상이 마련되어 있다. 이는 전체 암 사망 환자의 약 10% 정도를 수용할 수 있는 정도이다. 기타 평균 입원 기간은 39.5일 정도이며 83.1% 정도의 환자가 완화 치료 병동에서 사망한 것으로 조사되었다(일본 호스피스완화케어협회 자료). 일본에서 완화 병동의 기본 시설 기준은 표 11.1과 같다.

완화 병동 입원 시 기본적인 병실료, 진료비, 약제비, 간호 비용은 포괄수가의 적용을 받게 된다. 일본은 2003년부터 '진단군 분류에 의거한 포괄적 지불 방식'이 활용되고 있다. 기준 시설과 인력을 갖추고 완화 병동으로 인정받은 시설의 경우 2015년 기준으로 입원 기간에 따라 일일 49,260엔부터 33,840엔까지 차등 지급된다. 물론 상기 비용은 기본적 치료에 국한한 경우이며 욕창 관리, 응급 관리 등의 처치 및 관리가 추가될 경우 의료 비용 역시 추가된다. 기타 완화 치료 병동을 갖춘 병원은 지역사회를 기반으로 한 가정방문 완화 치료를 시행해야 하며 응급 상황에 대비하여 24시간 연락 체계를 구축해야 한다.

일본 완화 병동 관리의 문제점은 대상 환자를 암 환자와 에이즈 환자의 관리에 국한한 점이다. 상기 질환이 아닌 경우 특수 질환 입원 관리료에 해당되어 일일 20,090엔의 진료비가 지급된다. 따라서 상기 진단에 해당되지 않는 많은 환자는 완화 치료 병동에 입원 치료를 받는 것이 어렵고 일반적인 치료를 담당하는 의사의 지시에 따라 치료를 받아야 하며 의료 비용도 일반적인 질병의 치료 기준을 따르게 된다.

완화 병동은 구비되지 않았지만 완화 치료팀을 구성하여 시행되는 의료 행위는 완화 의료 진료로 간주된다. 이는 주로 자문 진료(consultation-liaison)를 중심으로 이루어지기 때문에 타 과에 입원한 상태에서 추가로 발생하는 의료 행위로 분류한다. 완화 의료팀에 의한 진료를 인정하게 된 이유는 종합 병원 등에서 암 환자를 치료할 때 통증, 수면, 우울 등의 특수한

표 11.1 ▶ 일본 완화 병동의 기본 시설 기준

(1) 주로 악성 종양 환자 또는 후천성 면역 결핍 증후군(AIDS)을 앓고 있는 환자를 입원시키고, 완화 케어를 시행할 병동의 단위를 정할 것.
(2) 야간에 간호사가 복수 배치되어 있을 것.
(3) 해당 병원에 의료법에서 정하는 기준을 충족하는 수치의 의사를 배치할 것.
(4) 해당 병동에 완화 의료를 담당하는 상근 의사가 1명 이상 배치되어 있을 것. 만약 여러 병동에서 완화 케어 관련 입원비를 청구할 경우에는 병동마다 1명 이상의 상근 의사가 배치되어 있을 것.
(5) (4)에 열거된 의사는 다음 중 하나의 교육을 수료한 자여야 한다.
가. 암 진료에 종사하는 의사에 대한 완화 케어 연수회의 개최 지침[헤이세이 20년 (2009년 4월 1일)부터는 제0401016호 후생 노동성 건강 국장 통지에 준거한 완화 케어 연수회]
나. 완화 케어의 기본 교육과 관련한 지역단위 지도자 연수회(국립암연구센터 주최) 등
(6) 법에 규정한 측정에서 해당 병동의 바닥 면적은 환자 1명당 30제곱미터 이상이며, 병실 바닥 면적은 환자 1명당 8제곱미터 이상이어야 한다.
(7) 해당 병동에 환자 가족 대기실, 환자 전용 부엌, 면담실, 일정한 넓이를 갖는 면담실을 갖추고 있을 것.
(8) 해당 병동의 모든 병실이 1인실이어도 문제 없지만, 특별한 요양 환경 제공에 관한 병상 수가 50% 이하일 것.
(9) 병동 출입에 대한 기준이 만들어지고 의사, 간호사 등에 의해 해당 병동의 환자의 출입 동의 판정이 이루어지고 있을 것.
(10) 완화 케어의 내용에 대한 환자를 위한 안내서를 만들어 환자·가족에 대한 설명이 이루어지고 있을 것.
(11) 암 진료 제휴 거점이 되는 병원은 암 진료 제휴 거점 병원의 정비에 대해 2008년 3월 1일 건강 발 제0301001호에 따라 암 진료 제휴 거점 병원으로 지정을 받은 병원을 말한다. 또한 암 진료 제휴 거점이 되는 병원은 일본의료기능평가기구 등이 실시하는 의료 기능 평가를 받고 있는 병원에 준하며 기타 병원은 지방자치단체가 해당 지역에서 암 진료의 핵심 역할을 인정하는 병원 또는 아래에 열거된 내용을 포함하는 일본의료 기능평가기구가 정한 부가적인 기능 평가(완화 케어 기능)와 동등한 기준의 평가를 받고 있는 병원을 말한다.
가. 완화 케어 병동의 운영 방침과 지역의 역할을 명확화
나. 완화 의료에 필요한 체제의 확립
다. 완화 케어 병동의 기능 발휘
라. 완화 케어 병동의 질 향상을 위한 노력
마. 완화 케어 병동에서 관리 프로세스
바. 완화 의료 지원을 위한 병원의 기본적인 기능

환자 상태에 대한 개입의 필요성이 인정되었기 때문으로 추측된다.

완화 의료팀은 신체 증상의 완화를 담당하는 상근의사, 정신 증상의 완화를 담당하는 상근의사, 완화 치료의 경험이 있는 상근 간호사, 완화 치료의 경험이 있는 약제사가 기본적인 팀 구성원이 된다. 담당 의사는 완화 의료 교육을 수료해야 하며, 기타 주 1회 이상의 컨퍼런스를 시행해야 하고, 완화 진료 실시 계획서를 수립하여 환자의 동의를 받는 등의 부가적인 조건을 만족해야 한다. 완화 치료팀은 하루 30명 이내의 환자를 진료할 수 있으며 후생성에서 지정한 시설 기준에 부합할 경우 환자 1인당 4,000엔, 시설 기준에 부합하지 않지만 지역사회에 기반을 둔 지역 후생 국장에게 신고한 시설인 경우 1인당 2,000엔의 진료비를 인정하고 있다(2015년 기준). 기타 20인 이하의 소규모 입원 병원인 경우 유상진료소 완화 치료의 지원을 받을 수 있는데 이 경우 악성 종양 환자나 AIDS 환자에 대한 치료 경험이 1년 이상 있으며 3년 이상 악성 종양 환자에 대한 경험이 있는 간호사가 필요하다. 기타 의사 및 간호사는 후생성이 정한 소정의 교육을 이수해야 한다. 이 경우 1인 진료당 1,500엔의 의료보험 비용을 지급받을 수 있다.

2010년 통계에 의하면 371개의 완화 치료팀이 44,351건의 진료 의뢰를 받았으며 팀당 연간 119건의 자문을 의뢰받았다. 이 중 대부분은 암 통증에 대한 것이었으며(67%), 기타 암 통증과 무관한 신체 증상(37%), 정신과적 문제(33%), 가족 관리(9%), 윤리적 문제(3%), 기타 지역사회로의 전원(14%) 등의 문제가 자문의 주된 요인이었다. 자문 의뢰 시 화학 요법 시행 중인 환자가 28%, 화학-방사선 요법을 시행 중인 환자가 6%, 방사선 요법만을 시행 중인 환자가 3%를 차지하였다. 또한 자문 시점은 암 환자에 대한 기본적인 치료가 시작될 즈음에 의뢰된 경우가 가장 많았다(Kizawa Y.,

2012).

일본의 경우 국내에는 없는 왕진 제도가 발달되어 있다. 암 환자가 자신의 집에서 관리를 받는 것은 환자의 심리적 안정에도 도움이 되며 의료비 절감에도 효과가 있는 것으로 알려져 있다(Gomes B., 2013). 상기 연구에 의하면 가정에서 완화 치료를 받는 경우 질병에 의한 부담, 통증, 호흡 곤란, 수면 문제 등의 증상이 시설 입소나 병원 입원에 비해 양호하다고 하며 18~35% 정도의 의료비 절감 효과가 있다고 하였다. 완화 치료와 관련한 자택 치료 규정은 따로 정해져 있지 않지만 왕진을 통해 암 환자의 자택에서 진료를 시행할 경우 주 1회를 기준으로 하며 약물에 대한 처방전을 교부하는 경우 18,000엔, 처방전을 교부하지 않고 약을 직접 제공할 경우 20,000엔의 진료비를 지급받는다. 기타 진통 요법이나 화학 요법을 시행하고 있는 환자에 대한 상태 확인을 위한 방문 진료 시 15,000엔의 진찰비가 지급된다.

일본의 경우 대부분의 치료에 대한 지침이 마련되어 있으며 완화 치료의 경우에도 후생성이 정한 진료 지침을 준수해야 한다. 특히 약제 사용에 대한 적응증이 엄격히 정해져 있어 의사 임의로 약제 사용이 어렵다. 이러한 지침에 의한 의료 규제는 한편으로는 의료비 절감이나 의료의 표준화 측면에서는 이해가 가는 원칙이지만 환자의 질병 상태나 약제 반응, 규정으로 강제할 수 없는 미묘한 상황에서 의료진의 진료적 유연성을 막고 있어 환자의 입장에서는 최선의 진료를 받을 수 없다는 단점을 갖는다.

기타 최근 완화 치료에 대한 수요가 증가함에 따라 완화 병동 입원과 관련한 평가가 필요하다는 의견도 제기되고 있는데 이에는 환자의 상태뿐만 아니라 지역사회 거점 병원을 활용하려는 시도가 이루어지고 있다. 즉 타 지역의 완화 치료 병동으로 전원을 유도하기보다는 환자가 현재 치료를 받고 있는 병원에서의 입원 관리를 적극 권장하고 있다(Kimoto, 2014).

유럽의 사례

유럽연합의 완화 치료 정책

유럽연합(EU)은 다양한 국가의 연합체로 한 가지 의료 체계로 설명하기는 어렵지만 2003년 완화 치료와 관련한 합의가 필요하다는 EU 가입 국가의 의견에 따라 대책위원회가 구성되었고 완화 치료를 위한 유럽 협회(European Association for Palliative Care, EAPC)가 설립되었다. EAPC는 우선적으로 용어의 정리를 시행하였고 공통된 용어는 관련 분야 전문가뿐만 아니라 정책 입안자가 관련 정책을 작성할 때 적용하도록 의무화하고 있다. EAPC는 언제, 어떻게 완화 치료를 적용해야 할지를 결정할 뿐만 아니라 필요한 장비나 시설에 대한 규정을 마련하여 정책 입안자가 규정을 따를 것을 요구하고 있다. 또한 질적으로 높은 의료를 제공하지만 불필요한 경비를 방지하기 위해 비용 효율성을 고려한 치료 가이드라인을 제시하고 있다. 정책 분야와 달리 의료적 가이드라인은 완화 치료에 대한 평균적 기준을 제시하는 것이며 각 나라의 상황에 따라 적용 방법이 다를 수 있으므로 표준적 정의(definition of standard)로 규정하지는 않고 있다[주 : EAPC에서 정의하는 표준(standard)이란 치료와 관련하여 따르지 않으면 제재를 받을 수 있는 규정에 가깝다]. EAPC에서 제안하는 평균적 완화 치료의 목적은 표 11.2와 같다.

EAPC에서 가장 먼저 시행한 것은 표준 용어의 작성이다. 유럽의 경우 다양한 언어가 존재하고 비슷한 용어가 전혀 다른 뜻으로 사용되는 경우도 있기 때문에 완화 치료와 관련한 서비스를 개선하기 위해 가장 먼저 필

표 11.2 ▶ 평균적 완화 치료의 목적(EAPC, 2009)

- 새로운 프로그램 또는 기존 프로그램 사이의 편차를 줄이고 질적 향상을 도모한다.
- 환경을 포함하는 치료의 지속성을 촉진하고 발전시킨다.
- 완화 치료 프로그램, 지역사회 호스피스, 기타 다양한 건강관리 연계 환경 사이에 동반적 협력 체계를 촉진한다.
- 임상적 완화 치료 프로그램의 지속적인 발전과 향상을 촉진한다.
- 서비스의 지속적이고 신뢰성 있는 질적 향상을 촉진하기 위해 완화 치료의 핵심적 요소에 대한 동일하고 포용적인 정의를 확립한다.
- 완화 치료의 질적 평가를 시행할 수 있는 국가적인 목표를 확립한다.
- 행위평가를 촉진하고 질적 향상을 주도한다.

요한 것이 용어의 정의였다. EAPC에서 규정한 용어 중 몇 가지 내용을 발췌하면 다음과 같다.

- **완화 치료(palliative care)** : 완화 치료란 완치 목적의 치료에 반응하지 않는 질병을 갖고 있는 환자에 대한 통합적이고 적극적인 치료이다. 통증, 기타 증상 및 정신적·영적 문제에 대한 관리가 가장 중요하다. 완화 치료는 다양한 자원이 함께 참여해야 하는데 여기에는 가족과 지역사회 등도 포함된다. 어떤 의미에서 완화 치료란 가장 기본적인 보살핌의 개념이며 가정에서든 병원에서든 환자가 필요로 하는 것을 제공하는 것이다. 완화 치료는 삶과 죽음을 정상적 과정으로 여기므로 죽음을 재촉하거나 삶을 연장하는 것은 아니다. 완화 치료는 죽음 전까지 최선의 삶을 유지시키는 것이다.

- **호스피스 치료(hospice care)** : 호스피스 치료란 신체적, 정서적, 사회적, 영적인 모든 요구에 부응하는 것을 목적으로 하는 전인적 치료이다. 가정에서, 주간보호소에서, 또는 호스피스 시설에서 죽음을 눈앞에 둔 환자와 그 환자를 사랑하는 사람들을 보살피는 것이다. 다양한

전문성을 갖는 자원봉사자와 직원이 환자의 개인적인 요구와 선택에 기반하여 통증으로부터 자유로워지고 존엄과 평온, 안정을 지킬 수 있도록 돕는다.

- 자율성(autonomy) : 완화 치료에서 모든 사람은 자율성과 개성을 갖는 인격체로 인정받고 존중되어야 한다. 완화 치료는 환자와(또는) 보호자가 받아들일 준비가 되었을 때 시행되어야 한다. 이상적으로는 환자가 치료 상황에 대한 자신의 결정과 치료 상황에서의 선택, 특별한 완화 치료의 선택 등에 대한 영향을 인지하고 있는 것이 필요하다.

- 존엄성(dignity) : 완화 치료는 환자에 대한 존경과 공개적이며 민감한 방법으로 접근해야 한다. 환자의 개인적 문화, 종교적 가치 및 신념에 유의하여 시행되어야 하고 각 나라의 법률을 지켜야 한다.

- 환자(patient) : 완화 치료는 진단에 의거하여 제한되어서는 안 되며 생명을 위협하는 질환을 갖고 있는 모든 환자에게 유용해야 한다. 유럽에서는 매년 160만 명이 암으로 사망하지만 약 570만 명이 암이 아닌 만성 질환으로 사망한다. 이 중 적어도 20%의 암 환자와 5%의 비암 환자가 삶의 마지막 해에 특수한 완화 치료를 필요로 한다. 하지만 이런 수치에 비해 완화 치료 상황에서는 훨씬 많은 수요가 있을 것으로 예상한다. WHO의 완화 치료 정의에 따르면 매 순간 32만 명의 암 환자와 28만 5,000명의 비암 환자가 완화 치료를 필요로 하고 있다. 대부분의 유럽에서는 진전된 암 환자를 대상으로 하는 완화 치료가 대부분이지만 (중략) 비암 환자에 대한 양질의 완화 치료에 대한 국가적 건강 정책 수립이 우선되어야 한다.

이상적으로 치료 방침은 환자와 가족, 의료진이 모두 함께 치료 계획이나 시설 이용 등에 대하여 상의하는 것이 바람직하지만 환자의 상태가 악화되어 더 이상 치료 방침에 참여할 수 없는 경우도 발생할 수 있다. 이러한 경우에 대비하여 사전에 치료 방침에 대한 환자의 의견을 받아 둘 것을 권고하고 있다. 법률적으로 사전 지시서의 합법성 여부는 유럽의 각 나라마다 처한 상황이 다르다. 경우에 따라 환자의 질병 진행 경과에 따라 사전 지시서가 보호자나 법적 대리인에 의해 달라질 수 있다.

유럽의 경우 대부분의 환자가 자택에서 사망하기를 원하며 한 조사에 따르면(Davis E., 2004) 75%의 응답자가 생의 마지막 순간을 자택에서 맞이하기를 희망한다고 한다. 하지만 환자의 바람과는 달리 대부분의 환자는 병원이나 시설에서 임종을 맞이한다. 독일의 경우 자택에서 임종하는 경우는 25~30% 정도이며 42~43%는 병원에서, 기타 시설에서의 사망은 19~34% 정도라고 한다. 따라서 EAPC는 사전에 환자가 임종을 맞이하고 싶은 장소에 대한 토의가 필요하다고 권고하고 있다.

완화 치료는 크게 비전문 완화 치료와 전문 완화 치료로 구분하고 있으며 비전문 완화 치료의 영역에는 지역 간호 서비스, 일반 의료, 방문 간호, 일반 병원 입원, 양로원, 기타 일반 의료 기관의 완화 치료 서비스가 포함된다. 또한 비전문 완화 치료 병동의 경우 최소 한 명 이상의 완화 치료 전문가를 배치하도록 규정하고 있다.

전문적 완화 치료가 필요하다고 판단되는 환자는 전문 완화 치료 시설로 이동할 수 있는데 이러한 시스템의 원활한 관리를 위해서 사례 관리자의 역할이 중요하다고 제안하고 있으며 사례 관리자는 완화 치료와 관련된 다양한 분야의 전문성을 갖춘 팀이나 개인에 의해 이루어질 수 있다. 비전문/전문 완화 치료 사이에 모호함을 없애기 위해 치료의 목표와 질적 기준을 명확히 하고, 일정한 입원 및 퇴원 기준을 마련하며, 동일한 평가 방법을 활용하고, 신뢰할 수 있는 근거에 기반한 동일한 치료 전략을 적용할 것을 주문하고 있다. 하지만 어떠한 경우에, 어떠한 방법으로 전문 완화 치료 병동으로 이송해야 하는지에 대한 명확한 규정은 없어 상호간의 협력 체계 구축에 어려움이 있을 것으로 예상된다.

전문 완화 치료 시설에 대한 규정은 상세하게 정해져 있다. 전문 완화 치료 병원은 24시간 외부 연락에 대한 대응이 마련되어야 한다. 물론, 치료는 의사와 간호사가 중심이 되어 이루어지지만 다음의 전문가가 상근 또는 비상근으로 치료에 참여해야 한다.

- 사회사업가
- 정신사회적 지지에 대한 기술을 습득한 전문가
- 적절한 수의 사무직원
- 물리치료사
- 임종에 대한 기술을 습득한 전문가
- 영적 치료 관련 코디네이터
- 자원봉사자 코디네이터, 종교인(chaplain)
- 상처 관리 전문가
- 림프부종(lymphoedema) 전문가
- 작업치료사
- 영양사
- 약제사
- 언어치료사
- 상호 보완적 치료사(complementary therapist)
- 교육/강의 책임자
- 사서(librarian)

완화 치료 시설은 병원 내의 병동이나 인접한 건물에 설치할 수 있고, 독립적으로 운영될 수도 있다. 이는 각 나라마다 상황에 맞게 운영되도록 권유하고 있다. 유럽의 경우 인구 100만 명당 50병상의 완화 치료 병동이 필요한 것으로 추정되며 8~12병상이 적절한 유닛(unit)으로 추천된다. 추후 100만 명당 80~100병상 정도가 더 필요할 것으로 예측하고 있다. 완화 치료 병동은 입원 환자당 최소 1명의 간호사가 필요하며, 이를 충족할 수 없는 경우에는 1.2명 정도의 간호사가 필요하다고 제시하고 있다. 의사는 환자 6~7명당 1명이 필요하다. 소아 환자를 관리할 경우 인력의 보충이 필요하다. 완화 병동은 가정과 같은 환경 조성이 필요하며 조용하고 사적인 공간 제공이 필요하다. 병실은 독실 또는 2인실로 구성되어야 하며 각 병실에는 화장실이 구비되어야 한다. 또한 24시간 이용이 가능한 부엌이나 거실 등이 마련되어야 한다.

단, 염두에 둘 점은 유럽 대부분의 의료는 국가 중심으로 이루어지고 있으며 공공 의료와 민간 의료가 완전히 분리되어 운영되고 있는 것이다. 따라서 상기 지침은 국내 상황에 비교하자면 공공 의료 병원의 완화 치료 지침에 가깝다는 것이다. 따라서 국내 의료 현황과 직접적인 비교는 어렵다.

유럽 각국의 현황

EU 연합에서의 완화 치료에 대한 적극적인 관심과 지원을 한 덕분에 EU 가입 국가의 완화 치료에 대한 관심이 높아지고 있다. 오스트리아의 경우 1990년경까지는 정부에 의해 운영되는 소수의 호스피스 병동이 존재하는 정도였지만 완화 치료에 대한 관심이 높아지면서 1998년부터는 의사 자격 취득 이후 참여할 수 있는 과정을 설치하여 매년 완화 치료 관련 자격증을 부여하고 있다. 2004년에는 연방보건기구(Austrian Federal Institute of

Health)에서 전국을 포괄하는 완화 치료 체계를 구축하여 병원, 비병원, 단기 및 장기 서비스를 제공할 수 있는 청사진을 제시하였으며 2006년에는 법 체계를 정비하여 효과적인 완화 치료가 시행될 수 있는 계기를 만들었다. 특히 2009년 EAPC 학회를 주최하면서 매스컴의 관심을 끌게 되었고 대중에게 완화 치료를 홍보하는 기회가 되었다. 오스트리아의 완화 치료 관련한 문제점은 완화 치료에 대한 전문의 제도가 정비되지 않는 점이 지적되고 있다. 대부분의 완화 치료 관련 책임자가 완화 치료에 대한 경험이 없는 내과, 마취과, 가정의학과 전문의로 되어 있어 전문적 서비스 제공에 어려움을 겪고 있는 것으로 판단되었다(Watzke H., 2010).

덴마크의 경우 2000년 이전까지 완화 치료와 관련한 제도적 정비가 이루어지지 않았으나 의료계와 정부의 적극적인 지원에 힘입어 완화 치료의 발전이 이루어지고 있다. 2003년 완화 치료 관련 인력 양성을 위해 북유럽 국가의 의료 단체가 주도하여 북유럽 완화 치료를 위한 전문 과정(Nordic Specialist Course in Palliative Medicine, NSCPM)을 개설하였으며 2013년부터는 완화 치료 전문 자격을 위한 규정을 마련하였다. 덴마크에서 완화 치료 전문자격을 획득하기 위해서는 종양학, 마취과, 내과, 일반 의료 등의 관련 전문 과정을 이수해야 하며 NSPCM을 수료해야 한다. 추가로 덴마크 완화의학협회에서 규정한 전문적 완화 치료 관련 수련을 2년 이상 수행해야 하며 1년 이상의 자문의료, 1년 이상의 입원 환자 치료의 경험을 갖고 있어야 한다. 2014년에 처음 자격 평가가 이루어졌으며 39명의 응시자 중 24명이 합격하였다. 의료의 질적 부분과 관련하여 정부의 개입이 활발한 편이며 치료와 관련한 기본 규정을 개발 중이고 입원 시 아홉 가지의 기본 데이터에 대한 규정을 마련하여 완화 치료를 시행하는 모든 기관에서 질적으로 동등한 치료를 수행하도록 하고 있다(Jespersen B. A., 2015).

2000년 이전까지 독일의 완화 치료와 관련한 관심은 미미한 편이었다. 독일 완화 의료 전문가 및 연구자협회의 회원 수가 2000년의 경우 408명 정도에 그쳤으나 이후 관심이 높아지면서 2010년에는 3,500명 정도로 회원 수가 증가하였다(Nauck F., 2011). 특히 2006년 완화 치료와 관련한 전문의 제도가 정비되고 2010년 의료 및 사회정책기관이 참여한 완화 치료 관련 선언문이 선포되면서 이에 대한 관심이 더욱 높아지고 있다. 심각한 질병이나 죽어가는 환자에 대한 독일의 선언문에는 치료 관련 자료 및 윤리적·법적 문제, 환자와 가족의 돌봄과 요구를 충족하기 위한 조직의 구성, 전문가 양성 관련 훈련 및 교육, 향후 연구 발전 과제, 유럽 및 국제 사회와의 관계 등에 대한 포괄적이고 상세한 내용을 담고 있다(Nauck F., 2011).

앞서 언급한 나라들과는 달리 네덜란드의 경우 완화 치료에 대한 전문성을 인정하기보다는 기존 자원을 완화 치료에 투입하는 것에 대해 좀 더 비중을 두고 있다. 이는 환자가 원하는 곳에서 죽음을 맞이하는 것이 바람직하다는 원칙에 입각한 치료가 이루어지도록 하는 것이다. 또한 완화 치료는 별개의 개입이 아닌 기존 치료의 연속선상에 있는 것으로 간주하고 있으며 완화 치료는 치료 초기부터 시작하여 임종 시까지 지속되어야 한다고 판단하고 있다. 따라서 완화 치료는 환자가 거주하는 곳에 가까운 곳에서 이루어지는 것이 바람직하다고 생각되고 있으며 자원봉사자와 다각적 전문 인력의 활용 이외에 보험제도의 규정을 통하여 이를 유도하려고 한다. 또한 환자나 가족의 요구와 치료 인력의 투입을 위한 정보 공유에 힘을 쓰고 있다(Ross C., 2015). 이러한 완화 치료 방침의 영향으로 네덜란드는 가정에서 임종을 맞이하는 비율이 가장 높은 나라(네덜란드 34% vs. 영국 17%)로 꼽히고 있다.

스페인은 자생적인 발전에 비해 국가가 주도적으로 완화 치료 관련 서비스를 구축한 경우로 생각된다. 2009년 EAPC에서 시행된 22개 국가에 대한 완화 치료 현황을 기반으로 하여 암 환자뿐만 아니라 비암 환자에 대한 완화 치료 필요성을 인지하여 심장 기능 부전 등 관련 질병 전문 학회에 연구를 의뢰하여 완화 치료에 대한 독자적인 지침을 발표하였다. 여기에는 환자의 상태를 평가하기 위한 척도의 활용, 아편계 약제의 사용 방법, 환자 방문 간격 등 세세한 부분에 대한 지침이 포함되어 있으며 죽음에 직면한 환자의 경우 완화 치료 전문가에게 자문을 구할 것을 권고하고 있다.

특이한 점 중 하나는 각국의 상황에 따라 완화 치료 목적의 수면을 허용하고 있다는 점이다. 완화 치료 목적의 수면은 네덜란드 등 몇몇 나라에서 허용하는 치료 방법으로 사망에 임박한 시점에 환자의 고통을 덜어주기 위해 의도적으로 깊은 수면 상태를 유도하는 치료 방법이다(Ministry of Health, Spain 2012). 네덜란드 정부에서 정한 완화 목적의 수면 치료란 '환자의 말기 단계에 의도적으로 의식을 저하시키는 것'으로 정의된다. 이와 관련한 지침서에서는 한 가지 이상의 치료 불가능한(refractory) 고통스러운 증상이 있으며 또는 이를 치료하는 데 있어서 받아들이기 힘든 부작용이 발생하는 경우에 시행될 수 있다. 완화 목적의 수면은 기대 여명이 2주 이내인 경우에만 시행될 수 있다. 완화 목적의 수면을 유도할 경우 고통을 덜어주기 위한 목적이 아닌 인위적인 수분 공급은 금지하고 있는데 사망이 임박한 환자에게 인위적 수분 공급이 오히려 환자의 사망을 재촉할 수 있다는 연구 결과에 의거한 조치이다. 인위적 수면 유도는 윤리적·법적으로 많은 사항을 고려하여 시행해야 한다는 점은 대부분의 나라에서 공통적으로 요구하고 있는 내용이며 국내에 이를 도입할 경우 국민적 정서를 고려하여 시행해야 하고 이와 관련한 정확한 지침이 필요하다.

영국의 사례

일반적 지침

영국은 유럽을 기준으로 볼 때 비교적 일찍부터 완화 치료에 대한 준비를 해 왔으며 EU로부터 완화 치료의 표준으로 여겨질 정도로 선구적인 역할을 수행해 왔다. 1987년 전 세계적으로 가장 먼저 완화 치료 세부 전문 자격을 부여하였고, 다양한 완화 치료에 대한 투자와 연구를 해 왔다.

2004년 국민건강보험(National health service)에서 임종 환자 치료 프로그램(end of life care program)을 개발하였고 2008년 보건부(Department of Health, 이하 DH)에서 임종 환자의 치료 전략(end of life care strategies)을 개발하였는데 이는 여러 나라에서 참고하는 대표적인 치료 지침이다. 이를 요약하면 다음과 같다.

영국에서는 매년 50만 명이 사망하며 이 중 2/3가 75세 이상의 노인이다. 사망의 58% 정도가 국립병원에서 발생하고 있으며 18% 정도는 가정에서, 17% 정도는 관련 시설에서 이루어진다. 1900년대 초까지만 해도 대부분의 임종은 가정에서 이루어졌고 1950년경에는 50% 정도가 가정에서 임종을 맞이하였다. 따라서 많은 사람들이 가까운 곳에서 죽음을 목격하였고 사망은 삶의 일부로 여겨졌다. 하지만 최근에는 많은 경우가 병원에서 임종을 맞이하고 있으며, 삶의 중년기까지 주변의 죽음을 경험한 바 없고, 실제 사체를 본 적이 없는 사람이 대부분으로, 사회적으로도 죽음이나 임종에 대해 공개적으로 언급하는 것을 꺼리는 분위기가 되어 왔다. 마리 퀴리 암 연구소에서 시행한 조사에 따르면 영국인 5명 중 4명은 죽음에 대한 언급을 금기시하는 경향이 있다고 발표하였다. 또한 영국 BBC의 조사에 따르면 성인의 34% 정도만이 자신이 어떠한 죽음을 맞고 싶은가에 대해 이야기해본 경험이 있다고 하였다. 즉 일반적으로 영국인은 죽음에 대해 지나치게 두려움을 갖고 있으며 이러한 경향으로 인하여 임종을 앞둔 환자가 무엇을 바라는지, 어떤 치료를 받고 싶은지에 대해 주변인들이 전혀 모르고 있으며 환자 역시 이에 대해 언급을 꺼리는 경향이 있는 것이 확인되었다. 따라서 환자가 원하는 적절한 완화 치료의 제공에 어려움이 발생하게 된다.

일부 병원이나 관련 시설에서 훌륭한 서비스를 제공하고 있기는 하지만 대부분의 기관은 이러한 경험이 없기 때문에 많은 임종 환자가 불필요한 고통이나 기타 증상을 겪고 있다. 또한 많은 환자가 인간으로서의 존엄과 존중을 받지 못한 채 죽어가고 있다. 죽어가는 환자에 대해 어떠한 보살핌을 베푸는가 하는 것은 다른 환자나 불편한 사람들을 어떻게 대하는지에 대한 척도로 간주될 수 있다. 이러한 점을 고려할 때 임종 환자에 대한 양질의 보살핌을 제공하는 전략이 필요하다(D. H., 2008).

2008년 이전까지 영국의 완화 치료는 질적으로는 높은 서비스를 제공해왔지만 대부분 자발적 기금에 의해 운영되었다. 2004년부터 완화 치료와 관련한 지원을 3년간 1,200만 파운드 정도 투여하였지만, 2008년 현재 시점으로 국가의 지원에 의해 운영되는 완화 치료 병상은 전체의 19%에 불과하다.

영국 정부는 노령 인구 증가에 따른 완화 치료 필요성의 증가, 적절한 완화 치료 부재에 의한 고통, 말기 환자에 대한 무의미한 치료에 따른 비용 증가, 가족의 고통 문제 등을 고려하여 환자가 원하는 곳이라면 어디에서든 공평하고 질 높은 서비스를 제공하기 위한 열 가지 목표를 설정하였다.

1. 죽음과 임종에 대한 대중의 인식을 향상시킨다. 이를 통하여 일반인이 자신의 임종에 대한 의견을 편하게 이야기할 수 있도록 하며 이러한

관심을 바탕으로 서비스의 질을 향상시킨다.

2. 모든 국민이 생의 마지막에 존엄과 존중을 받으며 치료받을 수 있도록 보장한다.

3. 삶의 마지막까지 적절한 삶의 질을 유지하기 위해, 통증과 기타 고통에 대한 숙련된 전문가가 증상 관리를 하여 불필요한 증상을 최소화하도록 보장한다.

4. 삶의 마지막에 신체적, 정신적, 사회적, 영적 평가를 통하여 적절한 보살핌을 받을 수 있도록 보장한다.

5. 각 개인의 임종과 관련한 요구와 특권과 취향에 대하여 최대한 가능한 방법을 동원하여 확인하고, 문서화하고, 검토하고, 존중받을 수 있도록 보장한다.

6. 국민이 필요로 하는 서비스를 잘 조화하여 매끄러운 서비스 제공이 가능하도록 보장한다.

7. 삶의 마지막 순간에 모든 치료 환경에서 최상의 치료를 받을 수 있도록 보장한다.

8. 환자의 보호자가 죽음의 과정과 애도 과정까지 적절한 지지를 받을 수 있도록 보장한다.

9. 환자에 대한 건강과 사회적 돌봄을 제공하는 모든 전문가에게 환자를 잘 보살필 수 있게 하기 위한 필요한 교육과 훈련의 제공을 보장한다.

10. 납세자들에게 양질의 서비스를 제공하도록 보장한다.

보건부는 이러한 목표를 달성하기 위해 자문단을 구성하였고 임종관리 체계, 가정관리, 전문인력 개발, 평가, 변화의 수단, 비용 분석 등을 시행하였다. 이와 함께 다양한 기관의 자문을 의뢰하여 수백 명의 전문가 의견을 경청하여 이를 정책에 반영하였다.

영국 정부가 우선적으로 추진한 정책은 죽음에 대한 국민의 태도 변화이다. 이를 위해 전문가의 공동 연구를 장려하였고, 대중에 대한 강연이나 종교, 대학, 근로자 등에게 필요한 정보를 제공하거나 토의할 수 있는 기회를 제공하였다. 또한 호스피스 기관과 지역 자원 연계를 통해 서비스 및 훈련 기회를 제공하였고 완화 치료 기관과 지역 병원의 연계를 통하여 서비스의 공백을 최소화하기 위한 노력을 시행하였다.

또한 전문 인력을 위한 교육을 강화하고 완화 치료와 관련한 자세한 지침을 마련하였는데 2006년에 발간된 화이트 페이퍼(White paper) 중 '우리의 건강, 우리의 보살핌, 우리의 이야기(Our health, our care, our say)', 2007년에 발표된 '건강 및 사회 관리 전문가를 위한 지침서' 등이 대표적이다. 또한 임종에 임박한 환자에 대한 접근을 시도할 경우 반드시 지켜야 할 항목을 다음과 같이 제시하고 있다.

- 환자의 요구에 대한 평가는 전문가 또는 적합한 경험이 있는 전문 인력에 의해 시행되어야 한다.
- 환자가 선호하고 선택하고자 하는 치료 방법에 대해 기록한다. 또한 치료 방법은 환자의 상태에 따라 재평가해야 한다. 여기에서 언급하는 치료 방법에는 심폐소생술, 인공 영양 공급, 아편계 약제의 사용 등 치료와 관련한 전반적 내용이 포함된다.
- 환자를 위한 처방 과정에 환자가 참여해야 하며 환자가 처방을 받고 싶지 않을 때 '싫다'고 할 수 있는 거부권을 존중해야 한다.
- 환자의 요구와 선택에 대한 정보는 환자나 보호자의 허락하에 의료 또는 사회복지 전문가에게 제공될 수 있음을 알려야 한다.

말기 환자에 대한 효율적 치료를 위해서는 전문 인력의 조화가 중요하다고 판단하고 있으며 이를 위해 관련 인력 간의 팀 미팅을 요구하고 있다. 예를 들면 완화 치료팀과 만성 호흡부전 관리팀이 합동 회의를 시행할 것을 권유한다. 또한 완화 치료를 시행할 수 있는 일반의를 등록하도록 하여 지역사회에서 완화 치료를 받을 수 있도록 관리하고, 환자가 집에서 사망하기를 원하는 경우 근무 시간 이외에 상황에 대처할 수 있는 의사를 지정하도록 하고 있다. 런던 시의 경우 효율적 관리를 위한 다음과 같은 지침을 두고 있다(런던건강관리부, 2007).

- 환자와 가족이 이용할 수 있는 24시간 핫라인 체계를 갖춘다.
- 지역사회 내에 빠른 이용이 가능한 간호 관리 또는 전문 완화 치료 체계를 갖춘다.
- 환자가 결정한 향후 치료 방법, 예를 들면 심폐 소생술 및 죽음의 방법과 관련하여 환자가 선택한 내용에 대해 관련 전문인력이 정보를 공유할 수 있음을 확인한다.

이밖에도 전문인력 간의 효율적 관리 및 의사소통을 위하여 관련 인력이 국립건강서비스에 메일 계정을 갖도록 유도하고 있으며 이를 통해 환자에 대한 의사소통을 촉진하려고 노력하고 있다. 기타 2008년 현재 시점으로 독립된 서버를 통해 환자의 검사 결과, 영상 자료, 기타 정보를 공유할 수 있는 전산화 작업을 시행하고 있다. 영국 정부에서 추구하는 좋은 완화 치료 시스템이란 지역사회에 기반을 둔 광범위한 전문인력의 참여를 유도하고, 전문인력에 대한 연락망을 구축하여 구급차나 응급 연락망을 활용할 수 있도록 하며, 환자의 선택에 기반한 연계 체계를 구축하는 것이다(표 11.3).

서비스 체계는 크게 네 가지 지역으로 구분될 수 있으며 여기에는 병원,

표 11.3 ▶ 완화 치료 자원

서비스 종류	치료 자원
일차 진료 서비스	장비/설비 관련
지역 간호 서비스	작업치료 서비스
개인적 사회복지 서비스	물리치료
심리적 지지 서비스	주간 보호
급성 질환 서비스	약국/약사
전문 완화 치료 서비스	경제적 문제 상담
정규 근무 시간 외 서비스	영양사
구급차/운송 서비스	관련 업무자의 지지 서비스
정보 제공 서비스	영적 치료
임시 관리 서비스	자원 봉사자를 포함하는 지역사회 내 자발적 봉사 자원
언어치료 서비스	통역 서비스

가정 간호, 지역사회, 기타 관련 기관 등이 포함되고 이외에 교도소, 노숙자 등 특수 환경의 환자를 위한 서비스 체계를 구축하고 있다. 표 11.3에 언급한 다양한 서비스 체계의 효율적인 연계 체계를 통하여 불필요한 입원을 피하고 환자가 원하는 서비스를 효과적으로 제공하려고 하고 있다.

앞에서 언급한 바 있지만 영국에서는 임종 직전의 환자에 대한 서비스는 다른 병들고 취약한 환자를 어떻게 관리하는지에 대한 척도로 간주하여 임종 직전 환자에 대한 관리 체계를 체계화하려고 노력하고 있다. 환자의 기대 여명을 평가하는 것은 매우 어려운 일이며 질병에 따라, 환자의 상태에 따라 예후는 매우 다양하다. 또한 예상치 못한 감염이나 기타 합병증에 의해 급격히 상태가 악화되는 경우도 있다. 하지만 가능한 검사 결과와 여러 요인, 징후 등을 활용하여 기대 여명을 예측할 필요가 있다. 예를 들어 의식 소실, 위축(withdrawal), 음식 섭취 불가 등이 임종이 임박함을 알리는 징후로 볼 수 있다. 이러한 경우 생명 연장 치료(예 : 인공 호흡기 등)를 지속할지 여부는 이전 환자의 지시에 따를 필요가 있으며, 이러한 자료가 없거나 환자의 의식이 온전하지 않은 경우 보호자와의 상의를 통하여 결정하도록 요구하고 있다. 특히 심폐 소생술 시행 여부는 임종 환자에서 결정해야 할 중요한 요인이며 이는 2001년부터 적용된 병원 의무 (Hospital Trusts)의 지침을 환자 및 보호자에게 제공하여 향후 발생할 상황에 대한 환자의 결정을 돕도록 하고 있다.

병원 의무와 관련한 내용은 모든 상황에 대하여 공통적으로 적용되기는 어렵기 때문에 우선적으로 환자 및 보호자의 결정을 존중할 필요가 있다. 응급 후송의 경우 여러 가지 의무 사항이 존재한다. 하지만 상기 의무는 병원 간 또는 병원과 가정 간 환자를 이송할 경우 공통적으로 적용될 수 있다.

환자가 가정에서 사망하였을 경우 사망진단서 발급은 국내 상황과 다소 다르다. 환자가 사망한 이후 환자를 처음 접한 의사는 사망진단서를 작성할 수 없으며 환자가 사망하기 이전 14일 이내에 환자를 진찰한 사실이 없는 경우도 진단서 작성이 불가하다. 이러한 경우 모드 검시관(mode coroner)에게 보고할 법적 의무가 있다. 의사가 사망진단서를 작성할 수 없는 죽음의 경우 일단 경찰의 입회가 필요하고 범죄 현장으로 간주하여 보존되게 되는데 이러한 상황은 가족에게 심적 스트레스 요인으로 작용하기도 한다. 영국의 경우 모든 사망의 44%가 검시관에게 보고되고 있고, 이 중 22% 정도가 부검을 시행하고 있으며 6% 정도는 사인 규명 조사가 이루어지고 있다. 환자가 사후 장기 기증을 원할 경우 관련 규정을 엄격히 준수할 필요가 있다. 만약 검시관이 장기 기증이 환자의 사망 원인이라고 판단할 경우 부검 등 후속 조치가 취해질 수 있기 때문이다.

완화 치료 기관별 지침 및 활성화 방안

급성 환자 병원

영국의 경우 2008년 현재 시점으로 모든 사망의 58%가 급성 환자 병원 (Acute hospital)에서 발생한다. 완화 치료 시스템 도입의 취지 중 하나가 환자가 원하는 곳에서 죽음을 맞이하도록 하는 것이며, 급성 환자 병원에서의 사망을 줄이기 위한 것이지만 아직도 가장 많은 사람이 급성 환자 병원에서 죽음을 맞이한다. 급성 환자 병원에서는 죽음과 관련한 완화 치료에 해당되는 적절한 조치가 이루어지지 않고 있으며 치료에 관한 선택권도 거의 부여받지 못한다. 보호자 역시 정확한 정보 제공이나 심리적 지지 등을 받지 못하는 것으로 평가되고 있다. 이는 급성 환자 병원의 경우 죽음에 대한 적절한 준비가 되어 있지 않고, 주로 완치와 관련한 치료에 관심을 두고 있으며, 환자를 귀가시킴으로써 따르는 책임에 대한 문제, 임상 전문가의 죽음과 관련한 경험 및 리더십 부족, 죽음과 관련된 정보 및 기술의 부족 등이 상기 문제를 야기하는 것으로 평가되었다. 이러한 문제를 향상시키기 위해 영국 보건부는 다음의 조치를 취하게 되었다.

- NICE 지침서에 의거한 특별 완화 치료팀을 구성하며 이 팀은 특별한 질환에 국한하지 않고 환자의 요구에 근거한 치료를 제공한다.
- 임종에 가까운 환자 또는 입원 시 사망의 가능성이 의심되는 환자에 대한 평가 체계를 구축한다.
- 적절한 건강 관련 전문가 환자와 함께 임종에 대한 논의를 시작하며 신체적, 정신적, 사회적, 영적 요구에 대한 우선순위와 선호하는 바를 이야기할 수 있는 체계를 갖춘다.
- 임종이 가까운 환자의 요구에 대한 평가 및 필요한 치료에 대한 계획

을 제공하는 체계를 갖춘다.

- 건강보험체계를 활용하여 환자가 퇴원해서 사망할 때까지 신속하고 지속적인 서비스가 제공될 수 있는 가장 빠른 경로를 평가하고 이를 환자에게 제공한다.
- 질병으로 인하여 죽어가는 동안, 그리고 죽음 이후에도 적절한 서비스를 제공할 수 있는 체계를 구축한다. 리버풀의 죽음에 대한 돌봄 경로(Liverpool Care Pathway for Dying) 등이 예가 될 수 있다.
- 병원에서 죽어가는 환자에 대한 인종, 성별, 종교, 장애의 정도 등에 대한 자료를 평가하고 적절한 서비스가 제공되는지 여부를 감시하는 체계를 확립한다.

지역사회

영국의 경우 지역사회(community)에서 사망하는 환자의 수는 전체의 35%에 이른다. 불필요한 입원을 줄이고 개인이 원하는 장소, 즉 집에서 죽음을 맞이하도록 하기 위해서는 지역사회에서의 완화 치료 관리가 필요하다. 이를 위해서 가정 주치의의 역할이 매우 중요하다. 평균 1%의 인구가 매년 사망하고 있으므로 통계적으로 1,700명의 환자를 관리하는 가정 주치의는 매년 17명의 사망을 겪게 된다. 특히 관리하고 있는 말기 환자의 수가 늘어날수록 그 수는 증가하게 된다. 또한 지역 간호사 역시 중요한 역할을 수행하게 되는데 통상 관리하는 환자의 8%를 차지하는 말기 환자에게 투자되는 시간은 전체 환자 간호 시간의 40%를 차지한다. 이러한 문제를 감안하여 영국 정부는 2001년부터 2004년까지 400만 파운드를 투자하여 15,000명의 지역 간호사에게 완화 치료 관련 전문 교육을 시행한 바 있다.

영국 정부가 인지하고 있는 지역사회 완화 치료의 문제점은 다음과 같다.

- 가정 주치의의 경우 임종 환자에 대한 진단, 평가, 협력 체계 구축 등에 대한 지식이 부족하다.
- 일부 지역의 경우 방문 간호 및 개인 간병 서비스가 부족하다.
- 환자 가정에 필요한 기자재의 즉각적인 제공이 어렵다.
- 일반 근무 시간 이후의 약물에 대한 평가가 어렵다.
- 일부 중요 직원에 대한 지속적인 훈련과 전문 기술 교육이 부족하다.
- 일차, 이차 치료 담당자 간에 조화가 잘 이루어지지 않으며 특히 근무 시간 이외에 이러한 연결이 부족하다.
- 보호자가 무엇을 해야 하는지, 무엇을 기대할 수 있는지에 대한 정보가 부족하다.

상기한 바와 같은 지역사회의 문제점으로 인해 불필요한 입원이 이루어지거나 입원일수가 길어지는 것으로 평가되고 있다. 이러한 문제점은 향후 서비스 모델의 개선과 치료와 관련한 접근 방법의 개선을 통해 보완해 갈 예정이다. 특히 질, 결과 체계(Quality and Outcome Framework)를 도입하여 지역사회 문제를 개선하고자 시도하고 있다. 이는 가정 주치의가 임종이 예상되는 환자에 대한 정보를 전산에 등록하도록 하는 것이며 이러한 정보를 바탕으로 다양한 전문가의 조언과 회의를 통해 적절한 조치를 할 수 있도록 돕는 것이다. 기타 '가정 호스피스' 등의 서비스를 개발하여 환자가 마지막 순간을 가정에서 보낼 수 있도록 도울 수 있는 다양한 서비스를 개발하고 있다. 근무 시간 외의 서비스를 통해 환자가 불필요한 구급차 요청이나 입원 등을 피할 수 있도록 하고 있다. 근무 시간 외 환자를 효과적으로 관리하기 위해 환자와 관련한 최신 정보에 대한 데이터베이스를 공유하고, 환자 상태에 대해 적절한 조언을 받을 수 있는 연락 가능한 의사를 확보하고 응급 약물을 제공받을 수 있는 지역사회 내 약국과 긴밀한 협조를 당부하고 있다. 이러한 체계에 대해서도 '근무 시간 외 안전하고 적절한 약물의 접근(Securing and proper access to medicines in out of hour periods)'에 대한 가이드라인을 2004년 제작해 활용하고 있다.

케어 홈 및 쉼터

영국에는 2007년 시점 기준으로 18,557개의 성인 케어 홈(care home)이 등록되어 있으며 441,958명의 환자를 돌보고 있다. 케어 홈을 이용하는 환자 중 가장 많은 수는 치매 환자지만 스스로를 돌보기 어렵고, 마땅한 도움을 받기 어려운 암 환자 역시 최근 케어 홈을 이용하는 경우가 많아지고 있다. 케어 홈에서 사망하는 환자 수는 전체의 16% 정도를 차지한다.

케어 홈 이용의 문제점으로는 현재 거주하고 있는 다른 환자에게 충분한 정보가 제공되지 않은 채 입원하는 경우가 많으며 적절한 서비스를 제공할 준비가 되어 있지 않다는 점이다. 적지 않은 수가 급성 환자 병원에서 임종이 임박해졌을 때 환자의 소망과는 관계 없이 후송되고 있다. 상기 문제점 때문에 기존에 거주하고 있는 환자에게 정서적 불안을 유발할 수 있으며 적절한 약제 사용이 어려운 경우도 적지 않고, 케어 홈에서 설치한 임시 쉼터(shelter)에서 생을 마감하는 경우도 많다. 이러한 문제점을 해결하기 위해 2004년부터 케어 홈에 대한 교육 프로그램을 마련하여 교육을 시행하고 있으며 2008년 시점으로 전국에 위치한 케어 홈 중 7.6%가 상기 프로그램을 이수하였다. 하지만 이러한 교육을 시행하는 데 상당한 비용이 소요된다. 평균 규모의 케어 홈을 기준으로 관련 직원에 대한 교육과 훈련, 점검을 하는 데 드는 비용은 15,000파운드(한화 2015년 12월 기준 약 2,700만 원) 정도이다.

소수의 환자를 장기적으로 관리하는 것을 목적으로 하는 케어 홈의 장점과 임종 환자에 대한 관리 부족이라는 단점을 보완하기 위해 영국 정부는 케어 홈과 호스피스 케어 사이의 업무 협약 등을 통해 상호 단점을 보완하는 방안을 장려하고 있다. 한 가지 예로 영국 성 프란시스(St. Francis) 호스피스와 킬필란(Kilfillan) 가정 간호 시설은 상호 협약을 통해 호스피스 내의 전문의와 간호사가 정기적으로 가정 간호 시설을 방문하여 환자를 관리하며 가정 간호 직원에 대한 교육을 시행하고 있으며 임종이 임박한 경우 호스피스로 환자를 이송하여 치료받을 수 있도록 하고 있다. 이러한 경우 케어 홈은 추가 비용 없이 기존의 업무를 지속하면서 환자를 돌볼 수 있고 호스피스 시설은 전문적인 기능을 확대할 수 있다는 장점을 가질 수 있다.

기타 기관

영국에는 330개의 지역 병원을 갖추고 있으며 이러한 병원을 활용하기 위한 연구가 2001년부터 3년간 시행되었다. 우선 시행된 연구는 죽음을 맞이한 보호자에 대한 조사로 대부분의 보호자는 지역병원에서의 완화 치료에 찬성하였는데 가정에서 가깝다는 이유와 쾌적한 환경, 친숙한 의료진으로부터 서비스를 받는다는 것이 장점으로 거론되었다. 이러한 연구를 기반으로 2007년부터 지역병원에서의 완화 치료 관련 신청을 받았으며 약 절반 정도의 병원에서 긍정적 반응을 보였다. 또한 자금 관리 계획, 필요 의료진의 수, 완화 치료 병동의 규모와 위치, 제공 가능한 서비스 등에 대한 정보를 제공받아 이를 기반으로 정책을 수립하였다.

환자에 대한 응급 후송 서비스에 대한 수요는 점차 증가하고 있지만 이를 위한 공급은 많이 부족하다. 대부분의 완화 치료는 신체 상태의 위중함을 고려할 때 충분히 훈련된 의료 관련 인력의 동승이 요구되지만 실제 충분한 인력이 제공되지 못하고 있으며 그나마 완화 치료에 대한 지식이 부족한 경우도 많다. 이를 보완하기 위해 관련 지침서를 작성하여 응급 후송 관련 인력이 완화 치료에 대한 교육을 받도록 하고 있다.

응급 상황이 아닌 케어 홈의 주간 보호시설을 이용하거나 병원의 외래 치료를 위해 응급 후송 체계를 이용하는 환자가 많아지게 되면서 응급 후송 체계가 지연되는 부작용이 발생하였다. 일부 호스피스 기관에서는 이러한 문제를 영리적으로 이용하기도 하는데, 환자의 후송에 추가적인 비용을 청구하는 것이 한 예이다. 영국 정부는 이러한 문제를 해결하기 위해 2002년과 2007년에 지침서를 마련하여 정부 기관이 책임져야 할 응급 후송의 범위를 규제하였다. 특히 케어 홈, 거주 시설, 호스피스의 경우 응급 후송 범위에서 배제하였으며 만약 응급으로 호스피스에 입소하게 되는 경우는 예외적으로 정부 기관에 비용을 청구할 수 있도록 하였다.

환자나 보호자가 가정에서의 임종을 원할 경우 관련 인력을 파견하기도 한다. 체셔(Cheshire) 동부 지역의 경우 10명의 훈련된 요원이 배치되어 완화 치료 및 심리적 지지가 필요한 가정을 방문하여 필요한 서비스를 제공해주며 적십자에서 필요 인력을 보내 장보기나 기타 업무를 대행하기도 한다. 기타 완화 치료를 필요로 하는 치매 환자의 경우 야간 도움 인력이나 주말 동안 환자를 돌볼 수 있는 인력을 제공하기도 한다. 이와 관련한 비용은 지방정부나 일차 진료 신탁기금(Primary Care Trust)을 통해 지원 받는다.

관련 전문인력 교육

영국의 경우 약 250만 명의 의료진이 활동하고 있지만 실제 특수화된 완화 치료 영역에서 일하는 의료인은 5,500명 정도이다. 이러한 의료인에게 필요한 지식과 기술을 습득할 기회를 주는 것은 정부의 책임이라고 여기고 있다. 관련 인력을 교육시키는 것은 많은 시간이 소요되는 일이긴 하지만 현재 가능한 일부터 시작하기 위해 관련 인력에 대해 완화 치료를 시행할 경우 환자 및 보호자가 얻을 수 있는 이점에 대해 교육하여 완화 치료에 대한 흥미를 유발하고, 다양한 지침서를 제공하여 임상에서 유용하게 적용할 수 있도록 노력하고 있다.

교육은 크게 전문가 그룹(예 : 의사, 간호사, 사회복지사 등), 고등교육을 받는 그룹(예 : 의과대학생, 기타 생명 관련 분야 대학원생 등), 관련 공무원 및 직종(예 : 보건소 및 병원 행정직 등), 근로자 등으로 구분하여 시행하고 있다. 기타 e-러닝 교육 자료를 제작하여 인터넷 강의를 통해 전국민이 쉽게 교육받을 수 있는 체계를 구축하고 있다.

전문가 그룹의 경우 크게 세 가지 그룹으로 분류하여 각각 알고 있어야 하는 최소한의 지식의 범위를 다음과 같이 정하고 있다.

그룹 A : 전문 완화 치료나 호스피스에서 근무하는 의료인

- 전문 완화 치료를 담당하는 의사나 간호사가 포함되며 호스피스 치료의 경우 약사, 종교인, 담당 사회복지사 등이 포함된다.
- 관련 인력은 완화 치료에 대한 가장 높은 수준의 이해와 지식과 기술을 습득하고 있어야 하며 훈련을 통해 지속적인 발전을 도모해야 한다.
- 여기에는 말기 환자에 대한 의사소통 능력, 평가, 높은 수준의 치료 계획과 증상 관리 등이 포함되어야 한다.

그룹 B : 직업 수행상 종종 말기 환자를 관리하는 의료인

- 응급실 근무 인력 및 급성 질환, 호흡기 질환, 종양 치료, 심장 질환, 신장 질환, 만성 신경 질환, 중환자실, 일부 외과, 병원 근무 종교인 등의 전문인력 이외에도 일차 진료 의사, 홈 케어 근무자, 지역사회

관리자, 특수 분야의 간호사, 지역사회 약사 등이 포함된다.

- 말기 환자에게 도움을 주기 위해 기존에 알고 있던 지식과 기술을 활용할 수 있는 방법 및 개인이나 팀 체계에서의 한계를 극복하기 위한 다양한 지원을 받아야 한다.
- 이차적 관리 인력이나 일반의, 지역 간호사 등은 완화 치료를 시작하거나 치료의 지속성을 유지하기 위한 중요한 잠재성을 갖고 있는 인력으로 간주되어야 한다.
- 업무 수행과 관련한 말기 환자에 대한 의사소통 능력, 평가, 높은 수준의 치료 계획과 증상 관리 등이 포함되어야 한다.

그룹 C : 전문가 또는 행정직으로 드물게 완화 치료와 관련한 서비스를 제공하거나 정보를 제공하는 인력

- 홈 케어 직원, 주간 보호소 및 사회 돌보미, 교도관 등 호스피스와 직접 관련이 없는 인력이 포함된다.
- 말기 환자 치료에 대한 원칙과 치료 방법에 대한 기본적인 지식을 갖고 있어야 하며 필요할 경우 전문가에게 의뢰하거나 전문적인 도움이나 정보를 구할 수 있는 방법을 숙지하여야 한다.
- 이 그룹의 경우 관련 기술이나 지식에 대한 훈련은 필요하지 않다.

완화 치료나 호스피스를 수행하기 위해서 기본적으로 의사소통기술과 환자의 선호도와 요구를 평가하는 방법, 증상의 조절, 이후의 치료 계획을 수립하는 능력이 필요하며 특히 의사소통 능력이 매우 중요하게 간주된다. 따라서 영국왕립학회(Royal Colledge)에서는 전문의 자격을 인정할 때 이와 관련한 능력을 반드시 반영하도록 제안하고 있다. 기타 의학 교육에서도 완화 치료와 관련된 교육을 시행할 것을 권유하고 있으며 각 의과대

학의 학장은 말기 환자 치료와 관련한 충분한 교육이 시행되고 있는지 커리큘럼을 확인할 필요가 있다고 제안하고 있다. 의사 교육에서도 국내의 인턴제도와 전문의 수련제도에 해당되는 F1, F2 과정에 말기 환자 관리에 대한 교육이 이루어지도록 하고 있다.

그룹 A에 해당하는 약사, 종교인, 사회복지사의 경우 근무 시작 시점부터 1~2일 동안 말기 환자 관리에 대한 이론과 기술을 집중적으로 재교육하도록 하고 있다. 그룹 B에 해당하는 인력에 대해서는 3일간의 집중 교육, 역할극(role play), 자신의 의료 행위에 대한 비디오 녹화 및 방영을 통해 자신이 수행하고 있는 의료 행위의 문제점을 스스로 모니터할 수 있도록 교육하고 있다.

의료경제적 측면

영국 정부는 적극적인 완화 치료의 보급을 통하여 2021년까지 병원에서의 사망을 60,000명까지 줄이려고 하고 있으며 이를 통하여 환자당 병원에서 사망 시 소요되는 의료비용 3,000파운드를 줄일 수 있을 것으로 예상하고 있고 연간 180만 파운드의 의료비를 절감할 것으로 예상하고 있다(Hughes-Hallett T., 2011).

영국의 완화 치료는 2011년 현재 병원, 홈 케어, 가정, 호스피스 등 치료적 개입이 이루어지는 장소에 따라 각기 다른 기관에서 관리를 하고 있으며 경우에 따라 완화 치료기금, 지방정부, 보건부가 각각 비용을 지급하고 있다. 따라서 중복지원이나 비용의 흐름이 투명하지 않을 수 있고, 경우에 따라 환자당 비용이 적게는 186파운드에서 많게는 6,213파운드까지 지급되는 경우가 있다. 이러한 문제가 발생하는 요인 중 하나는 영국에서의 호스피스 케어의 많은 부분이 기부금에 의해 운영되기 때문으로 간주되고 있다. 2010년 현재 평균적으로 성인 호스피스 케어의 경우 운영비용의 34% 정도를 정부의 기금에서 충당한다. 기타 비용은 지방정부에서 일부 충원되고 있으나 각 주정부의 재정상태에 따라 충분한 비용이 지급되기도 하지만 전혀 재정적 지원을 받지 못하는 곳도 있다. 따라서 부족한 운영비용에 대해 기부금 등으로 충당하고 있으나 이 비용이 어느 정도인지는 기록상 명확하지 않은 곳도 존재한다. 이러한 운영상의 문제점을 극복하기 위해 약 80%의 완화 치료 병원은 전체 운영비용을 정부 또는 주정부와 계약하고 있으며 70%는 1년 단위로 계약을 갱신하여 운영하고 있다.

운영비용과 관련한 문제는 병원 이외의 시설에서는 좀 더 복잡해진다. 특히 거주시설, 가정 간호 등의 기관은 기부금에 의존하는 비율이 좀 더 높은 실정이다. 영국 정부는 오스트레일리아의 완화 치료 정책에서 힌트를 얻어 개인당 완화 치료 비용의 책정을 기획하였으며 이는 일본에도 도입되었고, 우리나라도 이러한 체계로 운영하려고 하고 있다. 기타 환자의 상태 및 요구되는 의료 서비스의 정도에 따라 환자군을 분류하려고 하고 있으며 환자의 상태를 (1) 안정, (2) 악화, (3) 불안정, (4) 임종의 순으로 분류하고, 전문가의 필요성 여부, 문제의 심각성, 기능의 정도, 연령 등에 따라 세분화하여 전체 13개의 단계로 분류하려는 시도를 하고 있다. 환자가 일단 말기 상태에 접어들었다고 판단되는 경우 관련 상태를 전산화하여 등록하고 앞에서 열거한 방법에 의해 분류한 이후에 이에 적절한 비용을 차등 지급하는 방식으로 운영하려고 하고 있다. 이와 관련한 비용은 사회보험을 통해 충원하며 보험료는 사회경제적 상태에 따라 차등 징세하려고 한다. 완화 치료를 시행하는 병원에 대해서는 정부의 다양한 지침에 충족할 것을 요구하여 질적 향상을 유도하고 있다.

영국 정부 역시 추후 노령 인구가 증가하면서 완화 치료에 대한 수요가 급증할 것으로 예상하고 있으며, 이에 대비한 체계를 구축하지 않으면 의료경제적 문제를 포함한 다양한 문제가 대두될 것으로 예상하고 있다. 2007년 통계에 따르면 일반 성인의 경우 진단 비용에 155파운드, 지역사회에 기거하면서 치료받을 경우 주당 102파운드를 의료비에 지출하는 데 반하여 임종 직전 며칠간의 치료에 898파운드를 지출한다. 또한 다발성 경화증 환자의 경우 완화 치료를 시행할 경우 12주 동안 1,800파운드 정도의 비용을 절감할 수 있다고 한다. 이러한 통계를 바탕으로 완화 치료를 홍보하고, 적절한 체계를 도입할 경우 관련된 적절한 질적 관리를 하면서도 2031년에는 연간 1억 3,000만 파운드의 의료비 비용을 절감할 수 있을 것으로 예상하고 있다.

미국의 사례

미국의 완화 치료를 이해하기 위해서는 우선 미국의 의료보험 체계에 대한 이해가 필요하다. 미국은 기본적으로 민간 의료보험에 의해 유지되고 있으며 가장 대표적인 것이 직장의료보험이다. 2014년부터 오바마 대통령이 주도한 '환자 보호 및 부담적정보험법(Patient protection and affordable care act)'이 발효되어 개인보험에 의존하지 않는 국가적 보험 시스템을 도입하고 있지만 이에 대한 반발은 여전히 지속되고 있다. 상기 법안의 주요 내용은 미국 국민 전체가 의무적으로 의료보험에 가입해야 하고 저소득층 (연간 수입 23,550달러 이하)인 경우 메디케이드(Medicaid) 보험이 적용되며, 연소득 94,200달러까지는 정부에서 의료비에 대한 일부 보조금이, 이상인 경우 보조금이 지급되지 않는다. 기타 주당 30시간 이상 근무하는 정규직 근로자 50명 이상을 고용할 경우 의무적으로 건강보험을 제공해야 한다.

이와 별도로 20년 이상 사회보장 세금을 성실히 납부한 65세 이상 노인인 경우 메디케어 혜택을 받을 수 있으며 이 역시 입원비 한정, 외래 진료비 일부, 약제 비용 포함 여부 등에 따라 A~D로 나누어 가입하게 된다. 각각의 경우에 따라 개인 부담금은 차이가 있다. 이외에 영세 가정 아동, 퇴역 군인, 일정 수준 이하의 영세 가정에 대해 별도의 의료 지원이 있으며 영세 가정에 지원되는 의료보험이 메디케이드이다.

기타의 보험은 민간 보험에 의존하기 때문에 완화 치료와 관련한 내용을 일률적으로 설명할 수 없지만 국가가 주도권을 갖고 운영하는 메디케이드와 메디케어를 중심으로 설명하면 다음과 같다.

미국 정부에서 운영하는 의료보험(메디케어)과 의료급여(메디케이드)에서는 완화 치료를 다음과 같이 정의하고 있다.

완화 치료란 고통을 예측하고, 예방하고, 치료함으로써 삶의 질을 최대한 향상하는 환자 및 가족 중심의 치료를 의미한다. 완화 치료는 질병의 연속선상에서 신체적, 인지적, 감정적, 사회적, 그리고 영적 욕구를 평가하고, 환자의 자발성과 정보의 접근성, 선택을 촉진시켜야 한다.

또한 다음의 요인을 완화 치료의 특징과 철학으로 규정하고 있다 (National Consensus Project, 2013).

- 다학제(multidisciplinary) 팀에 의해 조화된 서비스와 케어를 제공한다.
- 케어 요구에 대해 환자, 가족, 완화 치료팀, 비완화 치료팀은 협력하며 정보 교환을 한다.
- 서비스는 완화 치료 또는 생명연장 치료와 별개로 제공된다.
- 환자와 보호자의 평화와 존엄성에 대한 바람을 질병의 전 과정 동안

지지하고, 임종과 사망 이후에도 서비스를 제공한다.

국립합의계획(National Consensus Project) 기관에서 제안하고 있는 완화 치료의 가이드라인 중 치료의 구조 및 과정(Domain of structure and process)에서 중요 부분을 발췌하면 다음과 같다.

완화 치료는 다각적으로 합의되어 평가되고 기록되어야 한다(지침 1-1). 다학제 팀(interdisciplinary)은 환자와 보호자의 면담, 의료 및 기타 활용 가능한 기록의 검토, 기타 의료인과의 토의, 신체 검사 및 평가, 필요한 검사의 시행 등을 통하여 현재 상태를 재평가해야 한다. 과거의 진단과 치료 및 치료에 대한 효과 등을 참고하여 환자를 평가하며 이를 통하여 현재의 진단과 예후, 치료 방침을 결정한다. 특히 심각한 질환인 경우 환자 및 보호자의 이해도와 반응에 대해 기록해둘 필요가 있다. 치료 계획은 환자, 보호자 및 법적 대리인 등과 협의하여 이를 목표에 반영해야 하며 일정한 간격으로 전반적 평가를 시행하여 환자의 상태나 환자 또는 보호자의 목표의 중요한 변화가 있을 경우 이를 기록한다.

치료의 목표는 환자나 보호자, 대리인이 표현하거나 확인한 선호도, 가치, 목표, 필요성 등에 기반하여 설정하며 전문적인 지도나 지지에 의해 발전되도록 한다(지침 1-2). 설정된 목표는 환자의 상태의 변화에 따라 환자 또는 보호자의 목표를 반영하여 변경될 수 있으며 다양한 치료 방법의 득실을 고려하여 결정되어야 한다. 이를 위하여 다학제 팀이 전문적인 조언을 해줄 수 있다. 기타 필요할 경우 학교 전문가나 지역사회 서비스 제공자, 종교인 등의 의견이 추가될 수 있다. 보완적 또는 대안적 치료 방법도 환자와의 논의에 포함되어야 한다.

다학제 팀은 치료 계획과 함께 지속적인 서비스를 환자 및 보호자에게 제공한다(지침 1-3). 다학제 팀에는 의사 및 간호사는 물론 종교인, 사회

사업가 및 완화 치료에서 환자와 보호자에게 서비스를 제공할 수 있는 아동 전문가, 간호조무사, 영양사, 작업 요법 치료사, 오락 요법사, 호흡 치료사, 약사, 물리치료사, 마사지, 예술, 음악치료사, 심리치료사, 언어치료사 등이 포함될 수 있다. 환자 및 가족은 언제든지 완화 치료 전문가에게 연락할 수 있으며 정기적으로 상태와 치료 계획에 대해 논의할 수 있다. 다학제 팀은 회의를 통해 환자의 상태와 변화, 치료 방침에 대해 정기적으로 토의해야 한다. 원칙적으로 환자나 보호자의 요구에 적절히 대응할 수 있도록 완화 치료 환자에 대한 우선권을 부여해야 한다.

실현 가능한 서비스 제공을 위해 적절한 훈련을 받고 지도 감독하에 있는 자원봉사자의 참여를 격려한다(지침 1-4). 완화 치료에는 적절한 자원봉사자를 모집하고, 교육하고, 역할을 인식시키고, 실습을 하는 등의 자원봉사자 교육도 포함된다. 각각의 프로그램에는 이와 관련한 원칙과 절차 등에 대한 지침을 마련해야 한다.

다학제 팀은 교육, 훈련, 전문성 개발을 위한 지원을 받을 수 있다(지침 1-5). 다학제 팀의 교육에는 완화 치료 영역에 필요한 태도, 지식, 기술 등이 포함되며 구체적으로는 통증과 증상의 평가와 관리, 의사소통기술, 의료 윤리, 비탄과 애도 반응, 가족과 지역사회의 자원, 호스피스 케어와 관련된 철학, 자격, 치료를 통한 이득 등이 포함된다. 또한 전문성을 확대하기 위해 멘토, 지도자, 관리자 등의 체계를 도입한다. 의사, 전문 간호사, 재활치료사는 각각의 영역에 대한 전문 자격증을 갖추어야 하며 호스피스와 완화 치료 영역에 적절한 경험을 갖추어야 한다. 종교인과 사회복지사는 최소 학사 이상의 학력을 소지해야 하고 각각의 영역에 해당되는 전공을 수료해야 하며 관련 분야에 대한 경험을 갖추어야 한다. 간호사, 간호보조사, 도우미, 자원봉사자에게는 특별한 자격이 요구되지 않는다.

질적 평가와 수행 향상을 위해 조직의 복잡성을 반영하고 완화 치료의 결과에 초점을 두는 완화 치료 프로그램과 관련한 데이터를 개발하고, 적용하고, 유지해야 한다(지침 1-6). 미국 보건복지부의 질적 관리 향상을 위한 지침에서 규정하고 있는 내용(Affordable care act)은 치료를 제공함에 있어 발생할 수 있는 위험을 낮추고, 치료에 있어 환자와 보호자가 파트너로서 개입할 수 있음이 보장되며, 효과적인 의사소통과 치료의 조화를 도모하고, 가장 효과적인 치료 실행을 도모하고, 개인, 가정, 근로자 등에게 제공할 수 있는 질적 관리를 개발하고 전파한다는 내용이다. 이를 완화 치료에 적용하여 다음의 분야에 대한 질적 관리를 권고하고 있다.

- 구조 및 과정 : 프로그램 개발, 교육, 훈련 등에 관련한 개발 및 결과의 평가
- 신체적 측면 : 근거 중심의 치료 개발과 시험
- 정신 및 심리적 측면 : 비탄과 애도의 선별 능력, 다양한 종류의 비탄을 평가하는 도구, 근거 중심의 치료 개발 및 시험
- 사회적 측면 : 사회적 문제에 대한 감별, 평가, 개입 기술에 대한 개발 및 시험
- 영적, 종교적, 실존적 측면 : 영적 감별, 병력과 평가의 방법, 영적 진단과 개입, 결과에 대한 적절한 규정의 개발과 시험
- 임종 환자의 관리 : 임종 환자에 대한 적절한 규정 적용
- 윤리적, 법적 측면 : 윤리적, 법적 측면에 대한 적절한 규정 도입

완화 치료 프로그램은 심각한 질환이나 생명에 위협이 되는 질병을 앓고 있는 환자와 가족을 돌보는 데 따르는 완화 치료팀의 정신적 충격에 대해 인지하고 있어야 한다(지침 1-7). 따라서 팀원에 대한 정신적 지지가

필요하며 자원봉사자의 경우 정기적인 회의를 통하여 심리적 지지를 할 수 있는 구조를 갖추어야 한다.

치료를 지속함에 있어 지역사회의 자원을 활용하여 양질의 완화 치료가 지속될 수 있도록 한다(지침 1-8). 이를 위해 호스피스 치료를 하지 않는 팀의 경우 한 곳 이상의 호스피스 치료 기관과 연계가 필요하다. 또한 비 호스피스 치료팀은 환자 및 보호자에게 호스피스 치료에 대한 정보를 제공하며 가능한 자원을 제공한다. 단, 의료 기관의 의뢰는 환자 및 보호자의 동의에 의해서만 가능하다. 메디케어 및 메디케이드 의료 기관에서 근무하는 의료인에게 호스피스에 대한 정보가 정기적으로 제공되어야 하며 호스피스 프로그램이나 완화 치료 프로그램을 시행할 경우 문서화된 양식에 환자 및 보호자의 동의를 받아야 한다.

치료가 제공되는 물리적 환경은 환자 및 보호자의 선호도, 요구, 환경에 따라 제공되어야 한다(지침 1-9). 따라서 치료는 환자의 가정뿐만 아니라 환자가 기거하는 장소에서 이루어질 수 있으며 방문 시간 등도 환자의 편의에 따라 유연하게 적용되어야 한다.

기타 신체적 영역(Physical aspect of care)에 대한 가이드라인은 대부분 선언적, 포괄적 내용만을 다루고 있어 세부적 치료 방침은 의료인의 결정을 존중하는 것으로 여겨진다. 정신적, 심리적 영역(Psychological and psychiatric aspect of care)에서는 심각한 질병을 겪는 과정에서 발생할 수 있는 우울, 불안, 자살 사고, 섬망 등을 효과적으로 치료할 것을 주문하고 있다. 또한 문제가 심할 경우 환자의 연령에 적합한 숙련된 치료를 제공할 수 있는 전문가(예 : 소아정신과, 노인정신과 등)에게 연계할 것을 권고하고 있으며(지침 3-1), 환자 사망 후 가족의 애도 반응에 대한 서비스는 최대 12개월까지 제공될 수 있다(지침 3-2).

사회적 측면(Social aspect of care)에서는 가족의 구도와 기능, 역할, 의사소통의 정도를 파악하고, 학대나 착취, 무시 등을 포함한 가족 내 문제나 장점을 파악하고, 환자의 질병으로 인한 가족 내 변화(예 : 직장 변경 등), 환자에 대한 가족의 인식 및 역할에 대한 이해, 교통편이나 집의 구조적 변화, 자원 연계의 필요성 등을 파악할 것을 요구하고 있다(지침 4-1). 사회적 지원 계획은 환자 및 가족의 장점과 단점, 종교적 배경, 선호도 등에 따라 맞춤식으로 제공되어야 하며 환경의 변화에 따라 계획도 수정되어야 한다.

문화적 측면(Cultural aspect of care)에서 문화란 단순히 인종, 종족, 출신 국가에 그치지 않고 연령, 성별, 성적 정체성, 성적 취향, 가족 상태, 종교, 정치적 신념, 정신적, 신체적, 인지적 능력, 언어, 건강 및 경제제거 상태 등을 포괄하는 개념을 적용할 것을 권고하고 있다(지침 6-1). 특히 언어나 관습의 차이가 있는 경우 적절한 전문 통역 서비스를 사용할 것을 권유하고 있으며 응급상황에서 적절한 통역이 없을 경우 훈련된 완화 치료 팀 내의 구성원이 통역에 도움을 줄 수 있으나 이 경우 가족의 동의가 필요하다. 기타 각국의 언어로 씌어진 완화 치료에 대한 정보를 제공할 필요가 있다. 기타 개인의 식습관이나 의식을 존중해야 하며 개인의 문화에 적합한 자원을 개발할 필요가 있다.

이상의 지침에서 알 수 있듯이 미국의 진료 지침은 일본이나 유럽, 영국에 비해 포괄적이며 상징적인 내용이 많이 포함되어 있고 세부적 내용을 규정하지는 않는다. 이는 대부분의 의료 체계가 민영화되어 있기 때문에 일본처럼 보험 수가로 의료를 통제할 수 없고, 영국이나 유럽의 경우처럼 대부분의 병원이 정부에서 운영되는 체계와 달라서 세부적인 규제가 어렵기 때문인 것으로 추정된다.

미국의 완화 치료는 정부의 지원하에 급속히 성장하고 있다. 2003년 50 병상 이상의 병원 중 257개소에 불과하던 완화 치료 프로그램이 2016년에는 673개소로 증가하여 약 261%의 성장을 보이고 있다. 이러한 완화 치료의 성장 배경에는 의료비의 문제가 대두된다. 메디케어 A 프로그램의 경우 60일까지의 입원비에 대한 혜택이 주어지는데 1993년의 경우 전체 메디케어 예산의 40%가 사망 30일 전의 의료비로 지급되었으며(Lubitz J. D., 1993), 44%의 수혜자가 병원에서 사망하였다. 특히 사망 1년 전에 투여되는 의료비용이 일반 노인의 의료비의 6배 이상 소요되었다. 특히 암 환자를 비롯한 완화 치료가 필요한 환자의 경우 메디케어가 보장할 수 있는 60일 입원의 기간을 초과할 경우 개인적으로 적지 않은 의료비를 부담할 수밖에 없으며 2007년의 경우 개인파산신청자의 62.1%가 의료비용을 지불하지 못해 발생하였다. 이러한 배경을 바탕으로 임종 직전의 환자에 대한 의료비용 문제에 대한 사회적 관심이 높아지게 되었다. 2001년 기준 메디케어 수혜 목록은 표 11.4와 같다.

따라서 정부는 완화 치료의 확산에 힘을 쏟게 되었고 2016년 현재 50병상 이상의 병원 중 67%가 완화 치료 프로그램을 시행하고 있다. 특히 300병상 이상의 병원 중 90%에서 완화 치료 프로그램을 시행하고 있는 점은 주목할 만하다. 하지만 300병상 이하 병원의 경우 평균 56%에서 완화 치료 프로그램을 시행하고 있으며 비영리 병원(78%)과 공공병원(54%)에 비해 영리 병원에서 완화 치료를 시행하는 경우는 23%에 불과하였다. 특히 미국 중남부와 중서부의 경우 영리 병원에서 완화 치료를 시행하는 비율은 10~18%에 불과하였다(Dumanovsky T., 2016).

외형적 성장에도 불구하고 미국의 완화 치료의 문제점을 지적하는 시각도 적지 않다. 우선 완화 치료를 담당할 전문의 확보가 부족하다. 미국에

표 11.4 ▶ 2001년 당시 미국 메디케어 수혜 목록(출처 : Raphael C., 2001)

보장	비보장
병원 입원/외래 진료비 진단 목적 검사 및 수술 일반적 의료인의 서비스 고도의 기술이 필요한 홈케어 고도의 기술이 필요한 전문 요양시설 호스피스(조건에 맞을 경우) 구급차 이용	약제비용(외래의 경우) 대부분의 완화 치료 기술이 필요치 않은 가정 간호 (음식, 보호관리 등) 장애에 대한 적응 대부분의 이동 수단

서 암 환자가 증가하는 것과 대조적으로 많은 의사들은 파트 타임이나 근무 시간이 적고 심리적 부담이 적은 전문과를 선택하는 경향이 높아지고 있기 때문에 종양내과 전문의조차 확보하기 어렵다. 특히 완화 치료의 경우 종양내과에 비해 좀 더 많은 준비가 필요한 반면 심리적 부담과 스트레스는 가중된다.

완화 치료는 질병 중심의 치료에서 환자 중심의 치료로 변화하는 철학의 중심에 있다. 하지만 이러한 의료 철학의 정의가 아직 모호하며 의료진의 역할이 분명치 않기 때문에 기존의 의료진과의 역할 분담이 분명하지 않다. 또한 현대의 의료보건체계가 환자의 치료 목표나 선호도에 대해 토의하는 관습이 확립되어 있지 않다는 것도 문제가 될 수 있다. 또한 의료비용의 문제로 중등도 내지 고도의 통증을 겪는 대장암 환자의 60%, 폐암 환자의 57%가 8~14일 정도밖에 입원할 수 없는 현실이 이러한 토의를 저해하는 요인으로 판단되고 있다. 미국의 노인 90%는 자택에서의 임종을 원하지만, 2009년 현재 시점으로 53%는 병원에서 23%는 전문요양기관에서 임종을 맞고 있다(Grant M., 2009).

2005년 시점으로 호스피스 기관에 입원하는 중간값은 26일이며 1/3은 임종 1주 전에, 10%는 임종 전날에 입원한다. 호스피스 기관으로 전원이 더딘 이유는 여러 가지가 있지만 이 중 가장 큰 원인은 완치 중심의 치료에서 비치료 형태로 변환하는 것을 보호자와 토의하기 어렵고, 보호자 역시 완치 목적의 치료를 단념하는 것이 어렵기 때문이다. 이를 해결하기 위해 치료 초기부터 완화 치료나 호스피스 치료에 대한 정보를 제공하는 것이 보호자의 반감을 최소화할 수 있는 방법 중 하나로 고려되고 있다.

참고문헌

남상요 등. 일본의 의료보험 체계 및 진료비지불체계에 관한 연구 2010. 연구보고서 2010－3. 의료정책연구소.

今日の臨床サポート. http://clinicalsup.jp.

木元 道雄, 岸本 寛文, 西 ひろみ. 緩和ケア病棟の入院判定の適正化, 公正化 の試み：入院必要度のスコア化のためのチェックリストの導入. Palliative Care Research 2015; 10(1)：917-21.

山本 亮, 木澤 義之, 坂下 明大, 中澤葉宇子. PEACE 和ケア研修会を受講した ことによる変化と今後の課題. Palliative Care Research 2015; 10(1)：101-6.

Department of Health UK. End of life strategies：Promoting of high quality of care for all adults in end of life. 2008. COI for department of health. www.dh.gov.uk/publications

Dumanovsky T., Augustin R., Rogers M. et al., The growth of palliative care in US hospital：a status report. Journal of palliative medicine. 2016; 19：8-15.

European Association for Palliative care. White paper on standards and norms for hospice and palliative care in Europe. Part 1. European Journal of palliative care. 2009; 16(6)：278-289.

European Association for Palliative care. White paper on standards and norms for hospice and palliative care in Europe. Part 2. European Journal palliative care. 2010; 17(1)：22-33.

Grant M., Elk R., Ferrell B. et al., Current status of palliative care, education, research. A Cancer Journal for Clinicians. 2009; 59(5)：327-335.

Gomes B., Calanzani N., Curiale V. et al., Effectiveness and cost-effectiveness of home palliative care services for adults with advanced illness and their caregivers. The Cochrane Library 2013, Issue 6.

Hughes-Hallett T. Creating a Fair and Transparent Funding System : the Final Report of the Palliative Care Funding Review. 2011. Palliative care funding Organization.

Jespersen B. A., Vejlgaard T., Sjogren P. Palliative care in Denmark : two decades of rapid improvement and still some way to go. European Journal of palliative care. 2015; 22(3) : 153-155.

Lynch T., Connor S., Clark D. Mapping levels of palliative care development : a global update. Journal of Pain and Symptom Management 2013; 45(6) : 1094-106.

Ministry of Health, Social Services and Equality of Spain. Palliative care strategies of the National health system : 2010-2014 updates. Health care 2012. 2014. Misterio de sanidad, servicio sociales Eiguadalda centro de publicaciones.

Nauck F., Dlubis-Martens K. Germany has adopted a charter for the care of the critically ill and the dying. European Journal of palliative care. 2011; 18(4) : 176-178.

National Consensus Project. Clinical practice guidelines for qualify palliative care. 3rd ed. 2013. National consensus project for quality palliative care.

Raphael C., Ahrens J., Fowler N. Financin end-of-life care in the USA. Journal of royal society of medicine. 2001; 94 : 458-461.

Ross C. Agora : building bridges in palliative care in the Netherlands. European Journal of palliative care. 2015; 22(6) : 309-311.

Tsuneto S. Past, present and feature of palliative care in Japan. Japanece Journal of Clinical Oncology. 2013; 43(1)17-21.

Verkerk M., van Wijilick E., Legemaate J. et al., A national guideline for palliative sedation in the Netherland. Journal of pain and symptom management. 2007; 34(6) : 666-670.

WHO. Palliative care by WHO. 2015. Fact sheet No. 402.

Watzke H. Palliative care in Austria : slow start, but great progress since. European

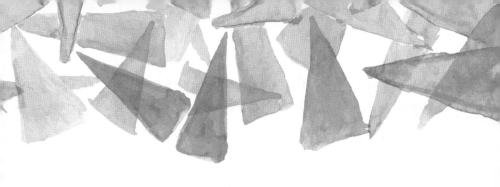

국내 완화 치료의 현황과 과제

12

완화 치료 정책 및 제언

우리나라는 1965년 3월 마리아의 작은 자매회 소속의 강릉 갈바리 의원에서 임종 간호를 시작하였으며 이는 아시아에서 가장 오래된 호스피스와 관련한 기록이다. 최근까지 일부 종교 단체를 중심으로 한 호스피스 도움이 지속되고 있지만 완화 치료라는 큰 틀에서 이루어지기보다는 자생적이고 독립적인 규모로 진행되어 온 것이 사실이며 이와 관련한 국가적 관심도 부족한 상황이었다.

2005년부터 보건복지부에서 호스피스 케어의 필요성과 이에 대한 중요성이 부각되었고 일부 전문가의 노력으로 호스피스와 완화 치료에 대한 다양한 국가적 관심이 높아지면서 다양한 규정과 발전 방향이 제시되고 있다. 특히 2015년부터 암관리법 2조에 말기암에 대한 정의와 호스피스 치료에 대한 정의가 명시되었다.

'말기암 환자란 적극적인 치료에도 불구하고 근원적인 회복의 가능성이 없고 점차 증상이 악화되어 몇 개월 내에 사망할 것으로 예상되는 암 환자를 말함'이라고 규정하고 있으며 '말기암 환자 대상의 완화 의료란 통증과 증상의 완화 등을 포함한 신체적, 심리사회적, 영적 영역에 대한 종합적인 평가와 치료를 통하여 말기암 환자와 그 가족의 삶의 질을 향상시키는 것을 목적으로 하는 의료를 말한다'고 규정하고 있다.

특히 2015년 7월부터 말기암 환자의 호스피스 및 완화 치료에 대한 건강보험 적용을 시작하였고 가정 호스피스 제도를 도입하는 등 다방면에 걸친 행정적 지원과 경제적 지원을 시작한 것은 매우 긍정적인 시도라고 생각된다. 2015년 7월 15일 발표된 보건복지부의 보도 자료를 보면 '호스피스 · 완화 의료(이하 호스피스)는 신체적, 정신적, 심리사회적, 영적 등 전인적인 치료와 돌봄을 제공하나, 그간 급성기 치료 중심인 건강보험 수가 체계를 적용할 수밖에 없어서 제대로 된 서비스를 제공하기 어려웠고 따라서 호스피스 제도의 활성화를 저해한다는 지적이 지속적으로 있었다'고 지적하면서 이로 인한 문제점으로 '2013년 기준 현재 우리나라 암 환자들이 말기암 선고를 받고 호스피스를 이용하는 경우는 12.7%에 그치고 있으며, 이용을 하여도 임종에 임박하여 호스피스를 선택하고 있어 환자와 보호자 모두 충분한 호스피스의 혜택을 받지 못하고 있는 실정이다'라고 지적하고 있다. 즉 상기 제도의 도입이 호스피스 관리를 위한 제도임을 알 수 있다.

하지만 앞에서도 언급한 바와 같이 호스피스와 완화 치료는 그 범주가 매우 다르다. 호스피스란 일반적으로 임종이 얼마 남지 않은 환자를 대상으로 치료적 개입을 최소화하면서 통증이나 심리적 문제를 중심으로 하는 의료적 서비스를 제공하는 것이라면, 완화 치료란 WHO 권고에 따르면 비교적 초기부터 심각한 질환에 대해 다양한 전문가가 개입하여 삶의 질 향상을 도모하는 것이라고 할 수 있다. 현재 정부에서 추진하는 계획은 호스피스 치료의 활성화지만 추후 완화 치료 쪽으로 서비스를 확대하기 위해 두 가지 용어를 혼합하여 사용하는 것으로 짐작된다.

호스피스 활성화를 위하여 정부에서는 가정 호스피스 제도를 도입하려고 하고 있으며 이에 대한 근거로 미국, 싱가포르, 대만 등의 예를 제시하였다. 하지만 실제 이를 시행하는 국가는 모두 의사가 환자의 가정으로 왕진하여 환자를 돌보는 것이 일반화되어 있으며 이러한 자택에 거주하고 있는 환자의 상태를 잘 알고 있는 의사의 지시와 처방, 또는 협력 체계 하에서 완화 치료가 시행되고 있다는 점을 지적하고 싶다. 적절한 호스피스 관리가 되기 위해서는 단순한 정서적 지지나 상처 소독, 카테터 관리 등 단순한 처치에 그쳐서는 안 되며 통증이나 수면, 섬망 등의 다양한 신체적·정신적 증상에 대한 적절한 판단에 근거한 처방과 비침습적인 전문 의료 활동이 필요하다.

호스피스 치료가 의료인의 관리 범위에서 벗어나 사회복지 정책의 일환으로 시행된다면 이는 환자의 생명을 담보로 하는 정책이 될 것이다. 특히 임종 직전의 환자에 대한 관리는 만성 치매 환자의 행동 및 생활 관리와는 매우 다른 차원의 문제이며 노인 도우미 같은 생활 도우미 차원에서 일상생활의 보조 역할로 접근할 문제가 아니다. 호스피스 치료란 특수한 상황에 있는 매우 취약한 환자에 대한 전문적인 의료 활동의 일부로 간주되어야 한다. 이를 위해서는 가정 호스피스가 활성화되어 있는 국가의 의료적 개입 현황을 살펴보고 국내에서 이를 활성화하기 위한 방안을 모색해야 할 것이다. 예를 들어 자택에 거주하는 환자에 대한 왕진 등의 의료적 활동을 활성화할 수 있는 방안이 필요하다.

호스피스 완화 의료기관의 이용을 위해 '완화의료전문기관의 담당 의사가 환자를 진료한 후 입원 또는 통원치료를 결정하게 된다'라고 규정한 것도 다소 문제가 있어 보인다. 국내 완화 치료의 대상이 암 환자로 국한되어 있고, 그 대상을 암관리법에 의해 몇 개월 내에 사망할 것으로 예상되는 환자라고 규정하고 있다. 하지만 실제 이와 관련한 규정이나 지침 등이 절대 부족한 상태에서 담당하게 될 환자가 몇 개월 내에 사망하게 될지 여부를 판단할 수 있는 숙련된 완화 치료 전문의가 충분하다고는 판단되지 않는다. 자원을 확보하기 위해 어쩔 수 없는 조치였음을 이해하지만 이와 관련한 의료의 질적 저하는 피할 수 없을 것으로 보인다. 호스피스 및 완화 치료를 먼저 시작한 대부분의 나라에서 이와 관련한 다양한 규정 및 지침서를 개발한 이후에 실제 사업을 시작하고 있다는 점을 감안하면 완화 치료에 대한 제도적 보완 등의 후속 조치가 매우 필요하다.

보건복지부 질병정책과에서 제안한 2015년에 마련한 암관리법 시행규칙 심사안에서 '말기암 환자·가족이 어디서나 양질의 호스피스를 이용할 수 있는 제공 체계를 갖도록 함으로써 국민의 편의를 제고해야 한다. 이를 위해 가정 또는 완화 의료 병동 이외의 병동에서 완화 의료를 제공하고자 할 경우 해당 능력을 함양하기 위한 추가 교육이 필요하며 전담 인력에게 요구되는 능력을 명확히 해야 하므로 덜 규제적인 대안으로 목표 달성이 어렵다'고 판단한 점은 매우 타당한 판단이라고 사료된다. 즉 적절한 규제 없이 양적 확대를 도모할 경우 완화 치료의 질적 저하를 예방하기 어렵다고 판단하여 적절한 지원과 함께 질적 규제를 동시에 시행하고자 한 바는 합리적 판단으로 사료된다.

완화 치료 관련 규정 및 제언

2014년 보건복지부에서 발표한 완화 의료 전문기관 지정 안내에 따르면 2015년 1월부터 전문 기관 운영을 위해 다음과 같은 내용이 필요하다.

가. 완화 의료 전문기관 지정신청서

나. 의료기관 개설허가증 사본

다. 완화의료 사업계획서

● 인력 · 시설 · 장비 및 의료기관 운영 현황

● 의료기관 내 완화 의료 운영을 전담하는 조직 명시

● 완화 의료 병동 운영계획

● 말기암 환자의 적절한 통증 관리 등 삶의 질 향상 계획

● 말기암 환자와 그 가족을 위한 상담 및 교육 계획

● 사별(死別) 가족을 위한 상담 및 돌봄 계획

● 완화 의료 자원봉사자의 확보 계획, 교육 계획 및 운영 계획

● 그 밖에 보건복지부장관이 완화 의료 사업에 필요하다고 인정하는 사항

라. 모든 필수 인력이 완화 의료 관련 교육을 이수하였음을 증명하는 서류

상기 필수 인력은 60시간의 완화 의료 교육을 이수해야 하며 호스피스 전문 간호사는 상기 교육을 이수한 것으로 간주한다. 완화 교육은 말기암 환자에 대한 전인적 평가 방법과 돌봄 계획 수립 방법, 환자와 가족에 대

한 의사소통 및 상담법, 말기암 환자의 통증 및 증상 관리를 포함하는 완화 의료에 대한 내용을 기본으로 하고 있으며 기본 교육 시간은 전술한 바와 같이 60시간, 보수 교육은 연간 4시간을 받도록 명시하고 있다. 상기 교육은 암관리법 19조에 따른 지역 암센터, 법 22조에 따른 완화 의료 전문기관, 법 27조에 따른 국립암센터, 의료법 28조에 따른 의사회, 한의사회, 간호사회, 사회복지사법 제 46조에 따른 한국사회복지사협회 및 완화 의료 전문 학회에서 시행하도록 하고 있다.

완화 의료 병동은 표 12.1과 같은 시설 기준을 갖추고 있어야 하며 완화 의료 병동은 다른 병동과 구별되도록 설치·운영되어야 한다. 필수 시설과 장비는 완화 의료 병동 또는 독립된 건물 내에 모두 설치·운영되어야 하며 건물은 독립 시설형 완화 의료 전문기관 또는 의료기관 내 독립 건물을 완화 의료 병동으로 이용하는 모든 완화 의료 전문기관에 적용된다. 단, 목욕실의 경우 배수 시설 등의 이유로 완화 의료 병동 내에 설치가 불가능할 경우 완화 의료 병동과 인접하고 말기암 환자의 이동이 용이한 위치에 전용 목욕실을 설치 운영할 수 있다. 예를 들어 완화 의료 병동 구획 옆 또는 같은 층에 위치할 수 있으며 근접 엘리베이터로 이용할 수 있는 완화 의료 병동의 위층, 또는 아래층에 시설을 마련할 수 있다. 기타 임종실, 목욕실, 가족실, 상담실, 처치실, 화장실은 각각 분리되는 별도의 공간이어야 하며 임종실은 1인실에 포함되지 않는다. 이러한 엄격한 규정을 도입한 취지는 완화 병동을 따로 분리하여 좀 더 쾌적한 공간을 제공하며 기존 병동을 편법적으로 활용하여 완화 병동으로 운영하는 것을 예방하기 위한 조치로 사료된다. 모든 입원실 및 임종실 내에 화장실이 별도 설치된 경우는 제외한다.

완화 병동은 생의 마지막을 보내는 장소이며 일반 병실과 다르게 방문

표 12.1 ▶ 완화 의료 병동 내 시설 및 장비의 세부 기준

시설구분	수량	면적	시설 및 장비	비고
입원실	3	병상당 6.3m² 이상	가. 흡인기(吸引器) 및 산소 발생기 나. 휠체어	1실당 5병상 이하일 것 남녀를 구별할 것
임종실	1			구분된 공간일 것
목욕실	1		목욕 침대 등 목욕 서비스 제공에 필요한 장비	완화 의료 병동 내 설치할 것. 다만, 배수 시설 등의 이유로 완화 의료 병동 내 설치가 불가능할 경우, 완화 의료 병동과 근접하고 말기암 환자 이동이 용이한 위치에 전용 목욕실을 설치·운영할 수 있다. (예: 완화 의료 병동 구획 옆 같은 층 또는 근접 엘리베이터 등을 이용할 수 있는 상·하층)
가족실	1		환자와 가족의 휴식 및 편의에 필요한 시설	구분된 공간일 것
상담실	1			구분된 공간일 것
처치실	1		주사용 기구, 드레싱 세트, 소독기구, 정맥주사 거치대 등 처치에 필요한 기본적인 장비	구분된 공간일 것
간호사실	1			구분된 공간일 것
화장실	2			남녀를 구별할 것 모든 입원실 및 임종실 내에 화장실이 별도 설치된 경우는 제외

객이 많을 수 있고, 어린이의 접근도 가능해야 하며, 환자가 원할 경우 애완동물의 출입도 허용되어야 하므로 안락하고 독립적이며 사생활을 보호할 수 있는 공간이어야 한다. 따라서 입원실의 최소 규모에 대한 규정과 기본적 시설에 대한 기준은 바람직한 정책으로 판단된다.

다만 간호사와 완화 의료 도우미의 역할과 배치 기준에 대해서는 좀 더 면밀한 검토가 필요할 것으로 사료된다. 유럽의 기준에서는 완화 의료 도우미의 개념이 없으며 간호사와 환자의 비율을 1 : 1.2 정도로 권고하고 있고, 일본의 경우 1 : 7 비율 정도를 적절한 비율로 삼고 있다. 정부에서는 완화 의료 도우미를 호스피스 병동에서 활용할 것을 권유하고 있으며 '완화 의료 지정 병상 수의 70%(소수점 첫째 자리에서 반올림하여 계산), 병상 수 대비 완화 의료 도우미 수 3 : 1에서 1일 8시간 3교대 근무 기준, 휴무일 등을 고려하여 4.8배수(소수점 첫째 자리에서 올림하여 계산) 이상을 확보하여야 하고 24시간 완화의료 보조 활동 서비스를 제공'하여야 한다고 규정하고 있다. 하지만 간호 인력의 비중이 일본 등에 비해 상당히 높은 점을 고려한다면 이러한 인력의 확보가 반드시 필요한 요인인지 여부를 평가할 필요가 있다.

간호인력 전원이 60시간의 완화 의료 교육을 이수해야 하는 것으로 발표된 점도 현실과 다소 동떨어진 규정으로 판단된다. 국내 의료 현실을 보면 한 의료기관에서 장기 근무하는 간호사의 숫자가 매우 제한적이고 근무 인력의 순환이 빠르다. 이러한 의료계의 현실을 고려한다면 간호 인력 전체가 60시간의 완화 의료 교육을 받아야 한다는 지침은 이후 완화 치료의 확산에 상당한 장애 요인으로 작용할 것으로 판단된다. 따라서 미국의 경우처럼 수간호사 또는 책임간호사 등 일부 지도급 간호사의 경우 정부에서 시행하는 교육을 이수하도록 의무화하고 이하의 간호사의 경우 별도

표 12.2 ▶ 완화 의료 전문 기관의 인력 기준

구분	인원
의사 및 한의사	연평균 1일 완화 병동에 입원한 말기암 환자를 20명으로 나눈 수 이상(소수점 이하는 올림한다)
전담간호사	연평균 1일 완화 병동에 입원한 말기암 환자를 2명으로 나눈 수 이상(소수점 이하는 올림한다)
사회복지사	상근 1명 이상

의 규정을 두어 각 완화 치료 병동에서 자체적 교육을 이수하도록 지도하는 것이 좀 더 현실적이라고 사료된다(표 12.2 참조).

완화 의료 확대를 위한 제언

고령화와 AIDS 등의 질병에 의해 만성 질환을 앓는 환자의 수는 증가하고 있으며, WHO에서 추산하는 만성 질환에 의한 사망은 2030년에 약 70%에 이를 것으로 판단하고 있다. 따라서 질병의 말기에 이르러 불필요한 고통과 심리적 불안을 덜기 위해 WHO는 완화 치료의 확대를 추진하고 있으나 실제 상황에서는 다양한 장벽에 부딪힐 수 있다.

첫째는 약물 사용과 관련한 접근성 문제이다. 1986년 WHO는 진통제 사용의 3단계(three steps to analgesic ladder)를 발표하여 암 환자의 통증을 비롯한 악성 통증을 줄이고자 시도하였지만, 일부 의사는 아편계 약물 사용을 주저하고, 사회적으로도 아편계 약물의 사용과 관련한 남용과 의존의 두려움 때문에 적절한 통증 관리가 이루어지지 않는 경우도 적지 않다. 특히 암 환자에 대한 약물 사용에 대한 정부의 적절한 지침이 마련되지 않는 경우 이러한 양상은 호전되기 어렵다. 1995년 국제마약감시기구

(International Narcotics Control Board)에 따르면 전 세계 마약의 80%가 10개의 나라에서 사용되고 있으며 120개국에서는 마약의 사용이 전혀 없다고 보고하고 있다. 이는 치료적 목적의 아편계 약물 사용이 전혀 이루어지지 않는 나라도 많이 있음을 의미한다. 국내의 경우도 마약관리법에 의해 엄격히 약물의 남용을 관리하는 체계가 잘 갖추어져 있지만, 다른 관점에서는 실제 임상에서 이와 관련한 약물의 사용이 쉽지 않으며 필요한 환자에게 적절한 약물을 제공하는 것이 어려움을 시사한다.

두 번째는 완화 치료에 대한 사회적 인식이다. 일반적으로 완화 치료를 이야기할 때 완치 목적의 치료와 대척점에 있는 것으로 설명한다. 즉 더 이상의 완치를 목적으로 하는 치료가 어려우니 완화 치료를 시행하게 되는 것으로 인식될 수 있다. 완치 목적의 치료가 의미 없다는 것은 곧 죽음을 의미한다. 하지만 누구도 자신의 죽음을 쉽게 수용할 수는 없다. 특히 말기 환자의 치료를 이분법적으로 구분하여 완치 치료와 완화 치료를 설명할 경우 사회적으로 완화 치료에 대한 시각은 부정적일 수밖에 없다. 다행히도 국내에 완화 치료에 대한 이해도가 부족한 지금 시점에서 완화 치료의 근본 목적인 '만성 질병으로부터 불필요한 통증과 고통을 덜기 위한 치료'를 강조하여 홍보할 경우 완화 치료에 대한 사회적 인식이 조금이라도 개선될 수 있지 않을까 생각된다. 내과적 치료가 어려울 경우 외과적 치료를 시작하는 것처럼, 완화 치료가 환자를 포기하는 것이 아니라 지금까지의 방식과는 다른 치료를 시작하는 것으로 설명할 수 있을 것이다.

세 번째는 구조적 문제이다. 완화 치료는 크게 WHO에서 제안하는 모델과 미국에서 시행되는 모델로 구분할 수 있다. WHO에서는 암을 비롯한 많은 만성 질환의 경우 완화 치료의 빠른 개입을 주문하고 있다. 암의 경우 진단 시부터, 만성 질환의 경우 좋지 않은 예후가 예상되는 시점부터 완화 치료가 시작될 것을 요구한다. 반면 미국의 경우 임종 6개월이라는 기간을 명시하여 완화 치료를 시행하고 있으며 좀 더 제한된 영역에 국한하여 서비스를 제공한다. 양극단 간에 어떠한 모델을 창출하여 국내에 도입할지 여부는 이와 관련한 예산과 의료 자원, 사회적 요구도 등을 반영하여 결정해야 한다. 일본의 경우 완치 치료와 완화 치료, 호스피스 치료를 구분하여 운영하고 있으며 완화 치료는 암 환자, AIDS 환자에 국한하여 완치 치료와 함께 시행할 수 있도록 하고 있다. 특히 한정된 의료 예산을 중복 사용하지 않고, 의료 자원의 효율적 운영과 환자의 삶의 질 향상을 위해 어떠한 구조를 갖추는 것이 합당할지는 많은 논의가 필요한 부분이다. 개인적인 견해로는 막연하고 선언적인 규정보다는 전이암의 정도, 신체 상태의 정도 등에 대해 전문가와의 토의를 거쳐 명확한 지침을 마련하는 것이 도움이 될 것으로 생각된다.

네 번째는 전문가 영역의 장벽이다. 의사는 기본적으로 환자를 위해 존재하며 질병을 치료하는 훈련을 받는다. 따라서 환자를 포기하는 것은 자신의 정체성에 혼란을 초래하며, 심한 경우 환자나 보호자에게 법적 책임을 강요당할 수도 있다. 환자에게 완치가 어려움을 선언하는 것은 자신이 실패자라는 죄책감을 일으킬 수 있으며 완화 치료팀에게 환자를 의뢰하는 것이 자신의 무책임한 행동이라고 간주할 수 있다. 이러한 혼란을 피하기 위해 완화 의료 도입 시점부터 의료 관계자에게 완화 치료를 이해시키고 언제, 어떤 시점에, 누구에게 의뢰할 수 있는지에 대한 정보가 필요하다. 또한 전문가의 의견 수렴을 근거로 다양한 치료 과정의 지침서를 개발하고 제공하는 것이 전문가 영역의 장벽을 낮추는 방법이 될 것이다.

마지막으로 정책적 문제이다. 우리나라의 의료는 대외적으로는 비영리를 추구함에도 불구하고 내부적으로는 영리를 추구할 수밖에 없는 이중적 구조이다. 국립병원이나 기타 기관에서 운영되는 병원을 예외로 할 경우, 의료기관은 비영리 기관이므로 의료 수가와 관련한 모든 행위를 정부에게 규제 또는 지원받고 있지만 실제 의료기관 운영상 경제적 어려움이 발생할 경우 어디에서도 손실을 보존받을 수 없다. 따라서 의료경영인 입장에서는 좀 더 수익이 발생할 수 있는 완치 목적의 치료를 포기하기 어렵다. 이는 미국의 경우에서 좀 더 명확히 확인할 수 있는데 미국의 영리 의료기관의 경우 비영리 기관에 비해 완화 치료 프로그램을 운영하는 비율이 30%에도 미치지 못했다. 국내의 경우 요양병원의 도입 과정에서 알 수 있듯이 초기에 제도의 확대를 위해 많은 지원을 하다가 어느 시점부터는 의료 수가 조정 등의 정책적 규제를 가하는 양상이 반복되고 있다. 이러한 정책의 예측할 수 없는 변화는 의료경영인이 완화 치료에 관심을 갖는 것을 어렵게 할 것이다. 따라서 정책적 신뢰를 위하여 완화 치료와 관련한 장기적 계획과 지원 방법의 구체적 제시가 필요하다.

참고문헌

보건복지부. 암관리법 시행규칙 일부 개정령. 보건복지부 공고. 2015. 제 2105-261호.

보건복지부 질병정책과. 암관리법 시행규칙 일부 개정령안 신설 강화규제 심사안 : 규제 심사위 안건. 2015.

보건복지부 질병정책과. 완화의료전문기관 지정 안내. 2015.

찾아보기